全国中医药行业中等职业教育"十三五"规划教材

生理学基础

（第二版）

（供护理、农村医学、康复技术、中医康复保健、中医等专业用）

主　编◎李开明　廖发菊

U0273164

中国中医药出版社
·北　京·

图书在版编目（CIP）数据

生理学基础 / 李开明，廖发菊主编 . —2 版 . —北京：中国中医药出版社，2018.8
全国中医药行业中等职业教育"十三五"规划教材
ISBN 978 - 7 - 5132 - 4926 - 3

Ⅰ . ①生…　　Ⅱ . ①李…　　②廖…　　Ⅲ . ①人体生理学 – 中等专业学校 – 教材
Ⅳ . ① R33

中国版本图书馆 CIP 数据核字（2018）第 083055 号

中国中医药出版社出版
北京市朝阳区北三环东路 28 号易亨大厦 16 层
邮政编码　100013
传真　010-64405750
赵县文教彩印厂印刷
各地新华书店经销

开本 787×1092　1/16　印张 15.75　字数 340 千字
2018 年 8 月第 2 版　2018 年 8 月第 1 次印刷
书号　ISBN 978 - 7 - 5132 - 4926 - 3

定价 53.00 元
网址　www.cptcm.com

社 长 热 线　010-64405720
购 书 热 线　010-89535836
维 权 打 假　010-64405753

微信服务号　zgzyycbs
微商城网址　https：//kdt.im/LIdUGr
官 方 微 博　http：//e.weibo.com/cptcm
天猫旗舰店网址　https：//zgzyycbs.tmall.com

如有印装质量问题请与本社出版部联系（010-64405510）

全国中医药职业教育教学指导委员会

李伏君（千金药业有限公司技术副总经理）

李灿东（福建中医药大学校长）

李建民（黑龙江中医药大学佳木斯学院教授）

李景儒（黑龙江省计划生育科学研究院院长）

杨佳琦（杭州市拱墅区米市巷街道社区卫生服务中心主任）

吾布力·吐尔地（新疆维吾尔医学专科学校药学系主任）

吴　彬（广西中医药大学护理学院院长）

宋利华（连云港中医药高等职业技术学院教授）

迟江波（烟台渤海制药集团有限公司总裁）

张美林（成都中医药大学附属针灸学校党委书记）

张登山（邢台医学高等专科学校教授）

张震云（山西药科职业学院党委副书记、院长）

陈　燕（湖南中医药大学附属中西医结合医院院长）

陈玉奇（沈阳市中医药学校校长）

陈令轩（国家中医药管理局人事教育司综合协调处副主任科员）

周忠民（渭南职业技术学院教授）

胡志方（江西中医药高等专科学校校长）

徐家正（海口市中医药学校校长）

凌　娅（江苏康缘药业股份有限公司副董事长）

郭争鸣（湖南中医药高等专科学校校长）

郭桂明（北京中医医院药学部主任）

唐家奇（广东湛江中医学校教授）

曹世奎（长春中医药大学招生与就业处处长）

龚晋文（山西卫生健康职业学院/山西省中医学校党委副书记）

董维春（北京卫生职业学院党委书记）

谭　工（重庆三峡医药高等专科学校副校长）

潘年松（遵义医药高等专科学校副校长）

赵　剑（芜湖绿叶制药有限公司总经理）

梁小明（江西博雅生物制药股份有限公司常务副总经理）

龙　岩（德生堂医药集团董事长）

中医药职业教育是我国现代职业教育体系的重要组成部分，肩负着培养新时代中医药行业多样化人才、传承中医药技术技能、促进中医药服务健康中国建设的重要职责。为贯彻落实《国务院关于加快发展现代职业教育的决定》（国发〔2014〕19号）、《中医药健康服务发展规划（2015—2020年）》（国办发〔2015〕32号）和《中医药发展战略规划纲要（2016—2030年）》（国发〔2016〕15号）（简称《纲要》）等文件精神，尤其是实现《纲要》中"到2030年，基本形成一支由百名国医大师、万名中医名师、百万中医师、千万职业技能人员组成的中医药人才队伍"的发展目标，提升中医药职业教育对全民健康和地方经济的贡献度，提高职业技术院校学生的实际操作能力，实现职业教育与产业需求、岗位胜任能力严密对接，突出新时代中医药职业教育的特色，国家中医药管理局教材建设工作委员会办公室（以下简称"教材办"）、中国中医药出版社在国家中医药管理局领导下，在全国中医药职业教育教学指导委员会指导下，总结"全国中医药行业中等职业教育'十二五'规划教材"建设的经验，组织完成了"全国中医药行业中等职业教育'十三五'规划教材"建设工作。

中国中医药出版社是全国中医药行业规划教材唯一出版基地，为国家中医中西医结合执业（助理）医师资格考试大纲和细则、实践技能指导用书、全国中医药专业技术资格考试大纲和细则唯一授权出版单位，与国家中医药管理局中医师资格认证中心建立了良好的战略伙伴关系。

本套教材规划过程中，教材办认真听取了全国中医药职业教育教学指导委员会相关专家的意见，结合职业教育教学一线教师的反馈意见，加强顶层设计和组织管理，是全国唯一的中医药行业中等职业教育规划教材，于2016年启动了教材建设工作。通过广泛调研、全国范围遴选主编，又先后经过主编会议、编写会议、定稿会议等环节的质量管理和控制，在千余位编者的共同努力下，历时1年多时间，完成了50种规划教材的编写工作。

本套教材由50余所开展中医药中等职业教育院校的专家及相关医院、医药企业等单位联合编写，中国中医药出版社出版，供中等职业教育院校中医（针灸推拿）、中药、护理、农村医学、康复技术、中医康复保健6个专业使用。

本套教材具有以下特点：

1. 以教学指导意见为纲领，贴近新时代实际

注重体现新时代中医药中等职业教育的特点，以教育部新的教学指导意见为纲领，注重针对性、适用性以及实用性，贴近学生、贴近岗位、贴近社会，符合中医药中等职业教育教学实际。

2. 突出质量意识、精品意识，满足中医药人才培养的需求

注重强化质量意识、精品意识，从教材内容结构设计、知识点、规范化、标准化、编写技巧、语言文字等方面加以改革，具备"精品教材"特质，满足中医药事业发展对于技术技能型、应用型中医药人才的需求。

3. 以学生为中心，以促进就业为导向

坚持以学生为中心，强调以就业为导向、以能力为本位、以岗位需求为标准的原则，按照技术技能型、应用型中医药人才的培养目标进行编写，教材内容涵盖资格考试全部内容及所有考试要求的知识点，满足学生获得"双证书"及相关工作岗位需求，有利于促进学生就业。

4. 注重数字化融合创新，力求呈现形式多样化

努力按照融合教材编写的思路和要求，创新教材呈现形式，版式设计突出结构模块化，新颖、活泼，图文并茂，并注重配套多种数字化素材，以期在全国中医药行业院校教育平台"医开讲－医教在线"数字化平台上获取多种数字化教学资源，符合职业院校学生认知规律及特点，以利于增强学生的学习兴趣。

本套教材的建设，得到国家中医药管理局领导的指导与大力支持，凝聚了全国中医药行业职业教育工作者的集体智慧，体现了全国中医药行业齐心协力、求真务实的工作作风，代表了全国中医药行业为"十三五"期间中医药事业发展和人才培养所做的共同努力，谨此向有关单位和个人致以衷心的感谢！希望本套教材的出版，能够对全国中医药行业职业教育教学的发展和中医药人才的培养产生积极的推动作用。需要说明的是，尽管所有组织者与编写者竭尽心智，精益求精，本套教材仍有一定的提升空间，敬请各教学单位、教学人员及广大学生多提宝贵意见和建议，以便今后修订和提高。

国家中医药管理局教材建设工作委员会办公室

全国中医药职业教育教学指导委员会

2018 年 1 月

《生理学基础》
编 委 会

全国中医药行业职业教育"十二五"规划教材《生理学基础》自2013年出版以来，至今已使用五年时间。该教材受到了全国广大中等医药卫生职业教育学校的欢迎和好评，取得了良好的社会效应。2017年5月全国中医药行业职业教育"十三五"规划教材主编会议在北京召开，根据"全国中等职业教育教学改革创新工作会议"的精神，决定组织新一轮教材的编写工作，以适应我国中等医药卫生职业教育发展的需要，培养21世纪技能型高素质人才。会议明确了新一轮教材编写的任务、目标和要求，树立"以学生为主体、以就业为导向、以全面素质为基础、以能力为本位、以技能为核心"的职教理念，力求符合中职学生的认知能力和特点，通过适当的删繁就简、较低难度、调整篇幅和融入"数字化教学资源"等方法，确保教材内容的适用性、实用性和够用性特点。本教材由来自全国7个省市，长期在第一线从事生理学教学的骨干教师，结合自身多年丰富的教学经验编著而成。

本教材在内容体系上与上一版基本保持一致，在结构上以"模块、项目和内容"贯穿始终，将"感觉器官和神经系统的功能"合并为"模块九 神经系统的功能"。每个模块开头设有"学习目标""案例导入"，项目中间有"知识链接"，以激发学生学习兴趣和求知欲。模块结束设有"考纲摘要"，配合复习思考题，便于学生复习、巩固，并与执业医师资格考试紧密接轨。

本教材共设十一个模块，撰写分工如下：王平编写模块一，高雪梅编写模块二，马凤巧编写模块三、模块八，李开明编写模块四，廖发菊编写模块五，肖睿编写模块六，姜薇薇编写模块七，代志霞、马凤巧、李开明合作编写模块九，左国云、李开明合作编写模块十，赵健荣、李开明合作编写模块十一。编写任务（实验）内容共设计十一个，撰写分工如下：王达菲编写实验一、二，杨艾堂编写实验三、四、五、六，李丽编写实验七，李长惠编写实验八、九、十一，白娜编写实验十。

本教材在编写过程中，参阅了许多国内《生理学》的教材和专著，并得到了中国中医药出版社及参编学校领导、同仁的大力支持，在此一并表示忠心的感谢和敬意。

由于编写时间紧，编者水平有限，书中的错误和疏漏之处在所难免，恳请各位同仁和学生提出宝贵意见和建议，以便再版时不断完善。

《生理学基础》编委会

2018 年 4 月

扫一扫，看课件

模块一

绪 论

【学习目标】

　　1. 掌握生命活动的基本特征；新陈代谢、兴奋性、阈强度的概念；内环境及其稳态的概念和意义。

　　2. 熟悉人体功能活动的调节方式及特点；正反馈和负反馈的概念及意义。

　　3. 了解生理学的概念、研究内容和研究方法。

案例导入

　　小李，男，26岁，因酒后驾车发生车祸，呼吸骤停，瞳孔扩大，血压急剧下降。经医院抢救后，生命体征明显好转，但仍然一直处于昏迷状态，成为植物人。

问题：

1. 小李成为植物人后，不具备哪些生命基本特征?

2. 试用所学知识阐述小李车祸前后其组织的兴奋性如何变化。

项目一　概　述

一、生理学的研究内容和任务

　　生理学（physiology）是生物科学的一个分支，是研究机体正常功能活动规律的科学。机体是自然界一切有生命物体的总称，包括动物、植物和微生物。本书主要阐述人体生理学的基本内容。

生理学研究的对象是具有正常生命活动的人体及其各系统、器官和细胞，研究的任务是阐明人体和各组成部分的正常功能活动规律、产生机制，以及内外环境变化对人体功能活动的影响。生理学是一门重要的基础医学课程，是其他基础医学和临床课程的基础。医学中关于疾病的理论研究都以生理学为基础，只有全面掌握人体的正常功能活动规律，才能正确认识疾病的发生、发展，防治疾病、增进健康。

二、生理学的研究方法

生理学是一门实验性科学，其知识均来自实验研究和临床实践。由于实验方法会对机体造成不同程度的损伤，因此动物实验是生理学研究的基本方法。动物实验分为急性动物实验和慢性动物实验。急性实验又分在体实验和离体实验。人体的结构和功能极为复杂，生理学是从整体水平、器官和系统水平、细胞和分子水平三个层次对生命活动进行研究的。

项目二　生命活动的基本特征

自然界中各种生物体的生命活动形式虽然各异，但都具有新陈代谢、兴奋性、生殖和适应性等基本特征。

一、新陈代谢

新陈代谢（metabolism）是指机体与环境之间不断进行物质和能量交换，以实现自我更新的过程。它包括合成代谢（同化作用）和分解代谢（异化作用）。机体不断地从外界环境摄取营养物质，将其转化、合成为自身物质并储存能量的过程称为合成代谢。机体不断分解自身成分，释放能量供生命活动需要，并把分解产物排出体外的过程称为分解代谢。可见，新陈代谢既有物质代谢，又有能量代谢。新陈代谢是生命活动的最基本特征，也是一切生命活动的基础，新陈代谢一旦停止，生命随之终止。

二、兴奋性

兴奋性（excitability）是指机体对刺激发生反应的能力或特性。

（一）刺激与反应

1.刺激　能引起机体发生反应的各种内、外环境变化，称为刺激。刺激的种类很多，按性质可分为：①物理性刺激，如声、光、电、机械、温度、射线等；②化学性刺激，如酸、碱、盐、药物等；③生物性刺激，如细菌、病毒、寄生虫等；④社会心理刺激，如语言、文字、情绪、思维等。

并非所有刺激都能引起机体发生反应，刺激要想引起机体发生反应必须具备三个要素：一定的刺激强度、一定的刺激时间和一定的强度 – 时间变化率（单位时间内强度的变化量）。

2. 反应　机体受到刺激后所发生的功能活动改变，称为反应。反应有兴奋和抑制两种基本表现形式。兴奋是指机体受到刺激后，由相对静止变为活动状态或活动由弱变强。如外界气温升高后，汗腺分泌汗液的现象。抑制是指机体受到刺激后，由活动变为相对静止状态或活动由强变弱。如外界气温降低后，汗腺的兴奋性减弱，分泌功能受到抑制，出汗减少。

（二）兴奋性的衡量指标

不同组织的兴奋性高低不同，同一组织在不同的功能状态下兴奋性也不一定相同。如将刺激的时间和刺激强度时间 – 变化率保持不变，刺激必须达到一定的强度，才能引起组织发生反应。生理学上，把能引起组织发生反应的最小刺激强度称为阈强度，简称阈值（threshold）。强度等于阈强度的刺激称为阈刺激；高于阈强度的刺激称为阈上刺激；低于阈强度的刺激称为阈下刺激。

阈值是衡量组织兴奋性高低的指标。组织的兴奋性与阈值呈反变关系，即阈值越小，组织的兴奋性越高；阈值越大，组织的兴奋性越低。在机体各种组织中，由于神经、肌肉和腺体组织兴奋性较高，称为可兴奋组织。

三、生殖

生物体生长发育到一定阶段后，可产生与自身相似的子代个体，称为生殖。任何生物体的生命都是有限的，只有通过生殖，才能使生命得以延续，种族得以繁衍。

四、适应性

机体长期生存在一特定的生活环境中，在客观环境的影响下，可逐渐形成一种与环境相适应的、适合自身生存的反应模式。

机体的这种根据内、外环境变化不断调整机体各部分的功能活动以适应新环境的特性，称为适应性。正常条件下，机体的适应性包括行为适应性和生理适应性。

项目三　人体和环境

一、人体与环境

人体的一切生命活动都是在一定的环境中进行的，脱离环境，人体或细胞都将无法生存（图 1-1）。

（一）人体和外环境

自然界是人体赖以生存的体外环境，称为外环境，包括自然环境和社会环境。外环境无时无刻不在发生着变化，对人体的生命活动有着很大的影响。自然环境是指存在于自然界中的各种因素的总和，是人体赖以生存的物质基础。但随着科学技术和社会经济的发展，自然环境遭受了不同程度的破坏，如环境污染、生态失衡等，若不加控制，必然对人类的生存和发展产生更多的不良影响。社会环境是指人与自然、人与人之间关系的总和，包括政治、经济、文化、人际关系、

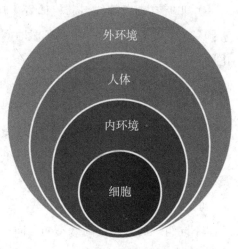

图 1-1　人体与环境示意图

心理变化等。目前，由于社会心理因素导致的疾病越来越多，因此也应注重社会环境的对人体生命活动的影响。

（二）人体和内环境

人体结构和功能的基本单位是细胞。绝大部分细胞生活在体内的液体环境中，不直接与外环境接触。人体内的液体总称为体液（body fluid）。正常成年人的体液量约占体重的 60%，其中 2/3 分布于细胞内，称为细胞内液；其余 1/3 分布于细胞外，称为细胞外液，包括组织液、血浆、淋巴液、脑脊液等。细胞外液是细胞直接生活的环境，称为机体的内环境（internal environment）。

二、稳态

内环境是细胞进行新陈代谢的场所，为细胞的正常生命活动提供适宜的理化条件。细胞代谢所需的 O_2 和各种营养物质从内环境中摄取，细胞代谢产生的 CO_2 和代谢终产物直接排到细胞外液中。但正常情况下，机体可通过多个系统和器官的活动，及时补充消耗物质，排出代谢产物，使内环境保持动态平衡。

内环境中各种成分和理化性质（如温度、酸碱度、渗透压等）保持相对稳定的状态，称为稳态。例如，通过呼吸系统的活动从外界环境摄取细胞代谢所需要的 O_2，排出产生的 CO_2；通过肾脏的泌尿作用排出多余的代谢产物，通过消化器官从外界摄取营养物质等。内环境稳态是机体进行正常生命活动的必要条件。如果内环境稳态遭到破坏，新陈代谢将不能正常进行，机体就会引发疾病，甚至危及生命。

项目四　人体生理功能的调节

人体具有较为完备的调节和控制系统，各器官、系统的功能活动能随着内、外环境的变化及时调整，以维持内环境相对稳定的状态。

一、人体生理功能的调节方式

（一）神经调节

神经调节是指通过神经系统的活动对机体各种功能进行的调节。神经调节的基本方式是反射。反射是指在中枢神经系统的参与下，机体对刺激做出的规律性反应。反射活动的结构基础是反射弧，包括感受器、传入神经、反射中枢、传出神经和效应器五个部分（图1-2）。感受器受到刺激后产生电信号（神经冲动），经传入神经传至反射中枢，反射中枢对传入信号进行分析后，发出传出指令到达效应器，使其功能发生改变。例如，当手无意中触及火焰时立即回缩的现象，就是简单的反射活动。反射的完成依赖于反射弧结构与功能的完整性，其中任何一个环节受到破坏或被阻断，反射活动将不能完成。

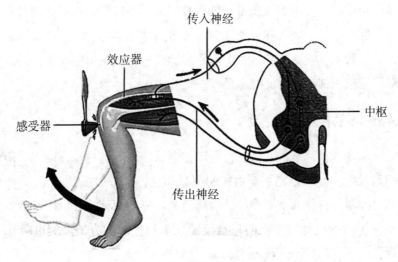

图1-2　反射弧及其组成示意图

反射按其形成过程，可分为非条件反射和条件反射两类（表1-1）。神经调节具有迅速、短暂和准确的特点，是机体最主要的调节方式。

表1-1 非条件反射和条件反射的区别

	非条件反射	条件反射
形成	先天遗传	后天学习形成
举例	吸吮反射、角膜反射等	望梅止渴、画饼充饥等
中枢	大脑皮质下中枢	大脑皮质
反射弧	反射弧固定	反射弧不固定
意义	数量有限，适应性弱	数量无限，适应性强

（二）体液调节

体液调节是指体液中的化学物质通过体液的运输对机体生理功能所进行的调节。参与体液调节的化学物质主要是内分泌腺或内分泌细胞分泌的激素，它通过血液循环运送到全身各处特定的组织细胞，影响其功能活动。体液调节的特点是作用缓慢、广泛、持续时间长，主要调节机体的新陈代谢、生长发育、生殖等生理过程。

人体内大部分内分泌腺或内分泌细胞受神经系统支配，因此神经调节和体液调节是相辅相成的，体液调节成为神经调节反射弧的传出部分，这种调节称为神经－体液调节。

（三）自身调节

自身调节是指体内某些组织细胞不依赖于神经或体液因素，自身对刺激产生的适应性反应。例如，动脉血压在一定范围内变动时，肾脏入球小动脉会相应地收缩和舒张，通过改变血流阻力，使肾血流量保持相对稳定。自身调节的特点是范围局限，调节幅度小、灵敏度差，但对维持组织细胞的功能稳定具有一定的作用。

二、人体生理功能的反馈控制

人体功能活动的各种调节，均可看作自动控制系统，通过自动化调节，使机体各种生理功能保持相对稳定。自动控制系统由控制部分和受控部分组成，之间有双向信息联系。控制部分可发出控制信息，调节受控部的功能活动。受控部分也可发出反馈信息来影响控制部分活动。这种由受控部分发出的信息反过来影响控制部分活动的过程称为反馈（图1-3）。反馈有负反馈和正反馈两种形式。

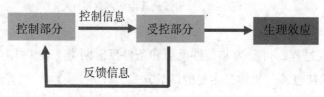

图1-3 人体功能活动的反馈调节

　　反馈信息与控制信息作用相反的反馈称为负反馈。例如，在生理状态下，当动脉血压升高时，可通过反馈信息，改变心血管中枢的活动，使血压回降至正常；当动脉血压降低时，则通过负反馈机制，使动脉血压得以回升至正常。人体内大部分调节均采用负反馈形式，其意义在于使机体各种生理功能保持相对稳定。

　　反馈信息与控制信息作用相同的反馈称为正反馈，其意义在于促使某些生理功能一旦发动，就迅速加强直至完成。人体的正反馈为数不多，主要有排尿、排便、分娩、血液凝固等生理过程。

✎ 考纲摘要

1. 生命活动的基本特征主要包括新陈代谢、兴奋性、生殖、适应性。

2. 新陈代谢是一切生物体最基本的生命特征，包括合成代谢和分解代谢。

3. 阈值是衡量组织兴奋性的指标，组织的兴奋性与阈值呈反变关系。

4. 细胞外液是细胞直接生活的环境，称为机体的内环境，其理化特性处于相对稳定的状态称为稳态。内环境的稳态是细胞进行正常生命活动的必要条件。

5. 人体生理功能的调节方式主要包括神经调节、体液调节和自身调节，其中神经调节是人体功能调节中最主要的调节方式。

6. 神经调节的基本方式是反射。反射的结构基础是反射弧，它由感受器、传入神经、反射中枢、传出神经和效应器五个部分组成。

7. 人体功能活动的各种调节，均采用反馈的形式，使机体各种生理功能保持相对稳定。

8. 反馈具有负反馈和正反馈两种形式。人体内大部分调节均属于负反馈调节，其意义在于使机体各种生理功能保持相对稳定。

复习思考题

一、名词解释

1. 兴奋性

2. 阈强度

3. 机体的内环境

4. 负反馈

二、单项选择题

1. 生命活动最基本的特征是（　　　）

  A. 兴奋性　　　　　　　B. 适应性　　　　　　　C. 生长发育

  D. 新陈代谢　　　　　　E. 生殖

2. 衡量兴奋性高低的指标是（　　　）

  A. 阈电位　　　　　　　B. 阈强度　　　　　　　C. 阈刺激

  D. 刺激时间　　　　　　E. 强度－时间变化率

3. 机体的内环境是指（　　　）

  A. 体液　　　　　　　　B. 血液　　　　　　　　C. 细胞内液

  D. 细胞外液　　　　　　E. 组织液

4. 内环境稳态是指其中的（　　　）

  A. 化学组成恒定不变　　B. 化学组成相对稳定　　C. 理化性质恒定不变

  D. 理化性质相对稳定　　E. 物理性质绝对稳定

5. 维持内环境稳态的重要途径是（　　　）

  A. 神经调节　　　　　　B. 体液调节　　　　　　C. 正反馈

  D. 负反馈　　　　　　　E. 自身调节

6. 机体最主要的调节方式是（　　　）

  A. 自身调节　　　　　　B. 体液调节　　　　　　C. 神经调节

  D. 神经－体液调节　　　E. 行为调节

7. 以下属于负反馈的调节方式是（　　　）

  A. 动脉血压调节　　　　B. 排尿　　　　　　　　C. 排便

  D. 分娩　　　　　　　　E. 血液凝固

三、简答题

1. 简述内环境稳态的特点及其生理意义。

2. 简述神经调节、体液调节、自身调节的概念和特点。

3. 举例说明正、负反馈的生理意义。

扫一扫，知答案

扫一扫，看课件

模 块 二
细胞的基本功能

【学习目标】

1. 掌握静息电位和动作电位的概念及其产生机制。

2. 熟悉细胞膜物质转运的方式；动作电位的传导；局部反应的概念及其特点；骨骼肌细胞的收缩机制和兴奋 – 收缩耦联。

3. 了解细胞膜的基本结构；细胞膜的受体；骨骼肌的收缩形式。

案例导入

患儿，男，7 个月，于 2 个月前无明显诱因出现抽搐，多在睡眠及进乳后发作，双下肢屈曲，双上肢外展，表现为有节律性成串发作，每次持续 1 ~ 2 秒，病初每个月发作一次，每次 3 ~ 4 下，随后 20 余天未发作，故未予特殊诊治。近 10 天来再次出现抽搐，发作次数较前频繁。病程中无发热、呕吐、腹泻、咳喘，无明显智力及运动障碍。发病以来，患儿精神、食欲、睡眠尚可，大小便正常。脑电图监测显示为异常婴儿脑电图，运动障碍结合患儿既往史、家族史以及其他辅助检查等结果，诊断为癫痫。

问题：

1. 脑电图是脑内神经细胞生物电活动在脑组织的综合反映，神经细胞的生物电有哪些表现形式？这些表现形式又是如何形成的？

2. 试以骨骼肌的收缩机制来解释"抽搐"的发生？

细胞（cell）是构成机体最基本的结构和功能单位。在人的身体中大约有 200 余种不同类型的细胞，这些细胞形态各异，功能不同。许多不同的细胞形成组织和器官，不同器官相互联系行使某一类生理功能构成一个器官系统。人体的一切生命活动都是在细胞正常功能活动的基础上进行的。细胞执行的功能活动虽各有不同，但其基本功能活动都具有共性。本模块将介绍细胞共有的基本功能包括细胞膜的物质转运功能、细胞的生物电现象、细胞膜的受体功能及骨骼肌细胞的收缩功能。

项目一　细胞膜的基本结构和功能

细胞膜（cell membrane）是包被在细胞最外层的一种具有特殊结构和功能的生物膜，又称质膜，它把细胞内外的物质分隔开，使细胞成为相对独立的功能单位而存在于环境之中。

一、细胞膜的基本结构

细胞膜的特殊结构决定细胞膜的功能。细胞膜主要由脂质、蛋白质和少量的糖类等物质构成。目前被广泛接受的是液态镶嵌模型学说，该学说的基本内容为细胞膜是由液态的脂质双分子层为基架，其中镶嵌着具有不同分子结构和生理功能的蛋白质，少量的糖类与脂质、蛋白质结合后附在膜的表面。

脂质是膜中分子数最多的物质，主要由磷脂、胆固醇和少量糖脂构成，是具有双嗜性的分子，以脂质双分子层的形式构成细胞膜的基本骨架，亲水端分别朝向细胞膜的内表面和外表面，疏水端在细胞膜的内部两两相对，形成膜内部的疏水区，只有脂溶性的物质才能通过细胞膜。膜脂质的熔点较低，在体温状态下呈液态，具有一定的流动性，为实现物质的跨膜转运以及信号转导等提供有利条件。

细胞膜中的蛋白可分为表面蛋白和整合蛋白两类。表面蛋白仅占膜蛋白的20%～30%，主要附着于膜内表面；整合蛋白则以其肽链一次或反复多次穿越膜的脂质双层镶嵌于膜中。细胞膜各种功能的实施有赖于膜蛋白，例如参与跨膜物质转运的载体、通道、离子泵和信号转导的受体等都是整合蛋白。

膜中的糖类以共价键的形式与膜蛋白或脂质结合，形成糖蛋白或糖脂。结合于糖蛋白或糖脂上的糖链几乎总是存在于细胞膜的外侧，参与细胞的多种生命活动，可作为标记发挥受体或抗原的功能。细胞膜不仅构成细胞的屏障，而且细胞在新陈代谢过程中的物质转运及受体参与的信号转导都需经细胞膜进行，可见细胞膜在细胞生命活动中具有非常重要的作用。

二、细胞膜的物质转运功能

细胞在新陈代谢的过程中，许多物质需要不断通过细胞膜与周围环境实现物质交换。

这些物质的理化性质各不相同，基于细胞膜的结构特点，使其进出细胞具有不同的转运方式。

（一）单纯扩散

单纯扩散（simple diffusion）是指脂溶性小分子物质由膜的高浓度一侧向低浓度一侧进行的跨膜转运。此过程是顺浓度梯度进行，是一种简单的物理扩散。单纯扩散的方向和速度取决于物质在膜两侧的浓度差和膜对物质的通透性。脂溶性的小分子物质如 O_2、CO_2、NH_3、N_2、乙醇、尿素、甘油和水经此种方式通过细胞膜。

（二）易化扩散

易化扩散（facilitated diffusion）是非脂溶性或脂溶性很小的物质在膜蛋白的帮助下，顺浓度梯度和（或）电位梯度进行的跨膜转运。根据膜蛋白种类的不同，分为经载体易化扩散和经通道易化扩散两种方式，载体和通道都是贯穿脂质双分子层的膜蛋白。

1. 经载体易化扩散　在细胞膜载体蛋白的介导下，顺浓度梯度进行的易化扩散。载体蛋白是贯穿细胞膜脂质双分子层的整合蛋白，具有与被转运物质的结合位点，在膜的一侧与物质结合后，通过构象发生改变将其转运至膜的另一侧。此种转运方式见于葡萄糖、氨基酸等脂溶性很低的亲水性小分子营养性物质。

经载体易化扩散具有以下特点：①特异性：载体与转运的物质具有化学结构上的特异性，如葡萄糖载体只能转运葡萄糖；②饱和性：细胞膜中载体的数量有限，当被转运物质的浓度增加到一定限度时，转运量不再随之增加；③竞争性抑制：同一载体同时转运两种化学结构相似的物质，一种物质转运量增加，必然会减少对另一种物质的转运。

2. 经通道易化扩散　在细胞膜通道蛋白的介导下顺浓度梯度和（或）电位梯度进行的易化扩散。此种转运见于体液中的带电离子如 Na^+、K^+、Ca^{2+}、Cl^-，分别称为钠通道、钾通道、钙通道、氯通道，故也称为离子通道。通道蛋白是中央带有亲水性孔道的整合蛋白，当通道开放时，离子以极快的速度跨越细胞膜，关闭时离子转运停止（图2-1）。离子通道通常具有三种功能状态：激活、失活和备用。受到刺激后进入激活状态通道开放，之后通道关闭转为失活状态，再逐渐恢复为备用状态。根据引起通道开闭条件的不同，可分为以下三种类型：①受膜两侧电位差控制通道开闭的是电压门控通道；②受膜内外的化学物质控制通道开闭的是化学门控通道；③受机械刺激控制通道开闭的是机械门控通道。

经通道易化扩散具有以下特点：①离子选择性：每种通道都只允许一种或几种离子通过，而其他离子不易或不能通过，称为离子选择性；②门控特性：通道的开闭是受"闸门"控制的，称为通道的门控特性，故通道又称门控通道。

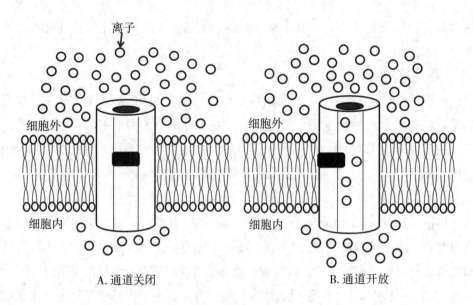

A. 通道关闭　　　　　　　　　　B. 通道开放

图 2-1　经通道易化扩散示意图

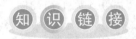

非离子通道

目前发现通道并非只转运离子，细胞膜中还存在水通道。红细胞膜上的水通道可使大于其百倍容积的水快速通过其质膜，因此在低渗盐溶液中红细胞可快速膨胀、破裂和溶血。组成水通道的蛋白质为水孔蛋白（aquaporin，AQP），分布于具有分泌和吸收功能的上皮细胞，如肾小管、集合管、唾液腺等处。1988 年，Peter Agre 发现水通道，并因此获得 2003 年诺贝尔化学奖。

单纯扩散和易化扩散是物质顺浓度梯度或电位梯度、不需要耗能进行的跨膜转运，属于被动转运。

（三）主动转运

主动转运（active transport）是指离子或小分子物质在膜蛋白的帮助下，通过细胞本身的耗能，逆浓度梯度和（或）电位梯度进行的跨膜转运。根据膜蛋白是否直接消耗能量，主动转运分为原发性主动转运和继发性主动转运。

1. 原发性主动转运　细胞直接利用代谢产生的能量将物质逆浓度梯度或电位梯度进行跨膜转运的过程。介导此过程的膜蛋白称为离子泵，本质是 ATP 酶，可利用分解 ATP 释放的能量完成跨膜转运。离子泵依据其转运的离子不同而命名，如钠－钾泵和钙泵等。

钠－钾泵（sodium-potassium pump）简称钠泵，也称钠－钾依赖式 ATP 酶，是普遍存在于细胞膜上的膜蛋白。当细胞内 Na^+ 浓度增高或细胞外 K^+ 浓度增高时，钠泵可被激活，一般情况下每分解一分子 ATP，利用释放的能量逆浓度差，可使 3 个 Na^+ 被泵出胞外，同时 2 个 K^+ 被泵回胞内，因而形成并维持细胞内高钾和细胞外高钠的不均衡离子分布（图 2-2）。实验测定，细胞膜外的 Na^+ 浓度是膜内的 10 倍，而细胞膜内的 K^+ 浓度是膜外的 30 倍。钠泵活动具有非常重要的生理意义：①维持细胞内高 K^+，是胞质内许多代谢反应所必需的，如核糖体合成蛋白质；②细胞外高钠，建立 Na^+ 势能储备，为继发性主动转运的动力；③钠泵造成的膜内高 K^+ 膜外高 Na^+ 的不均衡离子分布是细胞生物电产生的基础，对维持细胞正常兴奋性具有重要的意义；④钠泵将 Na^+ 离子排出细胞，将减少水分子进入细胞，维持细胞正常体积和渗透压的稳定。

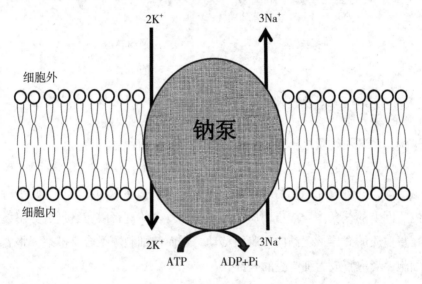

图 2-2 钠泵转运机制示意图

2. 继发性主动转运 转运时所需能量并不直接来自 ATP 分解，而是来自原发性主动转运所形成的离子浓度势能差，这种间接利用 ATP 能量的主动转运过程称为继发性主动转运也称为联合转运。介导此过程的膜蛋白称为转运体。许多物质并不能直接利用 ATP 分解的能量实现主动转运，而需要利用原发性主动转运过程中钠泵所建立的膜两侧浓度梯度进行。继发性主动转运分为两种：①同向转运：指转运物质与 Na^+ 转运方向相同的转运；如 Na^+、葡萄糖在小肠黏膜上皮细胞的吸收和肾近端小管上皮细胞的重吸收；②逆向转运或交换：被转运物质与细胞膜上逆向转运体结合，以与 Na^+ 转运方向相反的方向通过细胞膜的转运；如心肌细胞的 Na^+-Ca^{2+} 交换及肾近端小管上皮细胞的 Na^+-K^+ 交换（图 2-3）。

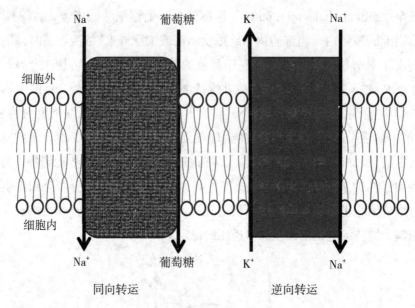

图 2-3　继发性主动转运示意图

（四）出胞和入胞

大分子物质和颗粒物质进出细胞，分为出胞和入胞两种方式。

1. 出胞（exocytosis）　出胞是大分子物质或物质团块由细胞内排出的过程。多见于细胞的分泌活动，如激素和消化酶的分泌、神经纤维末梢递质的释放等。几乎所有分泌物先在粗面内质网上的核糖体合成蛋白质，经高尔基复合体进行膜包裹形成分泌囊泡。出胞时，囊泡在蛋白质的介导下逐渐向细胞膜移动，进而与细胞膜融合、破裂，将囊泡内的分泌物排出细胞，囊泡膜成为细胞膜的一部分。

2. 入胞（endocytosis）　入胞是大分子物质或物质团块进入细胞的过程。被转运物质首先与细胞膜互相识别、接触，引起细胞膜内陷或伸出伪足，并逐渐将异物包裹，经膜融合与离断进入细胞内部，造成细胞膜的面积减少。入胞分为吞噬和吞饮两种形式。固体物质的入胞过程称为吞噬，如中性粒细胞吞噬细菌等；液态物质的入胞则为吞饮，是多数大分子物质如蛋白质进入细胞的唯一途径，几乎出现在体内所有的细胞。出胞和入胞都需要消耗能量，属于主动过程。

三、细胞膜的受体功能

受体（receptor）是指细胞膜或细胞内能与某些化学物质发生特异性结合并诱发生物效应的特殊蛋白质。受体因存在部位的不同可分为：膜受体、胞质受体和核受体三种类型。能与受体发生特异性结合的活性物质称为配体（ligand），配体包括激素、神经递质、细胞因子、神经调质和气体等。受体与配体的结合具有以下特点：①特异性：某种受体只能和特定的配体结合；②饱和性：细胞膜受体的数量有限，因此能与之结合的配体数量也是有限的；③可逆性：受体与配体的结合是可逆的，既可以特异性结合也可发生解离。

受体具有识别结合和信号转导两个生理功能。

项目二 细胞的电活动

一切活的细胞无论是它处于安静状态还是活动状态都存在电活动，这种电活动称为生物电现象（bioelectrcity）。生物电是一种普遍存在且非常重要的生命现象，是细胞功能活动的基础。生物电现象表现为发生在细胞膜两侧的跨膜电位的变化，也称跨膜电位，简称膜电位。跨膜电位包括静息电位和动作电位两种表现形式。

一、静息电位

（一）静息电位相关概念

静息电位（resting potential，RP）是指静息状态下存在于细胞膜两侧的电位差。

将与示波器相连的两个测量电极 A 与 B，均置于静息状态下的神经纤维表面任何两点，示波器荧光屏上的光点在零电位线上横向扫描，说明神经细胞膜表面任何两点之间无电位差（图 2-4A）。如果将其中一个电极 B 插入细胞内时，则扫描光点瞬间下移并稳定在一定水平（图 2-4B），说明细胞膜内外存在稳定的电位差，且膜内较膜外低。如果规定膜外电位为 0，则膜内电位为负值。通常用膜内电位来表示静息电位，所以静息电位一般为负值。细胞种类不同，静息电位的值也各有差异。例如红细胞静息电位约为 –10mV，神经细胞静息电位约为 –70mV，骨骼肌细胞静息电位约为 –90mV。

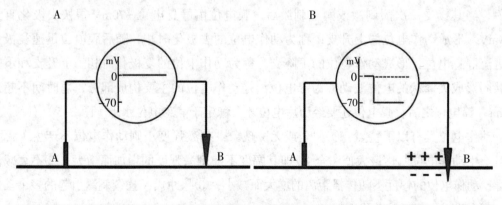

图 2-4 静息电位测量示意图

细胞在静息状态下，膜外为正、膜内为负的电荷分布状态称为极化。极化状态与静息电位是同一现象的两种表述方式，因此静息电位和极化都是细胞处于静息状态的标志。静息电位负值减小的过程称为去极化；静息电位负值增大的过程称为超极化；膜电位由负变正时称为反极化；高于零电位的膜电位部分称为超射；细胞膜去极化后再恢复至静息电位的过程称为复极化。

（二）静息电位的产生机制

静息电位的产生机制采用离子流学说解释，该学说认为静息电位的产生有两个前提条件：①静息状态下，细胞内外某些离子的分布不均；②静息状态下，细胞膜对离子的通透性不同。在静息状态下，细胞膜对 K^+ 的通透性较大，对 Na^+ 的通透性很小，对有机大分子 A^- 则无通透性。因此，K^+ 在浓度差的推动下向细胞膜外扩散，膜外出现正电荷，而膜内的 A^- 则被阻挡在细胞膜内表面，膜内出现负电荷，形成膜两侧外正内负的电位差，其产生的电场力成为 K^+ 外流的阻力，并随 K^+ 外流的增加而增大。当促使 K^+ 外流的浓度差与阻止 K^+ 外流的电场力达到平衡时，K^+ 的净外流停止，此时膜两侧的电位差保持在某一个稳定的数值，即为静息电位。所以，静息电位主要是 K^+ 外流产生的电 – 化学平衡电位，又称 K^+ 平衡电位。根据膜两侧 K^+ 的浓度差可计算出 K^+ 平衡电位的理论数值，而实测值略小于理论数值，原因是静息时有少量 Na^+ 内流部分抵消 K^+ 外流形成的膜内负电位。

二、动作电位

（一）动作电位的概念

动作电位（action potential，AP）是可兴奋细胞接受有效刺激后，在静息电位基础上产生的快速、可向远处传播的膜电位变化。动作电位是细胞兴奋的标志。以神经细胞为例，当其接受一次阈刺激或阈上刺激后，膜电位由静息电位 −70mV 很快去极化直至 +30mV，形成动作电位的上升支，称为动作电位的去极化时相；随后膜电位迅速复极化接近至静息电位，形成动作电位的下降支，称为动作电位的复极化时相。上升支和下降支共同形成尖锋状的电位波动称为锋电位，是动作电位的主要构成部分，总时间不超过2.0ms。锋电位之后，膜电位还要经历后电位才会稳定于静息电位水平（图 2-5）。

动作电位具有以下特点：①"全或无"现象：刺激强度小则动作电位不产生（无），一旦产生动作电位就达最大值（全），即其幅度不随刺激强度的增加而增大；②不衰减性传导：动作电位的幅度不随传播距离的增大而减小；③脉冲式：连续刺激引起的多个动作电位不会融合，形成脉冲式图形。

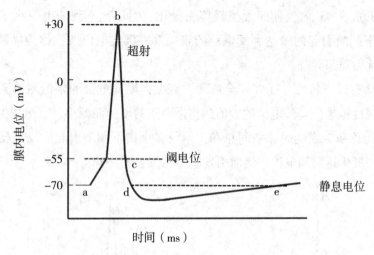

ab. 锋电位上升支　　bc. 锋电位下降支　　cd. 负后电位　　de. 正后电位

图 2-5　神经细胞动作电位曲线示意图

（二）动作电位的产生机制

当细胞受到有效刺激时，受刺激局部的细胞膜少量 Na^+ 通道开放，少量 Na^+ 内流使细胞膜静息电位的值变小，发生轻度的去极化，当去极化达到临界值（阈电位）时，膜上电压门控性 Na^+ 通道大量开放，在浓度差和电位差的驱动下，大量 Na^+ 快速内流，使膜内电位迅速上升至 0mV，继而出现内正外负的反极化状态。这种由 Na^+ 内流产生的电位差，形成了阻碍了 Na^+ 内流的电场力。当促使 Na^+ 内流的浓度差和阻止 Na^+ 内流的电场力相等时，Na^+ 的净内流停止，Na^+ 通道迅速失活关闭，膜电位达到 Na^+ 的电 - 化学平衡电位，形成动作电位上升支，即去极化时相。Na^+ 通道关闭后，K^+ 通道开放，K^+ 顺浓度差和电位差快速外流，使膜电位迅速下降恢复至接近静息电位，形成动作电位的下降支即复极化时相。因此，动作电位的上升支是由大量 Na^+ 快速内流所形成的电 - 化学平衡电位，动作电位的下降支是 K^+ 快速外流的结果。

动作电位复极结束后，膜内外尚未恢复正常的离子分布，激活膜上的 Na^+ 泵，将膜内 Na^+ 泵出，同时将膜外 K^+ 泵入，使细胞内外的 Na^+、K^+ 重新恢复至静息状态下的离子分布，以维持细胞的正常兴奋性。

（三）动作电位的触发

1. 阈电位　能产生动作电位的临界膜电位值称为阈电位（threshold potential，TP）。静息电位去极化达到阈电位是动作电位产生的必要条件。阈电位一般比静息电位小 10 ～ 20mV，静息电位和阈电位之间的差值与细胞兴奋性的高低呈反变关系，即细胞的静息电位和阈电位之间的差值越小，引起动作电位的刺激阈值则越小，细胞的兴奋性越高。

2. 局部电位　单个阈下刺激不能引起动作电位，只可引起受刺激部位细胞膜上少

量的 Na^+ 通道开放，Na^+ 内流使膜发生轻度去极化，但还达不到阈电位水平，不能产生动作电位。阈下刺激引起的未达到阈电位的膜局部去极化电位波动称为局部电位（local potential），也称为局部兴奋。

局部电位具有以下特点：①非"全或无"现象：局部电位的幅值随刺激强度的增加而增大；②衰减性传导：局部电位的幅值随传播距离的增加而减小，直至消失；③总和现象：连续（时间总和）或同时（空间总和）给予多个阈下刺激引起的局部反应可叠加总和，使细胞膜去极化达到阈电位，进而引发动作电位（图 2-6）。

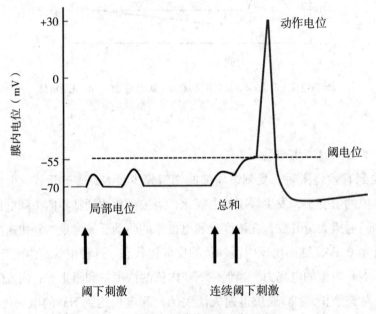

图 2-6 局部电位及其总和现象示意图

（四）动作电位的传导

动作电位一旦在细胞膜的某一部位产生，会向整个细胞膜迅速传播而且它的幅度不会因为传播距离增加而减弱。动作电位在同一细胞上的传播称为传导。动作电位在神经纤维上的传导称为神经冲动。动作电位的传导机制可用局部电流学说来解释。以无髓神经纤维为例，当膜的某一部位受刺激而兴奋产生动作电位时，出现内正外负的反极化状态，在已兴奋部位和其相邻的未兴奋部位之间产生电位差，由于膜两侧的溶液都是导电的，必然会驱动电荷移动形成局部电流。局部电流的方向是，在膜外侧电流由未兴奋部位流向已兴奋部位；在膜内侧电流则由已兴奋部位流向未兴奋部位。结果未兴奋部位的细胞膜发生去极化，达到阈电位水平时触发动作电位，使它转变为新的兴奋部位。此种方式连续进行，表现为动作电位在整个细胞膜的传导。可见，动作电位在无髓神经纤维上的传导是通过局部电流形成有效刺激沿着细胞膜连续不断产生新动作电位的过程（图

2-7A）。

在有髓神经纤维上局部电流只能跨越具有绝缘性的髓鞘，在相邻郎飞结之间形成动作电位，呈现跳跃式传导（图 2-7B），其传导速度比无髓神经纤维快得多。

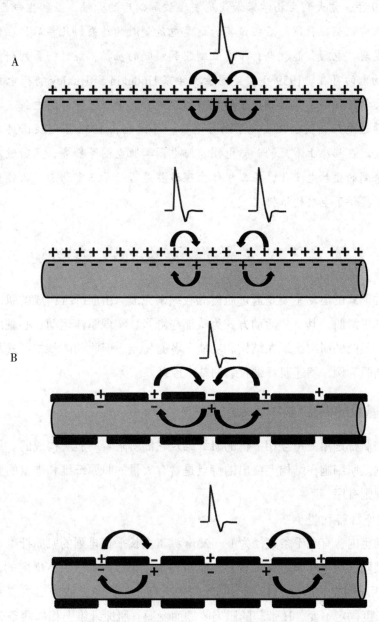

A. 动作电位在无髓神经纤维上的传导　B. 动作电位在有髓神经纤维上的传导

图 2-7　动作电位在神经纤维上的传导示意图

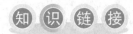

1789 年，意大利生物学家伽伐尼发现被解剖后的青蛙，虽然生命已经结束，但腿部肌肉仍然在收缩。后经证实，这是电流刺激的结果。几年后，在伦敦的博物馆他发现"电鳗"能放电，于是立刻想到蛙腿的抽搐，经过一系列研究，他证实了生物电的存在。1939 年，英国生理学家 Hodgkin 和 Huxley 将微电极插入枪乌贼巨大神经轴突，直接测出了神经纤维膜内外的电位差即静息电位。之后两位科学家通过电压钳实验又发现了动作电位，并因此在 1963 年同获诺贝尔生理学和医学奖。在临床上常见的如心电图、脑电图和肌电图等检查，是通过在器官水平上记录到的生物电变化，推知机体生理过程是否处于正常状态，为临床相关疾病的诊断提供了重要的依据。

项目三 骨骼肌细胞的收缩功能

体内各种形式的运动主要是通过肌肉的收缩来完成。由肌纤维构成的肌肉组织包括骨骼肌、心肌和平滑肌，其主要活动方式为收缩与舒张，实现躯体运动、心脏泵血和消化管运动等活动。不同的肌肉组织在结构和功能上各有特点，但收缩的基本形式和原理是相似的。现以骨骼肌为例，阐述肌纤维收缩的基本原理。

一、骨骼肌的微细结构

每块骨骼肌都是由大量互相平行的肌纤维及它们所附着的肌腱构成的。每条肌纤维即是一个肌细胞。肌细胞在结构上突出的特点是含有大量的肌原纤维和丰富的肌管系统，且其排列高度规则有序。

（一）肌原纤维和肌小节

每个肌细胞内含有上千条直径为 $1 \sim 2\mu m$ 纵贯全长平行排列的肌原纤维。光镜下每条肌原纤维呈规则的明带和暗带交替排列。暗带是暗色条纹区，中央有横向的 M 线为中线，M 线两侧有相对明亮的部分为 H 带。明带的中央有一条称为 Z 线的横线。无论肌肉收缩与否，暗带长度固定不变，H 带却随肌肉收缩而变短。肌原纤维上相邻两条 Z 线之间的区域，称为肌小节，由 1 条暗带和两侧各 1/2 的明带组成，是肌肉收缩和舒张的基本结构和功能单位。

电镜下观察可见肌小节中的明带和暗带是由粗肌丝和细肌丝构成。粗肌丝是暗带的主要构成部分，细肌丝则以 Z 线为基点，一部分构成了明带，一部分则伸入到相邻的粗肌丝之间。

　　粗肌丝主要由肌球蛋白（也称肌凝蛋白）分子构成，单个分子呈杆状形似豆芽，杆部平行排列成束状，形成粗肌丝的主干。杆的一端有两个球形的头称为横桥（图 2-8），裸露在 M 线两侧的粗肌丝主干表面，与细肌丝有规律地呈空间分布。横桥有以下特点：①可以和细肌丝上的肌纤蛋白分子可逆性结合，出现横桥周期性摆动，牵引细肌丝向暗带的 M 线方向滑行；②具有 ATP 酶的活性，可分解 ATP 释放能量，为横桥摆动提供能量来源。

　　细肌丝主要由肌纤蛋白（也称肌动蛋白）、原肌球蛋白（也称原肌凝蛋白）和肌钙蛋白三种分子组成（图 2-8）。肌纤蛋白是球形单体聚合形成的双螺旋结构，构成细肌丝的主干，其上排列着与横桥结合位点；原肌球蛋白由两条肽链缠绕成双螺旋状，与肌纤蛋白并行，肌肉舒张时覆盖于肌纤蛋白与横桥的结合位点上，阻碍二者结合；肌钙蛋白与 Ca^{2+} 有很强的亲和力，可与 Ca^{2+} 结合，消除位阻效应引发肌丝滑行。

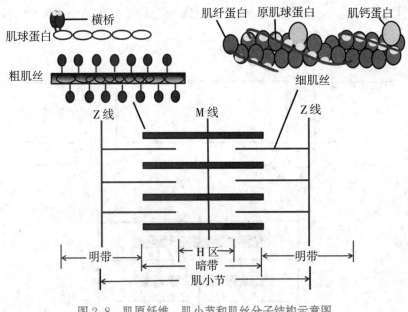

图 2-8　肌原纤维、肌小节和肌丝分子结构示意图

（二）肌管系统

　　肌管系统是每一条肌原纤维周围包绕着膜性囊管状结构，按来源和功能的不同分成横管和纵管系统。横管是由肌膜内陷形成的走行方向与肌原纤维垂直的肌管，与细胞外液相通，可将肌膜的兴奋传至细胞深部。纵管是包绕于肌原纤维周围的走行方向与肌原纤维平行的肌管，其相互沟通交织成网又称肌质网。纵管两端在接近横管处的管腔膨大，形成终池，终池内储存高浓度的 Ca^{2+}，其膜上有钙泵和电压门控性 Ca^{2+} 通道。一个横管和其两侧的终池合称为三联管。三联管是把肌细胞膜上的电变化和细胞内的收缩过程衔接起来的

关键部位（图 2-9）。

二、骨骼肌细胞的收缩机制

（一）肌丝滑行学说

骨骼肌收缩的原理多用肌丝滑行理论解释，该学说认为：肌肉舒缩活动有赖于肌小节内的粗肌丝与细肌丝的相互滑行，粗、细肌丝本身的长度不变。直接的证据是肌肉收缩时暗带长度不变，明带和 H 带缩短。

收缩机制如下：肌浆中 Ca^{2+} 浓度升高，Ca^{2+} 与肌钙蛋白结合其构象改变，使原肌球蛋白移位，暴露出肌纤蛋白与横桥结合位点，横桥与肌纤蛋白结合后分解 ATP 释放能量，横桥摆动，牵拉细肌丝向粗肌丝滑行。横桥与肌纤蛋白分离，通过二者之间的结合、摆动、解离、复位再结合的不断循环，使肌小节缩短，出现肌肉收缩（图 2-9）。当肌浆中 Ca^{2+} 浓度降低时，Ca^{2+} 与肌钙蛋白分离，致使原肌球蛋白重新阻挡于横桥和肌纤蛋白之间，细肌丝滑出，肌肉发生舒张。

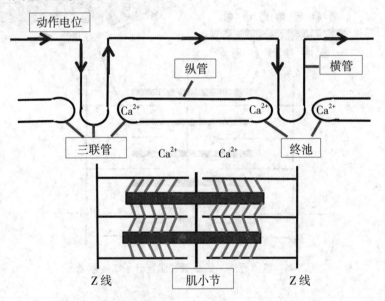

图 2-9　肌细胞收缩、肌丝滑行及兴奋 – 收缩耦联示意图

（二）骨骼肌的兴奋 – 收缩耦联

骨骼肌的活动受躯体运动神经元的支配。当神经冲动通过神经 – 肌接头处传递给骨骼肌使其兴奋，在肌细胞膜上产生动作电位后，才出现肌细胞的机械收缩，把肌细胞的电兴奋和机械收缩衔接起来的中介过程称为兴奋 – 收缩耦联。

兴奋 – 收缩耦联过程包括三个步骤：①动作电位沿横管膜传入细胞深部至三联管附近；②横管膜去极化引起终池膜上 Ca^{2+} 通道开放释放 Ca^{2+}，使肌浆中 Ca^{2+} 浓度升高，引发肌丝滑行出现肌肉收缩；③ Ca^{2+} 激活终池膜上的钙泵，终池回收 Ca^{2+}，肌浆中 Ca^{2+} 浓度降低出现肌肉舒张。由此可见，兴奋 – 收缩耦联的耦联部位是三联管；肌浆中 Ca^{2+} 的浓度变化是肌肉收缩和舒张的直接原因，故其也称为耦联因子。

三、骨骼肌的收缩形式

（一）等长收缩和等张收缩

不同负荷的条件下，骨骼肌的收缩可有不同的表现形式。肌肉收缩前所承受的负荷称为前负荷，使肌肉收缩前就处于某种被拉长的状态，具有一定的初长度。一定范围内前负荷与初长度呈正相关，使肌肉收缩力增强。肌肉在收缩过程中所承受的负荷称为后负荷，是肌肉收缩的阻力，影响肌肉缩短的速度。

根据肌肉收缩时长度与张力的变化，可分为等长收缩和等张收缩。等长收缩是指肌肉收缩时长度不变张力增加，其生理意义是维持人体的位置和姿势。如人直立时腰背部肌肉对抗重力、维持姿势而产生的肌肉收缩形式主要是等长收缩。等张收缩是指肌肉收缩时张力不变长度缩短。等张收缩通过肌肉长度的缩短使物体发生位移，可以对物体做功。常见的骨骼肌收缩大多是混合式的，由于后负荷的存在，肌肉收缩首先发生等长收缩增加肌肉张力，当张力足以克服后负荷的阻力时，肌肉缩短而张力不变，变为等张收缩。

（二）单收缩和强直收缩

根据肌肉接受刺激频率的差异，可分为单收缩和强直收缩。肌肉受到一个有效刺激，产生一次动作电位，出现一次收缩和舒张的收缩形式称为单收缩（single twitch）（图 2-10）。肌肉受到连续刺激时出现持续收缩的状态，产生的收缩总和称为强直收缩（tetanus）。频率不同的刺激使强直收缩可分为两种：①不完全强直收缩：连续刺激的频率较低，新刺激落在前一次收缩的舒张期内，表现出舒张不完全，记录的收缩曲线为锯齿状；②完全强直收缩：连续刺激的频率较高，新刺激落在前一次收缩的收缩期内，会出现

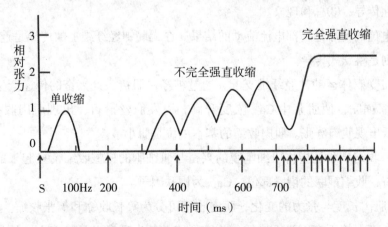

图 2-10　不同频率刺激对骨骼肌收缩的影响

收缩的叠加现象，记录的收缩曲线为平滑的直线（图 2-10）。由于运动神经传来的冲动总是快速连续的刺激，骨骼肌的收缩呈现的都是完全强直收缩，此时产生的肌张力可达单收缩的 3 ~ 4 倍，因而可产生强大的收缩效果。

📝 考纲摘要

1. 细胞膜的物质转运方式包括：单纯扩散、易化扩散、主动转运以及出胞和入胞。易化扩散分为经载体易化扩散和经通道易化扩散。主动转运分为原发性主动转运和继发性主动转运。转运过程不消耗细胞代谢所产生的能量，故单纯扩散和易化扩散都称为被动转运。

2. 细胞膜的生物电现象主要有两种表现形式，即安静时的静息电位和受刺激时产生的动作电位。

3. 静息电位是在静息状态下存在于细胞膜内外两侧的电位差；极化是细胞在静息状态时膜外带正电、膜内带负电的电荷分布状态；二者都是细胞处于静息状态的标志。静息电位形成主要是 K^+ 外流，即 K^+ 的电 – 化学平衡电位。

4. 动作电位是可兴奋细胞在接受有效刺激后，在静息电位基础上发生的快速、可向远处传播的膜电位变化，是细胞兴奋的标志。动作电位的去极化时相是由于 Na^+ 的大量、快速内流形成；复极化时相是 K^+ 快速外流的结果，上升支和下降支构成锋电位，是动作电位的标志。

动作电位的特点：①"全或无"现象；②不衰减性传导；③脉冲式。

5. 动作电位的产生是由作用于细胞的有效刺激使膜去极化达到阈电位水平引起的。能使膜产生动作电位的临界膜电位值被称为阈电位。

6. 给予细胞膜一个阈下刺激，可引发局部电位。这种由少量 Na^+ 通道开放引起的轻度去极化的膜电位波动称为局部电位，也称局部兴奋。局部电位的特点：①非"全或无"现象；②衰减性传导；③总和现象。

7. 动作电位的传导是局部电流流动的结果。在无髓神经纤维上的传导是连续式；有髓神经纤维上则是跳跃式传导。

8. 骨骼肌受躯体运动神经纤维支配，通过神经 – 肌接头处兴奋的传递产生动作电位，经兴奋 – 收缩耦联，使肌浆中 Ca^{2+} 浓度升高，引发肌丝滑行，出现肌肉收缩。肌浆中 Ca^{2+} 浓度降低出现肌肉舒张。肌肉收缩的基本单位是肌小节。

9. 兴奋 – 收缩耦联是指将肌细胞膜的兴奋与肌细胞的机械收缩衔接起来的中介过程。三联管是兴奋 – 收缩耦联的耦联部位，Ca^{2+} 为耦联因子。

10. 根据肌肉长度与张力的变化，肌肉收缩可分为等长收缩和等张收缩。等长收缩是肌肉收缩时长度保持不变而张力增加的收缩形式，其生理意义是维持人体的位置和姿势；

等张收缩是肌肉收缩时张力保持不变而长度缩短的收缩形式。根据刺激频率的不同，接受一次刺激出现一次收缩和舒张形成单收缩。连续刺激时出现持续收缩的状态，产生的收缩总和称为强直收缩，可分为不完全强直收缩和完全强直收缩。

复习思考题

一、名词解释

1. 易化扩散

2. 主动转运

3. 静息电位

4. 动作电位

5. 极化

6. 阈电位

7. 局部电位

8. 兴奋 – 收缩耦联

二、单项选择题

1. 参与细胞易化扩散的蛋白质是（   ）

    A. 受体蛋白   B. 通道蛋白   C. 泵蛋白

    D. 载体蛋白   E. 载体蛋白和通道蛋白

2. 可兴奋细胞产生兴奋的共同特征是产生（   ）

    A. 收缩反应   B. 分泌   C. 动作电位

    D. 离子运动   E. 静息电位

3. 易化扩散的特点不包括（   ）

    A. 特异性   B. 顺浓度差   C. 饱和性

    D. 竞争性抑制   E. 消耗能量

4. 单纯扩散、易化扩散和主动转运的共同特点是（   ）

    A. 要消耗能量   B. 顺浓度梯度   C. 需要膜蛋白帮助

    D. 转运的都是小分子物质或离子 E. 转运的物质是大分子的团块

5. 白细胞吞噬异物或细菌的过程是（   ）

    A. 单纯扩散   B. 易化扩散   C. 主动转运

    D. 入胞   E. 出胞

6. 细胞膜在静息状态下，对哪种离子通透性较大（　　　）

    A. K^+　　　　　　　　　　B. Na^+　　　　　　　　　　C. Ca^{2+}

    D. Cl^-　　　　　　　　　　E. A^-

7. 神经纤维膜电位由 $-70mV$ 变为 $+30mV$ 的过程称为（　　　）

    A. 超极化　　　　　　　　　B. 去极化　　　　　　　　　C. 复极化

    D. 反极化　　　　　　　　　E. 极化

8. O_2 和 CO_2 的跨膜转运方式属于（　　　）

    A. 单纯扩散　　　　　　　　B. 通道转运　　　　　　　　C. 载体转运

    D. 主动转运　　　　　　　　E. 入胞

9. 细胞膜内外正常 Na^+ 和 K^+ 的浓度差的形成和维持是由于（　　　）

    A. 安静时膜对 K^+ 通透性大　　　　B. 兴奋时膜对 Na^+ 通透性增加

    C. Na^+ 易化扩散的结果　　　　　　D. 膜上 Na^+–K^+ 泵的作用

    E. K^+ 易化扩散的结果

10. 神经纤维静息电位形成，下列叙述哪项是错误的（　　　）

    A. 细胞外 K^+ 浓度小于细胞内 K^+ 浓度

    B. 细胞内 Na^+ 浓度小于细胞外 Na^+ 浓度

    C. 增大细胞外 K^+ 浓度，会使静息电位值加大

    D. 细胞膜主要对 K^+ 有通透性

    E. 细胞膜主要对 Na^+ 有通透性

11. 神经细胞在产生动作电位时去极化的方向是朝向下列哪种电位的（　　　）

    A. K^+ 的平衡电位　　　　　　B. Na^+ 的平衡电位

    C. K^- 与 Cl^- 的平衡电位　　　D. Na^+ 与 Cl^- 的平衡电位

    E. A^- 的平衡电位

12. 动作电位的特点不包含下列那一项（　　　）

    A. "全或无" 现象　　　　　　B. 不衰减性传导　　　　　　C. 双向性

    D. 脉冲式　　　　　　　　　E. 总和

13. 神经细胞动作电位上升支是由于（　　　）

    A. K^+ 外流　　　　　　　　B. Na^+ 内流　　　　　　　C. Na^+ 外流

    D. K^+ 内流　　　　　　　　E. Ca^+ 内流

14. 神经细胞动作电位下降支是由于（　　　）

    A. K^+ 外流　　　　　　　　B. Na^+ 内流　　　　　　　C. Na^+ 外流

    D. K^+ 内流　　　　　　　　E. Ca^{2+} 内流

15. 下列有关局部电位的叙述，错误的是（   ）

  A. 去极化反应随阈下刺激强度增大而增大

  B. 局部电位的幅值随传播距离的增加而减小

  C. 可以总和   D. 不能引起总和   E. 非"全或无"现象

16. 生理情况下，机体内骨骼肌的收缩形式主要是（   ）

  A. 单收缩   B. 强直收缩   C. 等张收缩

  D. 等长收缩   E. 等容收缩

17. 细胞内的 K^+ 向膜外扩散属于（   ）

  A. 单纯扩散   B. 易化扩散   C. 主动转运

  D. 入胞   E. 出胞

18. 骨骼肌细胞中的的 Ca^{2+} 主要贮存于（   ）

  A. 胞浆   B. 细胞核   C. 横管

  D. 终池   E. 暗带

19. 肌丝滑行学说的直接证据是，肌肉收缩时（   ）

  A. 暗带长度不变，明带和 H 区缩短

  B. 暗带长度缩短，明带和 H 区不变

  C. 明带和暗带长度均缩短

  D. 明带和暗带长度均不变

  E. 粗肌丝和细肌丝长度都缩短

20. 骨骼肌兴奋 – 收缩耦联的耦联部位是（   ）

  A. 肌浆   B. 终池   C. 横管

  D. 三联管   E. 纵管

三、简答题

1. 物质跨膜转运的方式有哪几种？各有何特点？

2. 比较物质被动转运和主动转运的异同。

3. 试述静息电位的形成机制。

4. 试述动作电位的形成机制。

扫一扫，知答案

扫一扫，看课件

模 块 三

血 液

【学习目标】

1. 掌握血浆渗透压的组成、形成及生理意义；各类血细胞的正常值、生理特性及其生理功能；红细胞的生成及调节；血型的概念、血型分型的依据及输血原则。

2. 熟悉血液的组成、血细胞比容的概念；血液凝固的概念及基本步骤、抗凝与促凝的因素；纤维蛋白溶解及其生理意义。

3. 了解血液的理化特性；血浆的成分及其作用；血量。

案例导入

王某，女性，18岁，学生。为了减肥1年来一直节食，进食量每天控制在2～3两。1周前患者突然头昏、乏力，活动后出现心慌、气急等症状。自诉上课时精力差，想睡觉，注意力不集中，学习成绩有所下降。实验室检查：红细胞为 2.5×10^{12}/L，血红蛋白为75g/L，白细胞为 3.9×10^{9}/L，血小板为 201×10^{9}/L，红细胞中央苍白区扩大，血清铁蛋白为9ug/L。身体检查：体温36.7℃，脉搏104次/分，呼吸18次/分，血压95/80mmHg。面色苍白，皮肤干燥。初步诊断为缺铁性贫血。

问题：

红细胞生成的条件有哪些？

项目一　概　述

血液（blood）是一种在心血管系统内循环流动的红色液体组织，属于结缔组织。

一、血液的组成和血量

（一）血液的组成

血液是由血浆（plasma）和血细胞（blood cells）两部分组成，血细胞包括红细胞（red blood cell，RBC）、白细胞（white blood cell，WBC）和血小板（platelet）。取一定量的新鲜血液置入比容管中，加入抗凝剂，混匀，以 3000 转 / 分的速度离心 30 分钟后，由于血液中的各种成分比重不同，血液分为三层：上层淡黄色的透明液体为血浆，下层深红色的是红细胞，两层之间有一薄层灰白色的是白细胞和血小板（图 3-1）。血细胞在血液中所占的容积百分比，称为血细胞比容。正常成年男性的血细胞比容为 40% ～ 50%，成年女性为 37% ～ 48%。

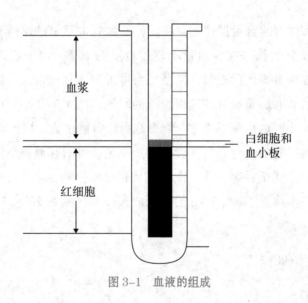

图 3-1　血液的组成

（二）血量

血量是指人体内血液的总量。一个健康的成年人血量为体重的 7% ～ 8%，即每公斤体重有 70 ～ 80mL 的血液。一个体重为 60kg 的成年人，体内血量为 4200 ～ 4800mL，平均血量为 4500mL。血量包括循环血量和储备血量两部分。循环血量是指在心血管内参与循环流动的血量；储备血量是指滞留在肝、肺、脾及皮下静脉丛的血量。机体在剧烈运动、大出血、情绪激动等紧急情况下，储备血量可被动员进入心血管系统内参与循环流动，补充循环血量，以适应机体的需求。

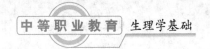

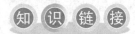

血细胞比容的临床意义

在血液中，数量最多的是红细胞，约占99%，白细胞和血小板含量很少，约占1%，所以血细胞比容可作为反映红细胞相对浓度的指标。当红细胞的数量或血浆的容量发生变化时，血细胞比容都会发生改变。例如，某些贫血患者，因红细胞数量减少，血细胞比容降低，严重脱水（如大量的出汗、严重的呕吐或腹泻）或大面积烧伤患者，因体液中水分大量丢失，血浆容量减少，导致血细胞比容升高。

正常情况下，人体内的血量保持相对稳定。心血管内足够的血液充盈量是维持血压稳定的前提条件。正常人体一次失血量不超过血量的10%，由于心脏活动增强，收缩血管，储备血量释放入血等代偿机制，使循环血量迅速恢复正常，机体不会出现明显症状。血浆中丢失的水和电解质通过加速组织液的回流，经1～2小时可得到补充；血浆蛋白在肝脏合成，24小时内可恢复正常；红细胞由红骨髓生成，1个月内基本恢复正常。若一次失血量超过血量的20%，因机体代偿功能不足，可引起血压下降、脉搏细速、四肢骤冷、眩晕乏力等，甚至昏迷。若一次失血量超过血量的30%时，需及时输血抢救，否则会危及生命。一个体重50～60kg的健康成人，一次献血20～300mL是不会损害身体健康的。

二、血液的理化性质

（一）血液的颜色

血液因其红细胞内含血红蛋白而呈红色，血红蛋白的颜色取决于血液中含氧量的多少，动脉血中呈鲜红色，这是由于动脉血含氧丰富，血红蛋白以氧合血红蛋白的形式存在，氧合血红蛋白是鲜红色；静脉血呈暗红色，这是由于血静脉血中含氧较少，血红蛋白以去氧血红蛋白的形式存在。

（二）血液的比重

正常人全血的比重为1.050～1.060，它主要取决于红细胞的数量；血浆的比重为1.025～1.030，它主要取决于血浆蛋白的含量。

（三）血液的黏度

血液是一种黏度较大的液体，血液的黏度来源于血液内部各种分子或颗粒之间的摩擦力。以水的黏度为1，则全血的黏度是水黏度的4～5倍，其大小取决于红细胞的数量；

血浆的黏度是水黏度的 1.6～2.4 倍，其大小取决于血浆蛋白的含量。血液的黏度是形成血流阻力的重要因素之一。

（四）血浆的酸碱度

血浆的酸碱度即 pH 值。人体通过缓冲系统、肺和肾调节酸碱平衡，使体液 PH 值维持在 7.35～7.45。血浆中含有多个缓冲对，如 $NaHCO_3 / H_2CO_3$、蛋白质钠盐 / 蛋白质和 Na_2HPO_4 / NaH_2PO_4 等，其中最重要的缓冲对是 $NaHCO_3 / H_2CO_3$，两者比值只要维持在 20∶1，血浆的 pH 值就能维持相对稳定。病理情况下，当体内酸过多或碱过多时，超出了缓冲能力，血浆的 pH 值会发生变化。血浆的 pH 值低于 7.35 时，称为酸中毒；pH 值高于 7.45 时，称为碱中毒。

（五）血浆的渗透压

血浆的渗透压是血浆中的溶质吸引水分子透过半透膜的能力，其正常值约为 300mmol/L，即 $300mOsm/（kg·H_2O）$，相当于 770kPa。

三、血液的生理功能

（一）运输功能

血液具有运输功能，通过血液循环，血液把机体新陈代谢需要的 O_2、营养物质运送到各器官和细胞，将内分泌腺分泌的激素运到靶细胞，同时把 CO_2 及其他代谢产物运到排泄器官，故血液具有运输的功能。

（二）维持酸碱平衡

血液中含有多个缓冲对，能中和进入血液的酸性或碱性物质，维持血浆 pH 值的相对稳定。

（三）调节体温

水的比热大，水能吸收较多热量而本身温度升高不多；水的蒸发热大，故蒸发少量的汗液就能散发大量的热。血液中 90% 是水，随着血液循环调节全身体温。

（四）防御保护功能

血液中的白细胞和多种免疫物质（如抗体、补体等）具有强大的免疫功能。

（五）生理性止血

血液中的血小板和凝血因子参与生理性止血。

项目二 血浆生理

一、血浆成分和生理功能

(一)血浆成分

血浆是位于血管内、血细胞外的淡黄色透明液体，占细胞外液的1/4（约占人体体重的5%），是机体内环境的重要组成部分，同时它也是沟通各部分体液与外界环境进行物质交换的重要媒介，是体液中最活跃的部分。在正常情况下，血浆的成分能保持相对稳定。当机体患病时，血浆中某些成分可超出正常范围。因此，测定血浆成分可为某些疾病的诊断提供依据。

血浆中含有多种溶质，其中水占91%～92%，是血浆的主要组成部分；溶质占8%～9%，成分主要有血浆蛋白、无机盐、小分子有机物（营养物质、代谢产物、某些激素等）和一些气体（图3-2）。

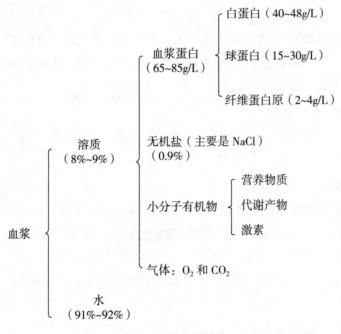

图3-2　血浆的组成

1.血浆蛋白　血浆蛋白（plasma proteins）是血浆中多种蛋白质的总称。用盐析法可将血浆蛋白分为三类：白蛋白（A）、球蛋白（G）和纤维蛋白原。用电泳法可将球蛋白分为 α_1、α_2、β 和 γ 球蛋白等。正常成人的血浆蛋白含量约为 65～85g/L，其中白蛋白为 40 ～ 48g/L，球蛋白为 15 ～ 30g/L，白蛋白 / 球蛋白比值为（1.5 ～ 2.5）：1，纤维蛋白原为 2 ～ 4g/L。血浆蛋白的分类、正常值和生理功能见下表（表3-1）。

表3-1　正常成人血浆蛋白的分类、正常值和生理功能

血浆蛋白分类	正常值（g/L）	生理功能
白蛋白	40 ～ 48	形成血浆的胶体渗透压，调节血管内外的水平衡，维持正常的血容量
球蛋白	15 ～ 30	抵御病原微生物的入侵，形成免疫球蛋白 Ig 发挥免疫作用
纤维蛋白原	2 ～ 4	主要参与血液凝固、抗凝和纤溶等生理过程

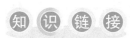

白蛋白和球蛋白比值倒置的临床意义

　　白蛋白和大多数的球蛋白（α_1、α_2、β 球蛋白）主要由肝脏产生，γ-球蛋白是由 B 淋巴细胞转化的浆细胞产生的。正常情况下，血浆中白蛋白和球蛋白的比值（A/G）为（1.5 ～ 2.5）：1。当肝实质细胞受损或间质细胞增生时，白蛋白的合成减少，γ-球蛋白生成增加，血浆蛋白总量和白蛋白含量生成减少，A/G 比值下降甚至倒置。因此，血浆中蛋白总量和白蛋白含量，以及白蛋白和球蛋白比值的测定是反映肝功能的重要指标。

　　2. 无机盐　无机盐又称电解质，血浆中无机盐的含量约占血浆总量的 0.9%，主要以离子状态存在，包括阳离子和阴离子。阳离子主要有 Na^+、K^+、Ca^{2+}、Mg^{2+}、Fe^{2+} 等，以 Na^+ 为主；阴离子主要有 Cl^-、HCO_3^-、HPO_4^{2-}、SO_4^{2-} 等，以 Cl^- 为主。由于水和无机盐的分子量较小，都能自由通过毛细血管壁，因此血浆无机盐含量和组织液的含量基本相同。无机盐的生理功能主要包括：①形成血浆晶体渗透压；②缓冲酸碱平衡；③保持神经、肌肉的兴奋性等。

　　3. 小分子有机物　小分子有机物包括营养物质（如葡萄糖、脂类、维生素、氨基酸等）、代谢产物（尿素、尿酸、肌酐、尿酸、乳酸、酮体、胆红素等）和激素。

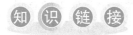

非蛋白氮异常的临床意义

　　血浆中的小分子有机物根据是否含有氮元素分为非蛋白含氮有机物和非蛋白不含氮有机物，非蛋白含氮化合物是指血浆中蛋白质以外的含氮化合物，包

括尿素、尿酸、肌酐、肌酸、氨基酸等，这些化合物中所含的氮量则称为非蛋白氮（nonprotein nitrogen，NPN）。正常人血液中 NPN 含量为 14 ～ 25mmol/L（20 ～ 35mg/dL），其中 1/3 ～ 1/2 为尿素氮，血中的 NPN 是蛋白质和核酸的代谢产物，所以通过测定血浆中 NPN 的含量，来了解体内蛋白质代谢情况及肾脏功能。当肾功能障碍影响排泄时，会导致 NPN 在血中浓度升高，这也是血中 NPN 升高最常见的原因。肾血流量下降，体内蛋白质摄入过多，消化道出血或蛋白质分解加强等也会使血中 NPN 升高，临床上将血中 NPN 升高称之为氮质血症。

4. 气体　血浆中还含有 O_2 和 CO_2 等气体。

二、血浆渗透压

（一）概念

血浆渗透压是血浆中的溶质分子对半透膜另一侧水分子的吸引力。其大小取决于溶质颗粒数目的多少，而与溶质的种类和溶质颗粒的大小均无关。正常值约为 300mmol/L，即 300mOsm/（kg·H_2O），相当于 770kPa。

（二）血浆渗透压的组成及形成

血浆渗透压包括晶体渗透压和胶体渗透压。晶体渗透压约为 298.5 mmol/L，胶体渗透压约为 1.5mmol/L，其中晶体渗透压是构成血浆渗透压的主要部分。

1. 血浆晶体渗透压　由血浆中的晶体物质（如无机盐、葡萄糖、尿素等）形成的渗透压称为晶体渗透压，约 80% 来自 Na^+ 和 Cl^-。

2. 血浆胶体渗透压　由血浆蛋白形成的渗透压称为胶体渗透压，在血浆蛋白中，白蛋白的分子量小，其颗粒数目较球蛋白多，所以白蛋白是形成血浆胶体渗透压的主要成分，占血浆胶体渗透压的 75%～ 80%。

（三）血浆渗透压的生理作用

细胞膜和毛细血管壁对溶质具有不同的通透性，故血浆晶体渗透压和血浆胶体渗透压有不同的生理作用。

1. 血浆晶体渗透压　细胞膜的通透性较低，细胞外液中的晶体物质不易通过细胞膜，使细胞外液的晶体渗透压维持相对稳定。当血浆晶体渗透压大于血细胞内的晶体渗透压时，水分子透过细胞膜进入血浆，细胞皱缩（如在高渗溶液中）；相反，水分子透过细胞膜进入细胞内，细胞膨胀甚至破裂而发生溶血（如在低渗溶液中）。由此可见，血浆晶体渗透压的生理意义是维持细胞内、外的水平衡，保持红细胞正常的形态。

2. 血浆胶体渗透压　毛细血管壁的通透性很大，除了血浆蛋白外，其他小分子物质可以自由通过。因此当血浆或组织液的晶体渗透压改变时，晶体物质会迅速通过毛细血管壁进行转运，使毛细血管内外的晶体物质浓度相等，故血浆的晶体渗透压和组织液的晶体渗透压基本相等。而血浆蛋白因为分子量较大，一般不易通过毛细血管壁，所以血浆的胶体渗透压大于组织液的胶体渗透压，促使组织液中的水回到血管中。因此，血浆胶体渗透压的生理意义是调节毛细血管内外的水平衡，维持正常的循环血量（表3-2）。

表3-2 血浆渗透压的组成、形成及生理功能

组成	形成	生理功能
血浆晶体渗透压	是由血浆中的晶体物质（主要是NaCl）形成。	维持细胞内外的水平衡，保持红细胞正常的形态
血浆胶体渗透压	由血浆蛋白（主要是白蛋白）形成	维持毛细血管内外的水平衡，维持正常的血容量

临床上把渗透压与血浆渗透压相等的溶液称为等渗溶液。如0.9% NaCl（生理盐水）和5%葡萄糖溶液；NaCl和葡萄糖都不易通过细胞膜，红细胞可在这些等渗溶液中维持正常的形态和容积，所以这两种溶液又是等张溶液。1.9%尿素溶液与血浆渗透压相等，但将红细胞放入其中，尿素能通过细胞膜进入细胞，立即发生溶血，所以该溶液是等渗溶液，但不是等张溶液。渗透压高于血浆渗透压的溶液称为高渗溶液；低于血浆渗透压的溶液称为低渗溶液。

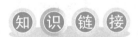

肝肾疾病引起水肿的原因

在肝功能受损时，白蛋白合成减少。肾脏患有某些疾病时，由于滤过膜的通透性增大，原本不能滤过的白蛋白滤出，形成蛋白尿，导致白蛋白丢失过多，使血浆中的白蛋白减少。所以肝肾疾病时血浆中的白蛋白含量减少，血浆胶体渗透压明显降低，导致水在组织中潴留，引起组织水肿。

项目三 血细胞生理

一、红细胞

（一）细胞的形态、数量和功能

1.红细胞的形态 红细胞是血液中数量最多的血细胞。正常红细胞的平均直径为

$7 \sim 8\mu m$，周边厚，中间薄，呈双面凹的圆盘形结构。这种结构既增加了红细胞的表面积，又增大了红细胞的可塑变形能力。正常成熟的红细胞没有细胞核，没有细胞器，胞浆中含有丰富的血红蛋白。

2. 红细胞的正常值 我国成年男性的红细胞正常值为（$4.0 \sim 5.5$）$\times 10^{12}$/L，女性为（$3.5 \sim 5.0$）$\times 10^{12}$/L；我国成年男性血红蛋白的含量为 $120 \sim 160$g/L，成年女性为 $110 \sim 150$g/L。红细胞的数量或血红蛋白的含量低于正常值时，称为贫血。如临床上常见的贫血有营养不良性贫血、缺铁性贫血、再生障碍性贫血和巨幼红细胞性贫血等。

3. 红细胞的生理功能 ①运输 O_2 和 CO_2；②维持酸碱平衡。这两项都是通过红细胞内的血红蛋白来实现的，当发生溶血时，血红蛋白从细胞内溢出，丧失以上功能。

（二）红细胞的生理特性

红细胞具有可塑变形性、悬浮稳定性和渗透脆性，这些生理特性都与红细胞双凹圆盘形的结构有关。

1. 可塑变形性 可塑变形性是指红细胞在外力作用下发生变形的能力。红细胞可塑变形性的大小与红细胞双凹圆盘形的几何形状有关，该结构增大了红细胞的表面积，使其表面积与体积比值增大，使红细胞在受到外力时易于变形。正常人的红细胞在通过小于其直径的毛细血管和血窦孔隙时，可发生变形，通过后又恢复正常的双凹圆盘形。衰老的红细胞以及球形红细胞的可塑变形能力显著降低。

2. 悬浮稳定性 将加入抗凝剂的血液置于血沉管中垂直静置，虽然红细胞的比重大于血浆，但是正常时红细胞下沉缓慢，所以我们把红细胞能悬浮于血浆中而不易下沉的特性，称为红细胞的悬浮稳定性。临床上通常用红细胞沉降率来表示红细胞悬浮稳定性的大小。通常把红细胞在第一小时末下沉的距离称为红细胞沉降率（erythrocyte sedimentation rate，ESR），简称血沉。用魏氏法测定血沉，正常成年男性红细胞沉降率为 $0 \sim 15$mm/h，成年女性红细胞沉降率为 $0 \sim 20$mm//h。血沉越快，表示红细胞的悬浮稳定性越小。

3. 渗透脆性 渗透脆性是指红细胞在低渗溶液中发生膨胀、破裂的特性，简称脆性。渗透脆性的大小通常用红细胞对低渗溶液的抵抗力来表示。正常情况下，将红细胞放入 0.9% NaCl 溶液中，红细胞保持正常的形态和大小；将红细胞放入 0.6% $\sim$ 0.8% NaCl 溶液中，红细胞膨胀；将红细胞放入 0.42% NaCl 溶液中，部分红细胞开始破裂，将红细胞放入 0.35% NaCl 溶液中，全部红细胞发生破裂，血红蛋白逸出，溶于血浆称为溶血。这个实验表明红细胞对低渗溶液具有一定的抵抗力。生理情况下，衰老的红细胞对低渗溶液的抵抗力较小，即脆性大，而幼稚的红细胞对低渗溶液的抵抗力较大，即脆性小。遗传性球形红细胞增多症患者的红细胞脆性变大。故测定红细胞的渗透脆性有助于疾病的临床诊断。

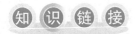

红细胞悬浮稳定性的产生机制

红细胞能悬浮于血浆而不易下沉，是由于双凹圆盘形的红细胞具有较大的表面积，增大了红细胞的表面积与体积比值，使红细胞与血浆之间的摩擦力增大，故红细胞下沉缓慢。某些疾病，如活动性肺结核、风湿热、恶性肿瘤等，血沉加快。这是由于红细胞彼此之间以凹面相贴，发生叠连，红细胞的表面积与体积比值减小，使红细胞与血浆之间的摩擦力减少，故红细胞下沉加快。红细胞是否发生叠连，其原因不在于红细胞本身，而在于血浆成分的改变。实验证明，当血浆中球蛋白、纤维蛋白原以及胆固醇含量增多，可加速红细胞叠连，血沉加快，而当血浆中白蛋白、卵磷脂增多，红细胞不易发生叠连，下沉减慢。所以将正常人的红细胞置于下沉增快者的血浆中，红细胞沉降率加速，而将血沉加快者的红细胞置于正常人的血浆中，则红细胞沉降率正常。

（三）红细胞的生成与破坏

1. 红细胞的生成

（1）生成部位 在胚胎发育的不同阶段，分别由卵黄囊、肝、脾和骨髓承担着造血功能。出生后，红骨髓是唯一的造血器官。成熟的红细胞来源于红骨髓内的造血干细胞定向分化，依次经历红系定向祖细胞、原红细胞、早幼红细胞、中幼红细胞、晚幼红细胞、网织红细胞到成熟的红细胞，释放入血。

当机体在受到某些物理因素（γ 射线、X 射线）、化学因素（如氯霉素、苯、抗癌药等）损害时，红骨髓的造血功能受到抑制，全血细胞减少，会导致再生障碍性贫血。所以，红骨髓具有正常的造血功能是红细胞生成的前提条件。

（2）造血原料 红细胞中含有大量的血红蛋白。铁和蛋白质是红细胞生成的主要原料。正常成人每天需要 20 ～ 30mg 铁用于红细胞的生成，每天从食物中吸收的铁仅有 1mg，其余均来自体内铁的再利用。铁的再利用主要来自被破坏的红细胞。巨噬细胞吞噬衰老的红细胞，分解血红蛋白释放出的铁用于血红蛋白的合成。

当铁的摄入不足、吸收障碍或长期慢性失血性疾病，都会导致铁的不足，使血红蛋白合成减少，引起缺铁性贫血，因患者血红蛋白合成减少，红细胞体积较小，所以缺铁性贫血又叫小细胞低色素性贫血。

（3）成熟因子 叶酸和维生素 B_{12} 是合成 DNA 不可缺少的辅酶。叶酸在体内转化为四氢叶酸，参与 DNA 的复制，而维生素 B_{12} 能增加四氢叶酸在体内的利用。内因子是由

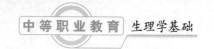

胃泌酸腺的壁细胞分泌的，它能促进维生素 B_{12} 的吸收。

当叶酸、维生素 B_{12} 和内因子缺乏时，DNA 合成障碍，使红细胞成熟障碍，导致巨幼红细胞性贫血。

（4）红细胞生成的调节　红细胞的生成主要受促红细胞生成素（erythropoietin，EPO）和雄激素的调节。

1）促红细胞生成素：是一种由 165 个氨基酸残基组成的糖蛋白，主要由肾脏合成。它能促进晚期红系祖细胞的增殖，并向原红细胞分化；还能加速幼红细胞的分裂增殖及血红蛋白的合成，并促进网织红细胞的成熟与释放。当机体缺氧时（如贫血、缺氧或肾血流减少，以及正常人从平原进入高原地区等），肾脏合成和分泌的促红细胞生成素增加，从而促进红骨髓造血，外周血中红细胞的数量和血红蛋白的含量增多，使机体的缺氧症状得到缓解，同时肾脏释放的促红细胞生成素将随之减少。由此可见，骨髓可根据反馈信息调整造血功能，以维持血液中红细胞数量的相对稳定。

2）雄激素：一方面通过刺激肾脏产生促红细胞生成素使红骨髓造血功能增强，促进红细胞的生成，另一方面还可直接刺激红骨髓，促进红骨髓红系祖细胞的增殖，使红细胞生成增多。此效应先于体内促红细胞生成素的增加，说明雄激素可以促进红细胞的生成。其中前者的作用是主要的。以上原因可能是成年男性红细胞数量和血红蛋白含量多于女性的原因。

2. 红细胞的破坏　正常人红细胞的平均寿命约为 120 天。红细胞的破坏有血管内破坏和血管外破坏。衰老的红细胞可塑变形能力减退，难以通过微小的血窦间隙，易滞留于肝血窦和脾血窦，被巨噬细胞吞噬，称为血管外破坏。同时衰老的红细胞脆性增加，在血管中因机械冲撞而破损，称为血管内破坏。因此，当脾功能亢进时，红细胞破坏增多，可引起脾性贫血。

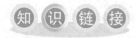

肾性贫血

临床上，当患者的双肾实质严重受损时，肾脏合成和分泌的促红细胞生成素生成减少，使红骨髓的造血功能低下，因此晚期肾病患者常出现难以纠正的贫血症状，称为肾性贫血。

二、白细胞

（一）白细胞的形态、分类和数量

白细胞是一类无色的、有核的血细胞，体积比红细胞大，在血液中呈球形。根据胞浆中有无嗜色颗粒将白细胞分为有粒白细胞和无粒白细胞两类。有粒细胞包括中性粒细胞、嗜酸性粒细胞和嗜碱性粒细胞；无粒细胞包括淋巴细胞和单核细胞。

我国健康成人的血液中，白细胞总数为（4.0～10.0）×10⁹/L，其中中性粒细胞占 50%～70%，嗜酸性粒细胞占 0.5%～5%，嗜碱性粒细胞占 0～1%，淋巴细胞占 20%～40%，单核细胞占 3%～8%。白细胞的数量可随年龄、生理状况等不同而发生变化，如剧烈运动、进食、妊娠等情况下，白细胞的总数会暂时升高。

（二）白细胞的功能

白细胞的主要功能是通过吞噬及免疫反应，实现对抗体的保护和防御作用。白细胞具有变形、游走、趋化和吞噬等特性，是执行防御功能的生理基础。

1. 中性粒细胞　中性粒细胞具有很强的变形、游走能力和非特异性吞噬能力，是血液中主要的吞噬细胞。当化脓性细菌入侵时，在趋化因子的作用下，中性粒细胞渗出，游走到病变部位，吞噬和杀灭细菌。中性粒细胞内含有大量的溶酶体，将吞噬的细菌及组织碎片水解，防止炎症扩散。因此当体内发生细菌感染时，血液中白细胞的总数和中性粒细胞所占的百分比升高。如果血液中的中性粒细胞数减少时，机体的抵抗力就会降低，容易发生感染。

2. 嗜酸性粒细胞　嗜酸性粒细胞具有较弱的吞噬能力，但无杀菌作用。嗜酸性粒细胞的主要作用有：①限制嗜碱性粒细胞和肥大细胞在 I 型超敏反应中的作用。其机制是：一是通过抑制嗜碱性粒细胞合成和释放生物活性物质（如肝素、组胺、过敏性慢反应物质等），二是直接吞噬嗜碱性粒细胞和肥大细胞释放的颗粒，并灭活嗜碱性粒细胞释放的组胺、白三烯等生物活性物质。②参与对蠕虫的免疫反应。在机体发生过敏反应或寄生虫感染时，常伴有嗜酸性粒细胞数目增多。

3. 嗜碱性粒细胞　嗜碱性粒细胞胞浆中含有较大的碱性颗粒，颗粒内含有肝素、组胺、过敏性慢反应物质、嗜酸性粒细胞趋化因子 A 等多种活性物质。肝素具有抗凝作用；组胺和过敏性慢反应物质使毛细血管通透性增加，引起局部充血水肿，使支气管和细支气管平滑肌痉挛，从而引起荨麻疹和哮喘等过敏反应的症状；嗜酸性粒细胞趋化因子 A 可吸引嗜酸性粒细胞到过敏反应的部位，以限制嗜碱性粒细胞在过敏反应中的作用。

4. 单核细胞　单核细胞胞体较大，胞浆中没有嗜色颗粒。在血液中其吞噬能力较弱，仅停留 2～3 天，当其迁移到组织时，细胞体积增大，胞浆中的溶酶体和线粒体的数目增多，具有强大的吞噬能力，可吞噬更多、更大的细菌和颗粒，称为巨噬细胞。其作用表现为：①吞噬和清除病原微生物或衰老损伤的血细胞；②参与激活淋巴细胞的特异性免疫功能；③识别和杀伤肿瘤细胞。

5. 淋巴细胞　淋巴细胞属于免疫活性细胞，在机体特异性免疫应答过程中起核心作用。根据淋巴细胞生长发育的过程、细胞表面标志和功能不同，可将淋巴细胞分成 T 淋巴细胞、B 淋巴细胞和自然杀伤细胞三类。T 淋巴细胞主要参与细胞免疫，B 淋巴细胞主要参与体液免疫，自然杀伤细胞能杀伤肿瘤细胞和病毒感染细胞。

三、血小板

（一）血小板的形态、数量

血小板是骨髓中的巨核细胞脱落的细胞质碎片，体积小、无色、无核，呈双凸圆盘状。如果血小板激活时，它伸出伪足，呈不规则形状。我国正常成人血小板的数量为（100～300）×10^9/L。午后的血小板数量较晨间略多；冬季的血小板数量略多于春季；静脉血较毛细血管多；妇女月经后较月经前稍多；剧烈运动后、妊娠中晚期增多。若血小板少于 $50×10^9$/L 时，毛细血管壁脆性增加，微小的创伤会导致异常出血，皮肤和黏膜下出现出血点和瘀斑，称为血小板减少性紫癜。若血小板过多，易发生血栓性疾病。

（二）血小板的生理特性

1. 黏附　血小板黏附是指血小板与非血小板表面的黏着。血管受损后，内皮细胞脱落，内皮下的胶原纤维暴露，血小板就黏附于胶原纤维上。这是血小板发挥生理性止血作用的起始步骤。

2. 聚集　血小板聚集是指血小板与血小板之间的相互黏着，是血小板血栓形成的基础。血小板的聚集有两个时相。第一时相的聚集是由受损组织释放的 ADP（即外源性的 ADP）引起，发生迅速，但聚集后可解聚，为可逆性聚集；第二时相的聚集是由血小板释放的 ADP（即内源性的 ADP）引起，发生缓慢，为不可逆性聚集。阿斯匹林等药物具有抗血小板聚集的作用。

3. 释放　血小板释放是指血小板受到刺激后，将颗粒中贮存的 ADP、5- 羟色胺、儿茶酚胺、血小板第 4 因子等生物活性物质排出的现象。ADP 可使血小板发生第二时相的聚集，形成血小板血栓，堵塞血管破损处。5- 羟色胺、儿茶酚胺可使小动脉收缩，有助于止血。

4. 吸附　血小板表面能吸附血浆中的多种凝血因子，使受损局部的凝血因子浓度明显升高，促进血液凝固的发生。血管受损，内皮细胞脱落，胶原纤维暴露，血小板在受损的部位黏附、聚集、吸附凝血因子，使局部的凝血因子浓度升高，加速血液凝固和生理性止血的过程。

5. 收缩　血小板中含有收缩蛋白。血凝块形成后，在血小板收缩蛋白的作用下，使血凝块收缩形成坚实的血栓，堵塞出血口，有利于止血。当血小板数量减少或血小板功能发生障碍时，血凝块回缩不良，导致生理性止血功能障碍，使出血时间延长。

（三）血小板的生理功能

血小板的生理功能主要有以下三个方面。

1. 维持血管内皮的完整性　血小板能黏附于血管壁，以填补内皮细胞脱落留下的空隙，参与血管内皮细胞的再生和修复过程，因此血小板对于毛细血管内皮细胞的修复具有重要作用。

2. 参与生理性止血　正常情况下，小血管受损后引起的出血在数分钟内就会自行停止，这种现象称为生理性止血。生理性止血功能是否正常可用出血时间来检测。临床上常用小采血针刺破指尖或耳垂皮肤，测定血液自然流出到自然止血所经历的时间称为出血时间，正常值为 1～3 分钟。血小板减少或血小板功能障碍时，出血时间延长，甚至出血不止。

3. 促进凝血　血小板在凝血过程中发挥着重要作用。激活的血小板提供磷脂表面，并吸附凝血因子，提高局部凝血因子的浓度，促进血液凝固的过程。

项目四　生理性止血和血液凝固

一、生理性止血的基本过程

生理性止血过程包括血管收缩、血小板血栓形成和血液凝固三个过程。

（一）血管收缩

当血管受损时，损伤性刺激反射性使血管收缩；血管壁的损伤引起局部血管肌源性收缩；同时黏附于损伤处的血小板释放缩血管物质（如 5- 羟色胺、儿茶酚胺等）。以上三种因素导致受损血管收缩，使局部血流量减少，有助于止血。若血管受损不严重，可使血管破口封闭，从而制止出血。

（二）血小板血栓形成

血管受损时，内皮下的胶原纤维暴露，血小板黏附于内皮下的胶原上，这是形成止血栓的第一步。先是受损组织释放的 ADP，使血小板发生第一时相的聚集；随着血小板释放 ADP，使血小板的聚集由第一时相转为第二时相，形成血小板血栓，堵塞受损血管，起到初步止血作用。

（三）血液凝固

血管受损后，激活的血小板吸附凝血因子，激活凝血系统，在局部迅速发生血液凝固，使血浆中可溶的纤维蛋白原转变为不溶的纤维蛋白，纤维蛋白交织成网，把血细胞和血液的其他成分网罗在内，从而形成血凝块，实现有效的止血。

二、血液凝固

血液由液体的流动状态变为不流动的凝胶状态的过程，称为血液凝固（blood coagulation），简称凝血。血液凝固是一系列复杂的酶促反应，需要多种凝血因子的参与。

其实质是血浆中可溶性的纤维蛋白原转变为不溶性的纤维蛋白。血液凝固后 $1\sim2$ 小时，血凝块回缩，在其周围析出淡黄色的透明液体，称为血清（serum）。血清与血浆的主要区别在于血清中不含纤维蛋白原和被消耗的凝血因子，血清中增加了血小板的释放物质。

（一）凝血因子

凝血因子（coagulation factor）是指血浆和组织中直接参与血液凝固的物质。迄今为止已发现的凝血因子有 14 种（表 3-3），其中有 12 种凝血因子用国际命名法，按照其发现的先后顺序用罗马数字编号，即凝血因子 I ~ XIII（简称 F I ~ F XIII），其中 F VI 是活化 F V_a，不是一个独立的凝血因子。另两种凝血因子是前激肽释放酶和高分子激肽原。凝血因子具有以下特点：①除组织因子（即 F III）外，其他的凝血因子均在新鲜血浆中；②除 Ca^{2+}（即 F IV）外，其余的凝血因子均为蛋白质；③大部分凝血因子是以无活性的酶原形式存在于血浆中，习惯上在凝血因子的右下角加一个 "a" 表示其激活形式，如 F X 被激活为 F X_a；④多数凝血因子在肝脏合成，其中 F II、F VII、F IX、F X 的合成需要维生素 K 的参与，故称为依赖维生素 K 的凝血因子。因此，肝功能严重受损或维生素 K 的缺乏，由于凝血因子合成不足，可出现凝血功能障碍，患者有出血倾向。

表 3-3　按国际命名法编号的凝血因子

编号	同义名	合成部位	作用
I	纤维蛋白原	肝脏	形成纤维蛋白
II	凝血酶原	肝脏	被激活为凝血酶，促进纤维蛋白原转变为纤维蛋白
III	组织因子	组织细胞	启动外源性凝血的过程
IV	钙离子	从饮食和骨释放中获得	参与凝血的多个过程
V	前加速素	内皮细胞和血小板	加速 X_a 对凝血酶原的激活
VII	前转变素	肝脏	与组织因子形成 VII$_a$ 组织因子复合物，激活 X，参与外源性凝血
VIII	抗血友病因子	肝脏	作为辅因子，加速 IX$_a$ 对 X 的激活
IX	血浆凝血激酶	肝脏	IX$_a$ 与 VIII$_a$ 形成因子 X 酶复合物，激活 X 为 X_a
X	斯图亚特因子	肝脏	形成凝血酶原激活物激活凝血酶原
XI	血浆凝血激酶前质	肝脏	激活因子 IX 为 IX$_a$
XII	接触因子	肝脏	激活因子 XI 和前激肽释放酶
XIII	纤维蛋白稳定因子	肝脏和血小板	使纤维蛋白单体变为纤维蛋白多聚体

注：F VI 是活化的 F V_a。

（二）凝血过程

血液凝固是凝血因子按一定顺序相继被激活的过程，血液凝固的过程可分为三个步骤，即凝血酶原激活物的形成、凝血酶的形成和纤维蛋白的形成（图3-3）。

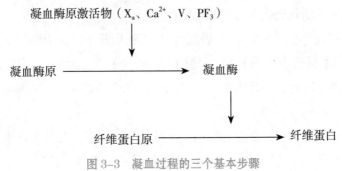

图 3-3 凝血过程的三个基本步骤

1. 凝血酶原激活物的形成 凝血酶原激活物是由 FX_a、FV、Ca^{2+} 和 PF_3（血小板第三因子）组成的复合物，根据 FX 激活需要的凝血因子是否都在血浆中，将凝血的过程分为内源性凝血和外源性凝血，二者最主要的区别在于启动因子不同。

（1）内源性凝血 是指参与凝血的因子都来自血浆。当血液与玻璃、白陶土、硫酸酯、胶原等异物表面接触时，$FXII$ 被激活转变成 $FXII_a$，有活性的 $FXII_a$ 一方面激活前激肽释放酶（PK），使之成为激肽释放酶（K），后者通过正反馈能促进 $FXII$ 的激活，另一方面激活 FXI 为 FXI_a，FXI_a 在 Ca^{2+} 的作用下，促使 FIX 激活为 FIX_a，FIX_a 与 $FVIII$、Ca^{2+} 和血小板第三因子（PF_3）结合形成因子 X 酶复合物，该复合物激活 FX 生成 FX_a。在此过程中，$FVIII$ 是一个辅因子，可使 FIX_a 激活 X 因子的速度提高 20 万倍。激活的 FX_a、FV、Ca^{2+}、PF_3 形成凝血酶原激活物。由此可见 $FXII$ 是内源性凝血的启动因子。

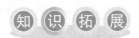

血友病

　　血友病是一组由于 $FVIII$ 或 FIX 缺乏所引起的遗传性出血性疾病，$FVIII$ 或 FIX 的缺乏均可导致凝血酶原激活物的生成障碍而发生出血。$FVIII$ 缺乏导致的凝血障碍，称为血友病 A；FIX 缺乏导致的凝血障碍，称为血友病 B；FIX 由 FXI_a 的激活，因此 FXI 缺乏也会导致凝血障碍，称为血友病 C。三种血友病都表现为凝血过程缓慢，轻微外伤常可引起出血不止。

（2）外源性凝血 是指由血浆外的组织因子（$FIII$）启动的凝血过程。在生理情况下，血浆中没有组织因子，它存在于大多数组织细胞。外伤时，受损组织释放组织因子进入血液，和 $FVII_a$ 和 Ca^{2+} 共同参与，将 FX 激活成 FX_a。所以外源性凝血的启动因子是 $FIII$。

内源性和外源性凝血途径生成的 F X_a 与 V 因子、Ca^{2+}、PF_3 形成凝血酶原激活物（F X_a–F V_a–Ca^{2+}–磷脂复合物），进而激活凝血酶原。

2. 凝血酶的形成　在凝血酶原激活物的作用下，血浆中的凝血酶原迅速被激活为凝血酶（II_a）。凝血酶原激活物中的 F V_a 是辅因子，可使 F X_a 激活凝血酶原的速度提高 1 万倍。凝血酶的主要作用是分解纤维蛋白原，此外，在 Ca^{2+} 的帮助下，凝血酶可将 F XIII 激活为 F XIII_a。

3. 纤维蛋白的形成　在凝血酶的作用下，纤维蛋白原迅速分解为纤维蛋白单体，纤维蛋白单体在 F XIII_a 的作用下聚合成不溶性的纤维蛋白多聚体，后者相互交织成网，将血细胞网罗其中形成血凝块（图 3-4）。

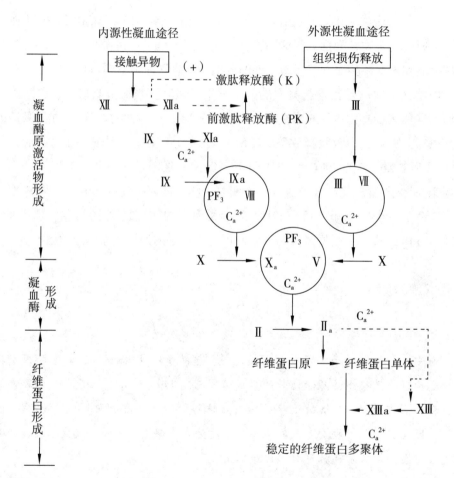

图 3-4　凝血过程示意图

（三）抗凝系统

正常的血液中含有多种凝血因子，但血管内的血液仍能保持液体的流动状态而不发生凝固。其原因在于：①血管内皮光滑、完整，阻碍 F XII 与胶原纤维的接触，使 F XII 不能激活，不能启动内源性凝血途径；②组织因子不在血浆中，不能启动外源性凝血途径；③血浆中即使有一些凝血因子被激活，由于血流速度快，凝血因子迅速被冲走稀释，使凝血过程不能发生；④血浆中还存在着抗凝系统，其中最主要的抗凝物质是抗凝血酶Ⅲ和肝素。

1. 抗凝血酶Ⅲ　抗凝血酶Ⅲ是由肝细胞和血管内皮细胞分泌的脂蛋白，在血液中能够与 F Ⅱ$_a$、F Ⅸ$_a$、F Ⅹ$_a$、F Ⅺ$_a$、F Ⅻ$_a$ 等分子的活性中心结合而使其失去活性，从而阻止血液凝固。正常情况下，抗凝血酶Ⅲ的抗凝作用慢而弱，当它与肝素结合后，其抗凝作用可增强 2000 倍。

2. 肝素　是一种由肥大细胞和嗜碱性粒细胞产生的酸性黏多糖，正常情况下，血浆中几乎不含肝素。肝素具有较强的抗凝作用，它的抗凝作用主要是通过与抗凝血酶Ⅲ结合，增强抗凝血酶Ⅲ的活性而发挥间接抗凝作用。所以，临床上把它作为一种抗凝剂广泛应用于防治血栓性疾病。

（四）影响血液凝固的因素

血液凝固是一系列凝血因子相继激活的过程，一个环节受阻则整个凝血过程都会受到影响，甚至停止。因此，临床上经常采取一些措施，以加速和延缓血液凝固的过程。

1. 温度　血液凝固是一系列的酶促反应。在一定的温度范围内，温度升高，酶的活性增强，血液凝固的速度加快；相反，血液凝固的速度减慢。因此，在外科手术中，常用温热的盐水纱布压迫止血，加速凝血的过程，以减少术中出血。

2. 接触面的光滑程度　粗糙的异物表面能促进 F Ⅻ 的激活，同时加速血小板的黏附、聚集、释放，从而加速止血，减少出血；相反，光滑的异物表面，F Ⅻ 不能激活，也减少了血小板的黏附、聚集和释放，从而延缓凝血的发生。因此，临床上常用纱布或明胶海绵压迫止血。

3. Ca^{2+}　血浆中的 Ca^{2+} 参与了血液凝固的多个环节，如果消耗血浆中游离的 Ca^{2+}，就能起到抗凝的作用。如在血液检验时，加入草酸钠或草酸钾，草酸根与 Ca^{2+} 结合形成草酸钙沉淀，消耗了血液中的 Ca^{2+}，以达到抗凝的作用。因为草酸盐有毒，所以在输血时，常加入柠檬酸钠，与血浆中 Ca^{2+} 结合形成柠檬酸钙络合物，消耗掉了血浆中的 Ca^{2+}，从而达到抗凝的作用。

4. 维生素 K　由于 F Ⅱ、F Ⅶ、F Ⅸ、F Ⅹ 在肝脏的合成需要维生素 K 的参与，所以在术前常规注射维生素 K，促进凝血因子 F Ⅱ、F Ⅶ、F Ⅸ、F Ⅹ 的合成，以防止因维生素 K 的缺乏引起术中大出血。

临床上通过测定凝血时间来判断凝血功能是否正常。凝血时间（clotting time，CT）是指将静脉血放入玻璃试管中，自采血开始到血液凝固所需的时间，其正常值为 4 ~ 12 分钟，凝血时间延长多见于凝血因子的缺乏。

三、纤维蛋白溶解

纤维蛋白溶解是指纤维蛋白在纤维蛋白溶解酶的作用下溶解、液化的过程，简称纤溶。纤溶系统主要包括纤维蛋白溶解酶原（简称纤溶酶原）、纤溶酶、纤溶酶原激活物、纤溶抑制物。纤溶可分为纤溶酶原的激活与纤维蛋白（或纤维蛋白原）的降解两个基本过程（图 3-5）。纤溶的生理意义是将形成的纤维蛋白溶解液化，使已经形成的血栓溶解，保持血管畅通，以防止血栓的形成。

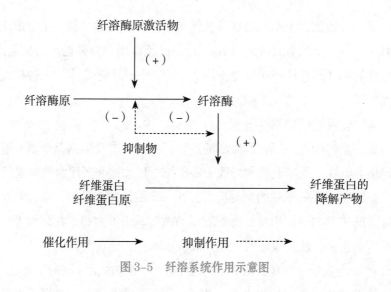

图 3-5　纤溶系统作用示意图

（一）纤溶酶原的激活

血浆中的纤溶酶原是由肝脏合成的，正常情况下，它是无活性的，在纤溶酶原激活物的作用下，纤溶酶原被水解为有活性的纤溶酶，将纤维蛋白和纤维蛋白原分解为可溶性的纤维蛋白降解产物。

根据来源不同，纤溶酶原激活物分为三类：①组织激活物：它广泛地存在于各种组织中，尤以甲状腺、肺、子宫、前列腺等组织含量较高，这也是这些器官术后容易发生渗血的原因。如由肾脏合成的尿激酶就是组织激活物，在临床上已被广泛应用于溶栓。②血管激活物：它是由小血管的内皮细胞合成后释放于血液中。③激肽释放酶：前激肽释放酶在 F XII$_\alpha$ 作用下激活为激肽释放酶，激肽释放酶一方面加速 F XII 的激活，另一方面激活纤溶系统，以保持凝血与纤溶保持动态的平衡。

（二）纤维蛋白和纤维蛋白原的降解

在纤溶酶作用下，纤维蛋白和纤维蛋白原的肽链分割，被分解为许多可溶性的小肽，称为纤维蛋白降解产物。纤溶系统的作用是使凝血块溶解，被堵塞的血管重新开放。在纤溶系统亢进时，在纤溶酶的作用下，纤维蛋白或纤维蛋白原被分解，产生的降解产物称为

FDP，具有抗凝的作用。当纤溶系统功能亢进时，患者会有出血倾向。

（三）纤溶抑制物

纤溶抑制物主要有两种：即纤溶酶原激活物抑制物和抗纤溶酶。纤溶酶原激活物抑制物的作用机制是与纤溶酶原激活物相竞争，抑制纤溶酶原的激活，又称抗活化素；而抗纤溶酶的作用机制是与纤溶酶结合形成复合物，使其失去活性，从而抑制纤维蛋白的降解。纤溶抑制物的作用既可抑制纤维蛋白溶解，又可抑制凝血，这对保持凝血与纤维蛋白溶解局限于创伤局部有重要意义。

凝血系统与纤溶系统是两个对立统一的功能系统，两者之间保持动态平衡，这使人体在出血时既能有效地止血，又能防止血凝块堵塞血管，从而维持血流的正常状态。在血管内，当凝血系统功能亢进时，会引起血栓形成，当纤溶系统功能亢进，患者有出血倾向。

项目五　血型与输血原则

一、血型

血型（blood group）是指红细胞膜上特异性抗原的类型。目前已经发现了 29 个不同的红细胞血型系统。其中 ABO、Rh、Lutheran、Kell、Lewis、Duff 及 Kidd 等血型系统是医学上较重要的血型系统，与临床关系最为密切的是 ABO 血型系统和 Rh 血型系统。

当红细胞膜上的抗原遇到了与之相对应的抗体，红细胞会凝集成簇，该现象称为红细胞凝集（agglutination）。红细胞凝集反应实质是抗原 – 抗体反应。红细胞膜上的特异性抗原称为凝集原，在红细胞凝集反应中起抗原作用；能与红细胞膜上的凝集原起反应的特异抗体称为凝集素，存在于血清中，在红细胞凝集反应中起抗体作用。当给人体输入与血型不合的血液时，在血管内会发生红细胞凝集反应和溶血反应，甚至危及生命，这是由于血型不合导致的后果，因此输血前进行血型鉴定是安全输血的前提。由于血型是由遗传决定的，血型鉴定对法医学和人类学的研究也具有重要的价值。

（一）ABO 血型系统

1.ABO 血型分型的依据　ABO 血型是根据红细胞膜上凝集原的有无和类别，将 ABO 血型系统分为 A 型、B 型、AB 型和 O 型共四个类型。在 ABO 血型系统中，红细胞膜上只含有 A 抗原（A 凝集原）和 B 抗原（B 凝集原）两种类型。如果红细胞膜上只含 A 抗原的是 A 型血；只含 B 抗原的为 B 型血；既有 A 抗原，又有 B 抗原的为 AB 型血；两种抗原都没有的为 O 型血。在 ABO 血型系统，血清中含有两种抗体（即凝集素），即抗 A 抗体（抗 A 凝集素）和抗 B 抗体（抗 B 凝集素）。血清中不含与自身红细胞抗原相对抗的抗体，即 A 型血的血清中，只含有抗 B 抗体；B 型血的血清中，只含有抗 A 抗体；AB

型血的血清中既无抗 A 抗体，也无抗 B 抗体；O 型血的血清中既有抗 A 抗体又有抗 B 抗体（表 3-4）。ABO 血型系统的抗体都是天然抗体，即 IgM 抗体，分子量大，不易通过血胎屏障。

表 3-4　ABO 血型系统的抗原和抗体

血型	红细胞膜上的抗原	血清中的抗体
A 型	A 抗原	抗 B 抗体
B 型	B 抗原	抗 A 抗体
AB 型	A 抗原 +B 抗原	无抗 A 抗体、无抗 B 抗体
O 型	两种抗原都没有	抗 A 抗体 + 抗 B 抗体

2. ABO 血型鉴定　血型鉴定的原理是依据红细胞凝集反应原理设计的。即用已知的抗体与人的红细胞混悬液混合，观察有无发生红细胞凝集反应，推断其红细胞膜上的抗原类型，再根据红细胞膜上的抗原的有无和类别来判断血型。

3. ABO 血型的遗传　ABO 血型的遗传是由人类 9 号染色体上的三个等位基因（即 A、B、O）来控制的，这对染色体上只可能出现上述两个等位基因，一个来自父亲，一个来自母亲，这两个等位基因决定了子代血型的基因型。在三对等位基因中，A 基因和 B 基因是显性基因，O 基因是隐性基因。因此，血型有六种基因型，分别是 AA、AO、BB、BO、AB、OO，其中 AA、AO 的表现型为 A 型，BB、BO 的表现型为 B 型，AB 的表现型为 AB 型，OO 的表现型为 O 型。根据 ABO 血型的遗传规律，利用父母的血型可以推知子女可能的血型。因此，法医学上依据血型来推断亲子关系，但只能做出否定的判断，而不能做出肯定的判断。如父母一方是 AB 型，不可能生出 O 型的子女。

（二）Rh 血型系统

1940 年，Landsteiner 与 Wiener 用恒河猴的红细胞反复多次注射到家兔的体内，家兔由于接受了恒河猴红细胞上的抗原刺激，发生了免疫反应，产生抗恒河猴红细胞的抗体，再把该家兔的血清与人的红细胞相混合，发现大多数人的红细胞都与家兔的血清发生凝集反应，说明人的红细胞膜上含有与恒河猴相同的抗原，由于该抗原最先发现于恒河猴的红细胞，故取恒河猴的前两个字母，命名为 Rh 血型系统。

1. Rh 血型系统的分型依据　Rh 血型系统是一个较为复杂的血型系统，目前已发现 Rh 血型系统的红细胞膜上含有 40 余种抗原，其中 C、c、D、E、e 抗原与临床密切相关。在这五种抗原中，因为 D 抗原的抗原性最强，所以 Rh 血型系统分型的依据是根据红细胞上是否含有 D 抗原，将血型分为 Rh 阳性和 Rh 阴性。红细胞膜上含有 D 抗原的为 Rh 阳性，不含 D 抗原的为 Rh 阴性。在我国各族人群中，汉族和其他大部分民族，Rh 阳性者约占 99%，Rh 阴性者只占 1% 左右。在有些少数民族中，Rh 阴性者较多，如塔塔尔族约占 15.8%，苗族约占 12.3%，布依族和乌孜别克族约占 8.7%。

2. Rh 血型系统的特点　　Rh 血型系统最典型的特点是血清中不含天然抗体。与 ABO 血型的抗体相比，Rh 血型系统的抗体主要是 IgG 抗体，因该抗体分子量较小，故能透过血胎屏障进入胎儿血液中，使胎儿的红细胞发生凝集和溶血，造成胎儿死亡或新生儿溶血性贫血。

3. 临床意义　　Rh 血型系统的临床意义主要是针对 Rh 阴性的人而言。Rh 阴性的人可以接受 Rh 阳性血液的输入，但只能输一次。这是由于 Rh 阴性的人血清中没有天然抗体，在第一次输入 Rh 阳性的血液时，不会发生输血反应。但是在接受 Rh 阳性的血液后，通过免疫应答刺激机体产生抗 D 抗体，输血后 2 ～ 4 月，血清中的抗 D 抗体水平达到高峰。因此，Rh 阴性的人在第二次输入 Rh 阳性的血液时，因体内产生了抗 D 抗体，可发生抗原 - 抗体反应，输入的 Rh 阳性红细胞将被破坏而发生溶血。Rh 阴性的母亲可以孕育一次 Rh 阳性的胎儿。这是由于 Rh 阴性的母亲在第一次孕育 Rh 阳性的胎儿时，在妊娠末期或分娩时，胎儿的红细胞进入母体，刺激母体产生抗体，主要是抗 D 抗体，由于母亲体内的抗体浓度是缓慢增加的，故 Rh 阴性的母体怀第一胎 Rh 阳性的胎儿时，很少出现新生儿溶血的情况。但在 Rh 阴性的母亲第二次孕育 Rh 阳性的胎儿时，抗 D 抗体可透过血胎屏障进入胎儿的血液，引起新生儿溶血，严重时可导致胎儿死亡。若在 Rh 阴性母亲生育第一胎后，及时输注特异性抗 D 抗体，中和进入母体的 D 抗原，以避免 Rh 阴性母亲致敏，可预防第二次妊娠时新生儿溶血的发生。

二、输血原则

输血已成为治疗某些疾病、抢救生命和保证某些手术得以顺利进行的一种重要的治疗措施，在临床上广泛应用。但若输血不当，将会给病人造成严重的损害，甚至死亡。为了保证输血的安全性，必须遵守输血原则。

（一）输血原则

1. 交叉配血试验　　把供血者的红细胞与受血者的血清相混，观察有无发生凝集反应，称为交叉配血试验的主侧，再把受血者的红细胞与供血者的血清相混，观察有无发生凝集反应，称为交叉配血实验的次侧（图 3-6）。

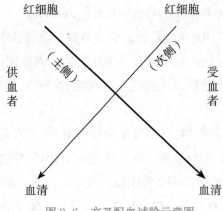

图 3-6　交叉配血试验示意图

2.输血原则　临床上以输入同型血为原则，即使同型血相输，输血前也必须进行交叉配血试验，如果主侧、次侧均不凝集，为配血相合，可以输入；如果主侧凝集，为配血不合，绝对不能输血；如果主侧不凝集，次侧凝集，在紧急的情况下，如果找不到同型血，可以少量、缓慢地输入，并在输血过程中密切观察受血者的情况，若发生输血反应，必须立即停止输血。

随着医学和科学技术的进步，由于血液成分分离机的广泛应用以及分离技术和成分血质量的不断提高，输血疗法已从输全血发展为成分输血。成分输血是把人血中的各种不同成分，如红细胞、粒细胞、血小板和血浆分别制备成高纯度或高浓度的制品，再输注给病人。不同的病人对输血有不同的要求，如严重贫血患者适宜输注浓缩红细胞悬液。因此，成分输血可增强治疗的针对性，提高疗效，减少不良反应，又能节约血源。

（二）输血关系

当红细胞膜上的抗原与相应的抗体相遇时，可发生红细胞凝集反应，凝集的红细胞破裂发生溶血，出现输血反应。因此在输血时以输入同型血为原则，以避免发生红细胞凝集反应。如果找不到同型血，只要供血者红细胞不被受血者的血清所凝集，可以少量、缓慢地输入。ABO 血型之间的输血关系如下表（表 3-5）。

表 3-5　ABO 血型之间的输血关系

供血者的血型与红细胞膜上的抗原	受血者血清中的抗体			
	O 型（抗 A+ 抗 B）	A 型（抗 B）	B 型（抗 A）	AB 型（无）
O 型（无抗原）	−	−	−	−
A 型（含 A 抗原）	+	−	+	−
B 型（含 B 抗原）	+	+	−	−
AB 型（含 A、B 抗原）	+	+	+	−

注：+表示有凝集反应；-表示无凝集反应。

由此可见，O型血作为"万能供血者"可输给其他各型血，不使红细胞发生凝集反应，这是由于O型的红细胞膜上既无A抗原，又无B抗原。同样，AB型血作为"万能受血者"可以接受其他各型血的输入而不发生红细胞凝集反应，这是由于AB型血的血清中不含有抗A和抗B抗体。由于O型血血清中含有抗A和抗B抗体，当O型血输给其他各型血时，如输血过快过多，仍有可能发生凝集反应。因此，异型血相输，应少量、缓慢地输入。

🖊️ 考纲摘要

1.正常成人的血量占人体体重的7%～8%，相当于每公斤体重含有70～80mL的血量。

2.血液是由血浆和血细胞组成。血细胞包括红细胞、白细胞和血小板。血细胞在全血中所占的容积百分比，称为血细胞比容。正常成年男性的血细胞比容为40%～50%，成年女性为37%～48%。

3.血清和血浆的区别在于血清中不含纤维蛋白原、被消耗的凝血因子，增加了血小板的释放物质。

4.血浆的渗透压包括血浆晶体渗透压和血浆胶体渗透压。血浆晶体渗透压是由血浆中的晶体物质（主要是$NaCl$）形成，血浆胶体渗透压是由血浆蛋白（主要是白蛋白）形成。血浆晶体渗透压的生理作用是维持细胞内外的水平衡，保持红细胞正常的形态。血浆胶体渗透压的生理作用是维持毛细血管内外的水平衡，维持血容量。

5.红细胞是双凹圆盘形结构，主要功能是运输O_2和CO_2，维持酸碱平衡。红细胞的生理功能是由红细胞内的血红蛋白实现的。

6.红细胞的生理特性有可塑变形性、渗透脆性和悬浮稳定性。

7.白细胞包括有粒细胞和无粒细胞，前者包括中性粒细胞、嗜酸性粒细胞和嗜碱性粒细胞，后者包括单核细胞和淋巴细胞。

8.血小板的生理特性包括黏附、聚集、释放、吸附和收缩。血小板的生理功能有维持毛细血管内皮的完整性；参与生理性的止血和凝血。

9.血液凝固的基本步骤：凝血酶原激活物的形成、凝血酶的形成和纤维蛋白的形成。内源性凝血和外源性凝血的本质区别在于启动因子不同，内源性凝血的启动因子是FⅫ，外源性凝血的启动因子是FⅢ。

10.血浆中主要的抗凝物质是抗凝血酶Ⅲ和肝素。

11.血型是指红细胞膜上特异性抗原的类型。ABO血型分型的依据是根据红细胞膜上凝集原的有无和类别，将血型分为 A、B、AB 和 O 型。Rh 血型分型的依据是根据红细胞膜上是否含有 D 抗原将血型分为 Rh 阳性和 Rh 阴性。在汉族和其他大部分民族中，Rh 阳性者约占人群总数的 99%，Rh 阴性者占人群总数的 1%。

复习思考题

一、名词解释

1. 血细胞比容

2. 血液凝固

3. 血清

4. 凝血因子

5. 血型

二、单项选择题

1. 血细胞比容是指血细胞（　　　）

　　A. 与血浆容积之比　　　　　　B. 与血管容积之比　　　　　C. 与白细胞容积之比

　　D. 在血液中所占容积之比　　　E. 在血液中所占重量之比

2. 下列溶液中属于等渗溶液的是（　　　）

　　A. 0.1%NaCl　　　　　　　　B. 5% 葡萄糖溶液　　　　　　C. 2% 尿素溶液

　　D. 5% 葡萄糖盐水　　　　　　E. 9%NaCl 溶液

3. 再生障碍性贫血是由于（　　　）

　　A. 骨髓的造血功能抑制　　　　B. 维生素 B_{12} 和叶酸缺乏　　C. 蛋白质摄入不足

　　D. 机体缺铁　　　　　　　　　E. 红细胞脆性大

4. 当机体发生急性感染时，血中主要反应的白细胞是（　　　）

　　A. 中性粒细胞　　　　　　　　B. 单核细胞　　　　　　　　C. 淋巴细胞

　　D. 嗜碱粒细胞　　　　　　　　E. 嗜酸粒细胞

5. 内源性凝血和外源性凝血两者的根本区别在（　　　）

　　A. 内源性发生在体内，外源性发生在体外

　　B. 内源性发生在血管内，外源性发生在血管外

　　C. 内源性只需体内因子，外源性只需体外因子

　　D. 内源性速度慢，外源性速度快

　　E. 内源性由因子 XII 启动，外源性由因子 III 启动

6. ABO 血型系统的分型的依据是（　　　）

    A. 红细胞膜上的抗原　　　　　B. 白细胞膜上的抗原　　　　　C. 血浆中的凝集原

    D. 血清中的凝集原　　　　　　E. 血小板膜上的抗原

7. 血浆 PH 值主要取决于哪种缓冲对（　　　）

    A. $KHCO_3/H_2CO_3$　　　　　　B. K_2HPO_4/KH_2PO_4　　　　　C. $NaHCO_3/H_2CO_3$

    D. Na_2HPO_4/NaH_2PO_4　　　　E. 蛋白质钠盐 / 蛋白质

8. 血浆胶体渗透压主要是由下列哪种物质形成（　　　）

    A. 无机盐　　　　　　　　　　B. 葡萄糖　　　　　　　　　　C. 白蛋白

    D. 球蛋白　　　　　　　　　　E. 血细胞

9. 肝肾疾病引起水肿的原因是由于（　　　）

    A. 血浆胶体渗透压下降　　　　B. 血浆晶体渗透压下降

    C. 毛细血管的通透性增加　　　D. 淋巴回流量减少

    E. 毛细血管血压升高

10. 形成血浆晶体渗透压的主要溶质是（　　　）

    A. NaCl　　　　　　　　　　　B. 白蛋白　　　　　　　　　　C. 球蛋白

    D. 纤维蛋白原　　　　　　　　E. KCl

11. 红细胞的成熟因子是（　　　）

    A. 蛋白质和铁　　　　　　　　B. 内因子　　　　　　　　　　C. 维生素 B_{12} 和叶酸

    D. 促红细胞生成素　　　　　　E. 雄激素

12. 巨幼红细胞性贫血是由于缺少（　　　）

    A. 铁　　　　　　　　　　　　B. 蛋白质　　　　　　　　　　C. 维生素 B_{12} 和叶酸

    D. 维生素 C　　　　　　　　　E. 维生素 B_6

13. 骨髓受到 X 线损伤将患（　　　）

    A. 缺铁性贫血　　　　　　　　B. 巨幼红细胞性贫血

    C. 再生障碍性贫血　　　　　　D. 溶血性贫血　　　　　　　　E. 脾性贫血

14. 男性红细胞多于女性的原因是（　　　）

    A. 促红细胞生成素较多　　　　B. 雌激素较少

    C. 造血机能旺盛　　　　　　　D. 雄激素较多

    E. 促红细胞生成素较少

15. 下述哪种因子不存在于血浆中（　　　）

    A. V 因子　　　　　　　　　　B. III 因子　　　　　　　　　　C. X 因子

    D. XII 因子　　　　　　　　　E. VII 因子

16. 血清与血浆的区别在于前者（　　　）

    A. 缺乏纤维蛋白原   B. 缺乏某些凝血因子

    C. 增加了血小板释放的物质   D. 以上都对

    E. 以上说法全错

17. 启动外源性凝血途径的物质是（　　　）

    A. 因子Ⅲ   B. 因子Ⅶ   C. PF_3

    D. Ca^{2+} E. 凝血酶原

18. 血液中存在的最重要的抗凝物质为（　　　）

    A. 肝素和抗凝血酶Ⅲ   B. 柠檬酸钠   C. 前列腺素

    D. 纤维蛋白溶解酶   E. 组织胺

19. 血清中只含有抗 A 凝集素的血型是（　　　）

    A. A 型   B. B 型   C. AB 型

    D. O 型   E. 无法确定

20. 汉族中约 99% 的人属于（　　　）

    A. Rh 阳性血型   B. Rh 阴性血型   C. 二者都是

    D. 二者都不是   E. 没有 Rh 血型之分

21. 在急需输血时，O 型血可少量输给其他血型的人是因为 O 型血（　　　）

    A. 血清不会与受血者红细胞反应

    B. 红细胞上不含凝集原

    C. 血清中不含凝集素

    D. 红细胞上含 AB 凝集原

    E. 血清中含有凝集原

三、填空题

1. 血浆蛋白包括＿＿＿＿、＿＿＿＿和＿＿＿＿。

2. 在急性化脓性疾病中，血液中数量增加的白细胞是＿＿＿＿，在过敏性疾病和寄生虫感染时，血中数量增加的白细胞是＿＿＿＿＿＿＿＿，参与过敏反应并具有强大吞噬能力的白细胞是＿＿＿＿＿＿＿，参与细胞免疫的是＿＿＿＿＿，参与体液免疫的是 B 淋巴细胞。

3. 血小板的生理特性包括＿＿＿＿、＿＿＿＿、＿＿＿＿和＿＿＿＿。

4. 内源性凝血的启动因子是＿＿＿＿，外源性凝血的启动因子是＿＿＿＿。

5. 血浆中最主要的抗凝物质是＿＿＿＿和＿＿＿＿。

6. A 型血的红细胞膜上含有＿＿＿＿，其血清中含有＿＿＿＿抗体。

四、简答题

1. 红细胞的生成条件有哪些？

2. 血小板有哪些生理特性？有哪些生理功能？

3. 简述血液凝固的基本过程

五、论述题

血浆渗透压有哪两种？各主要由何种物质形成？各有何生理意义？

扫一扫，知答案

扫一扫，看课件

模块四

血液循环

【学习目标】

1. 掌握心率、心动周期、搏出量、动脉血压、中心静脉压、组织液的概念；心脏的起搏点，心肌细胞的生理特性；心血管中枢，肾上腺素、去甲肾上腺素对心血管活动的调节。

2. 熟悉心脏泵血过程，心音及其听诊；心脏和血管的神经支配和作用；组织液生成回流的机制和影响因素。

3. 了解影响心输出量的其因素；影响静脉回心血量的因素；正常心电图波形及其意义；心脏兴奋传导的途径、特点及生理意义。

案例导入

小萌是今年刚入学的某卫生学校护理专业的学生。恰逢十一国庆放假，全家出去旅游，路上突遇别人发生的严重车祸，她目睹了整个现场：有的伤者鲜血淋漓（但这个血是鲜红的和以前自己做体检时抽的暗红色血不太一样）；有的伤者虽然没有出血，但头、四肢很多部位肿的非常厉害；有的伤者甚至失去了意识，没有了自主呼吸、量不到血压，急救医生现场实施人工呼吸、胸外按压和静脉输液等急救措施。小萌看到了很多，也思考了许多的问题，也许这次的亲身经历会更加坚定她"治病救人，救死扶伤"的决心。

问题：

1. 什么是生命体征？

2. 对"心跳和呼吸停止"的病人实施心肺复苏有什么意义？

项目一 概　述

循环系统主要由心脏和血管组成。血液在心脏的"泵作用"下，在心血管系统中周而复始地定向流动，称为血液循环。

血液循环是维持高等生物生命的最重要的条件。血液循环的主要生理功能是：①完成体内的物质运输，使新陈代谢不断进行；②体内的内分泌腺分泌的激素通过血液运输，实现人体的体液调节；③人体内环境的相对稳定和血液防御功能的实现，也都有赖于血液的不断循环流动。血液循环一旦停止，生命活动就不能正常进行。

项目二 心脏生理

心脏通过节律性收缩和舒张实现对血液的驱动作用称为心脏的泵血功能（pump function），是心脏最主要的功能。心脏收缩时把动脉血射入动脉，并通过动脉系统将血液输送到全身各组织、器官；心脏舒张时则通过静脉系统使血液回流到心脏，为下一次射血做准备。正常成年人安静时，心脏每分钟可泵出 5 ～ 6L 血液。

（一）心率和心动周期

1. 心率　每分钟心脏跳动的次数称为心率（heart rate）。正常成人安静时心率为60 ～ 100次/分，平均75次/分。心率可因性别、年龄、情绪和运动状况的变化而不同。

2. 心动周期　心脏一次收缩和舒张构成一个机械活动周期，称为心动周期（cardiac cycle）。心房和心室的活动不同步，各有自己的活动周期。由于心室的舒缩在心脏泵血过程中起主要作用，故通常心动周期主要是指心室的活动周期。

心动周期的长短与心率快慢有关。正常成年人安静时心率平均为75次/分，相应的心动周期为0.8秒。其中，心房的收缩期约为0.1秒，舒张期约为0.7秒。在心房收缩时，心室仍处在舒张期。当心房进入舒张期以后，心室开始收缩，为心室收缩期，持续时程约为0.3秒；然后心室转入舒张期，约为0.5秒（图4-1）。心室舒张的前0.4秒期间，心房也处于舒张状态，这一时期称为全心舒张期。

在一个心动周期中，心房和心室的收缩是交替进行的，心房和心室的收缩期均短于舒张期。心率加快时，心动周期缩短，以舒张期缩短更明显，心肌细胞工作时间相对延长，休息时间缩短，不利于心脏的活动。

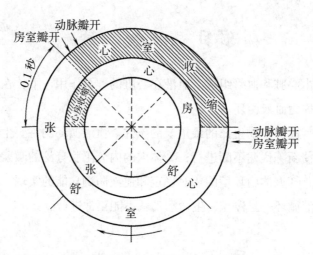

图 4-1　心动周期中心房、心室活动的顺序和时间关系

（二）心脏泵血过程

在每一个心动周期中，心室的收缩和舒张所造成室内压大幅度的升降是产生压力梯度，导致瓣膜的开闭，最终实现泵血的根本原因。在心脏泵血过程中，左右心房、心室的活动基本同步，泵出的血量基本相等，现以左心室为例说明心脏的泵血过程（图 4-2）。

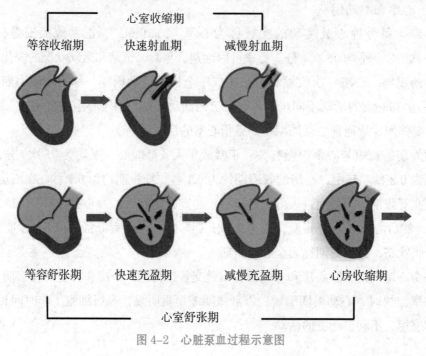

图 4-2　心脏泵血过程示意图

1.心室收缩期　包括等容收缩期、快速射血期和减慢射血期。

（1）等容收缩期（period of isovolumic contraction） 心室开始收缩，室内压迅速升高，当室内压超过房内压时，房室瓣关闭，血液不能倒流入心房。此时室内压还低于动脉压，动脉瓣仍关闭，血液还不能射入动脉。从房室瓣关闭到动脉瓣开放之前这段时间，心室内血量不减少，心室容积不变，室内压急剧升高，故称为等容收缩期。此期历时 0.05 秒。

（2）快速射血期（period of rapid ejection） 随着心室收缩，室内压升高，当其超过动脉压时，主动脉瓣开放，血液由心室快速射入动脉。此期射入动脉的血量占总射血量的 2/3，心室容积减小，室内压随心室强烈收缩而继续升高达到峰值。此期历时 0.1 秒。

（3）减慢射血期（period of slow ejection） 随着心室内血液减少以及心室肌收缩的减弱，室内压峰值逐渐下降，射血速度减慢。此期历时 0.15 秒。

实验证明，在快速射血期的中期或后期，室内压已低于主动脉压，但是心室内的血液因具有较高的动能，其惯性作用仍能逆压力梯度继续流入动脉。

2. 心室舒张期 包括等容舒张期、快速充盈期、减慢充盈期和心房收缩期。

（1）等容舒张期（period of isovolumic relaxation） 心室开始舒张，室内压急剧下降，主动脉内血液向心室方向返流，推动主动脉瓣关闭，主动脉内血液不能返流入心室。此时室内压仍高于房内压，故房室瓣还处于关闭状态，心房内血液不能流入心室。从动脉瓣关闭到房室瓣开放之前这段时间，心室容积不变，室内压快速下降，故称为等容舒张期。此期历时 0.06～0.08 秒。

（2）快速充盈期（period of rapid filling） 随着心室的继续舒张，室内压进一步下降，当室内压低于房内压时，房室瓣开放，大静脉、心房内的血液快速流入心室，心室容积增大。此期称为快速充盈期，其间流入心室的血量占总充盈量的 2/3。此期历时 0.11 秒。

（3）减慢充盈期（period of slow filling） 随着心室血液的不断充盈，房－室间压力梯度逐渐减小，血液充盈心室的速度减慢，心室容积继续增大。此期历时 0.22 秒。

心脏射血是靠心室收缩完成的，而心脏的充盈主要是靠心室舒张实现的。一个心动周期中各期压力变化、瓣膜开闭、血流方向、心室容积变化情况总结如下表（表 4-1）。

表 4-1　心动周期中各期压力变化、瓣膜、血流、心室容积变化

时相	压力关系			瓣膜状况		血流方向	心室容积
	心房内压	心室内压	动脉压	房室瓣	动脉瓣		
等容收缩期	心房 < 心室（升高）<动脉			关	关	不进不出	不变
快速射血期	心房 <心室 >动脉			关	开	心室→动脉	减小
减慢射血期	心房 <心室 ≤动脉			关	开	心室→动脉	减小
等容舒张期	心房 <心室（降低）<动脉			关	关	不进不出	不变
快速充盈期	心房 >心室 <动脉			开	关	心房→心室	增大
减慢充盈期	心房 >心室 <动脉			开	关	心房→心室	增大
心房收缩期	心房 >心室 <动脉			开	关	心房→心室	增大

（三）心音

心音（heart sound）是在心动周期中，心肌收缩、瓣膜开闭、血液流动等引起的机械振动所产生的声音。经周围组织传递到胸壁，用听诊器可在胸部某些部位听到。正常成年人心脏一次搏动可产生四个心音，即第一、第二、第三和第四心音。通常用听诊只能听到第一心音（S_1）和第二心音（S_2）（表4-2）。

表4-2　第一心音和第二心音的比较

比较项目	第一心音	第二心音
产生	主要由心室收缩、房室瓣关闭等引起的震动产生	主要由心室舒张、动脉瓣关闭等引起的震动产生
特点	音调低、音量强、持续时间长	音调高、音量弱、持续时间短
标志	心室收缩开始	心室舒张开始
听诊区	二尖瓣听诊区	肺动脉瓣、主动脉瓣听诊区
意义	反映心室肌收缩的强弱和房室瓣的功能状况	反映动脉血压的高低和动脉瓣的功能状况

1. 第一心音　音调低、持续时间长，在心尖搏动处听得最清楚。它是由房室瓣突然关闭引起心室内血液和室壁的振动，以及心室射血引起的大血管壁和血液涡流所发生的振动而产生。第一心音发生在心缩期，标志着心室收缩的开始。

2. 第二心音　音调高、持续时间短，在胸骨旁第二肋间听得最清楚。它是由动脉瓣突然关闭，血流冲击大动脉根部引起血液、管壁以及心室壁的振动而产生。第二心音发生在心舒期，标志着心室舒张的开始。

（四）心脏泵血功能的评价

心脏泵血功能是否正常是临床医学和实验研究工作中的重要问题。常用的评价心脏泵血功能指标有以下几种。

1. 每搏输出量　一侧心室一次收缩所射出的血量，称为每搏输出量（stroke volume），简称为搏出量。正常成人安静时搏出量为 60 ～ 80mL（平均搏击量为70mL）。

2. 每分输出量　一侧心室一分钟射出的血液总量，称为每分输出量（minute volume），简称心输出量（cardiac output）。心输出量等于搏出量与心率的乘积。正常成年人安静时为 4.5 ～ 6.0L/min，平均5.0L/min。

3. 心脏做功量　心脏一次收缩所做的功，称为每搏功（stroke work）。它包括两部分，一方面是搏出的血液所增加的压强能（血液由低压的静脉射入高压的动脉）；另一方面是使血液流动的动能。

（五）影响心输出量的因素

心输出量等于搏出量乘以心率。凡是能影响搏出量的因素以及心率的改变，均能影响心输出量。

1.影响搏出量的因素

（1）前负荷　心室肌的前负荷即心室舒张末期的容积或充盈压。

（2）后负荷　大动脉血压是心室射血的阻力，所以大动脉血压相当于心室肌的后负荷。大动脉血压升高时，等容收缩期室内压必须升得更高，才能使主动脉瓣开放，故等容收缩期时间延长，而射血期缩短，心肌收缩的速度和幅度均降低，射血速度减慢，搏出量减少。

（3）心肌收缩能力　心肌收缩能力是指心肌不依赖于前后负荷而能改变其力学活动的一种内在特性。

2.心率对心输出量的影响　在一定范围内（< 180次/分），心率加快，心输出量增加。心率过快（> 180次/分）时，因心室充盈时间缩短，心室充盈量减少，搏出量减少，心输出量也减少。心率过慢（< 40次/分）时，虽然心舒期延长，此时心室充盈早已接近最大限度，心室的充盈量及搏出量不能随着心舒期延长而继续增加，因此心输出量减少。

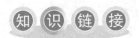
知 识 链 接

中医脏腑功能与循环生理

中医认为血液是运行于脉中而循环流注全身的富有营养和滋润作用的红色液体，是构成和维持人体生命活动的基本物质之一。血液必须在脉中正常运行，才能发挥其生理功能，"血主濡之""血主润之"。而血液的正常运行，是各个脏腑共同作用的结果。心为君主之官，是机体生命活动的主宰，《灵枢·邪客》曰："心者，五脏六腑之大主也，精神之所舍也。"其和血液循环的关系主要体现在"心主血脉"。心主血脉是指心有推动血液在脉管内运行以营养全身的功能，包括主血和主脉两个方面，心与脉直接相连，血液在心和脉中不停地流动，循环往复。心、脉、血三者共同组成一个循行于全身的密闭系统，而心起主主导作用。

项目三　心肌细胞的电活动和生理特性

一、心肌细胞的电活动

心脏通过节律性收缩和舒张实现泵血功能。心脏的机械活动是由心肌细胞电活动而触发。因此，理解心肌细胞的生物电活动和生理特性是掌握心脏泵血活动规律的基础。

心肌细胞可分为两类：一类是普通心肌细胞，主要是构成心房壁和心室壁的心肌细胞，具有兴奋性、传导性、收缩性，称为工作细胞（cardiac working cell）。此类心肌无自动节律性，故又称为非自律细胞。另一类是些特殊分化的心肌细胞，主要组成心内特殊传导系统（specialized conduction system），它们不仅有兴奋性、传导性，最重要的是具有自动节律性，故称为自律细胞（autorhythmic cell）。

（一）心室肌细胞的跨膜电位及其产生机制

1.**静息电位**　心室肌细胞的静息电位约为 $-90mV$，其形成机制与神经纤维、骨骼肌细胞相似：细胞内 K^+ 浓度高于细胞外；安静状态下心肌细胞膜对 K^+ 有较大的通透性。因此，K^+ 顺浓度差由膜内向膜外扩散，直至达到 K^+ 的电 - 化学平衡电位，形成静息电位。

2.**动作电位**　心室肌细胞的动作电位分为 0、1、2、3、4 共五个时期（图 4-3）。

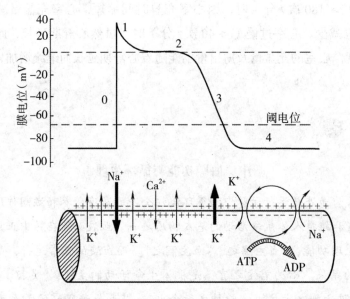

图 4-3　心室肌细胞的跨膜电位及其产生机制

（1）去极化　又称为 0 期。当心肌细胞在适宜刺激作用下发生兴奋时，膜内电位由静息状态时的 $-90mV$ 上升到 $+20mV \sim +30mV$，形成动作电位的上升支。0 期历时 $1 \sim 2$ 毫秒。其产生机制为：刺激使膜上部分 Na^+ 通道开放，少量 Na^+ 内流，造成膜局部去极化。当去极化达到阈电位（$-70mV$）时，大量 Na^+ 通道开放，Na^+ 快速内流，使膜内电位急剧上升，达到 Na^+ 的电 - 化学平衡电位。决定 0 期去极化的 Na^+ 通道是一种快通道，它激活和失活的速度均很快。

（2）复极化　包括 1 期、2 期、3 期。

1）1 期：又称为快速复极初期，膜内电位由原来的 $+30mV$ 迅速下降到 $0mV$ 左右，此期历时 10 毫秒。此期产生机制为：心肌细胞去极化达到顶峰后，Na^+ 通道失活关闭，

K^+ 通道开放，K^+ 外流。

2）2期：又称为缓慢复极期。1期结束膜内电位达 0mV 左右后，膜电位基本停滞在此水平达 100～150 毫秒。记录的动作电位曲线呈平台状，故此期又称为平台期。此期产生机制为：主要是由 Ca^{2+} 通道开放，Ca^{2+} 内流与 K^+ 外流同时存在，二者对膜电位的影响相互抵消。2期平台期是动作电位持续时间长的主要原因，也是心肌细胞动作电位与神经纤维、骨骼肌细胞动作电位的主要区别。

3）3期：又称为快速复极末期，膜内电位由 0mV 下降到 -90mV，历时 100～150 毫秒。3期是由 2 期末 Ca^{2+} 通道失活，Ca^{2+} 内流逐渐停止，K^+ 外流逐渐增强所致。

（3）4期又称静息期　此期膜电位稳定于静息电位（-90mV），4期跨膜离子流较活跃，通过 Na^+-K^+ 泵的活动，运出 Na^+，运回 K^+；通过 Na^+-Ca^{2+} 交换体和 Ca^{2+} 泵的活动，运出 Ca^{2+}，以恢复兴奋前细胞内外离子分布状态，保证心肌细胞的兴奋性。

（二）自律细胞的跨膜电位及其产生机制

自律细胞动作电位 3 期末，膜电位达到复极化最大值，即最大复极电位后，4 期膜电位自动去极化，当自动去极化达阈电位时，即爆发一个新的动作电位。4 期自动去极化是自律细胞产生自动节律性兴奋的基础。不同类型的自律细胞，4 期自动去极化的机制不同。

1. 窦房结细胞的跨膜电位　有以下特点：①动作电位 0 期去极化幅度小（膜内电位仅上升到 0～+15mV），速度慢；②无明显的 1 期和 2 期；③最大复极电位 -70mV；④4 期自动去极化速度快。

2. 窦房结细胞的跨膜电位的形成机制

0 期：Ca^{2+} 通道开放，Ca^{2+} 内流，导致膜内电位上升。因 Ca^{2+} 通道的激活和失活都较缓慢，所以 0 期去极化缓慢、持续时间长。

3 期：Ca^{2+} 通道失活，K^+ 通道被激活，K^+ 外流，导致膜内电位下降，并达到最大复极电位。

4 期：自动去极化。K^+ 通道逐渐关闭，K^+ 外流逐渐减弱，同时 Na^+ 内流逐渐增多，膜内电位升高。

二、心肌细胞的生理特性

心肌细胞具有兴奋性、自律性、传导性和收缩性。前三者都是以细胞膜生物电活动为基础，称为电生理特性，而后者是由细胞膜动作电位引起的机械活动，故称为机械特性。

（一）自动节律性

心肌细胞在没有外来刺激的条件下，自动地产生节律性兴奋的特性，称为自动节律性（autorhythmicity），简称自律性。心肌细胞的自律性，源于以窦房结为代表的心肌自律细胞。衡量自律组织自律性高低的指标是每分钟产生自动节律性兴奋的次数（次 / 分）。

心内特殊传导系统具有自律性。其中窦房结的自律性最高（100次/分），房室交界次之（50次/分），普肯耶纤维最低（25次/分）。心房、心室按当时驱动它们的最高自律性频率搏动。正常情况下，窦房结的自律性最高，因而成为主导着整个心脏兴奋和收缩的正常起搏点（normal pacemaker）。以窦房结为起搏点的心脏节律性活动称为窦性节律。

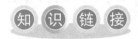

人工心脏起搏器

人工心脏起搏器是将脉冲发生器通过电极与心内膜相连，脉冲发生器发放一定频率、振幅的电脉冲，通过电极经心内膜而刺激心肌，代替心脏起搏点发放冲动，使心脏有规律地收缩。所以当心脏起搏点功能失常或者心脏系统有严重病变时，应用人工起搏器可以起到人为控制心率、维持心脏"泵"功能的作用。

（二）兴奋性

1. 兴奋性　心肌细胞对刺激具有发生反应的能力，称为兴奋性。

2. 心肌兴奋性的周期性变化　同神经纤维相似，心肌细胞在一次兴奋过程中，兴奋性也发生周期性变化，该周期性变化包括：有效不应期、相对不应期、超常期。与神经纤维、骨骼肌细胞相比，心肌兴奋性变化的特点是：有效不应期特别长，相当于收缩期和舒张早期。有效不应期特别长的原因是心肌细胞的动作电位有2期平台期，复极缓慢。其意义是：心肌不会像骨骼肌那样产生完全强直收缩。

3. 期前收缩与代偿间歇　在心房或心室的有效不应期之后，下一次窦性节律兴奋到达之前，受到窦房结以外的刺激，则心房或心室可产生一次提前出现的收缩，称为期前收缩。期前收缩也有自己的有效不应期，在期前收缩之后的窦房结兴奋传到心房或心室时，常常落在此期前收缩的有效不应期之内，结果不能引起心房或心室兴奋和收缩，必须等到下一次窦房结兴奋传来时，才能引起心房或心室兴奋和收缩。所以在一次期前收缩之后，往往有一段较长的舒张期，称为代偿间歇。

期前收缩又称早搏。早搏是临床上最常见的一种心律失常。过度疲劳、精神刺激、烟酒过量等可偶尔产生早搏，对健康影响不大。但如因心脏病引发的长期早搏，建议及早就医。

（三）传导性

心肌细胞具有传导兴奋的能力，称为传导性。兴奋可以局部电流的形式通过这些低电阻通道，直接传递至相邻的细胞（图4-4）。

1. **心内兴奋传播的特点** 传导性的高低是以兴奋传播速度来衡量的。不同心肌细胞的传导性是不同的，即兴奋传导速度不同。普通心房肌传导速度较慢，约为 0.4m/s；优势传导通路传导速度较快，为 1.0～1.2m/s；心室肌传导速度约为 1.0m/s；普肯耶纤维传导速度最快，约为 4.0m/s；房室交界的结区传导速度最慢，约为 0.02m/s。

2. **房室交界是兴奋传到心室的唯一通路** 此处传导速度极慢，造成兴奋传导的房－室延搁。由于房室延搁使得心房收缩结束后心室才开始收缩，心室和心房不可能同时收缩，这对于心室的充盈和射血是十分重要的。

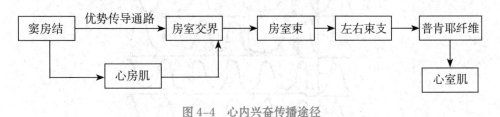

图 4-4　心内兴奋传播途径

（四）收缩性

心肌工作细胞与骨骼肌细胞的结构相似，也有排列规则的粗、细肌丝，可由动作电位触发，通过兴奋－收缩耦联使肌丝滑行而发生收缩。心肌细胞收缩有其自身的特点。

1. **对细胞外液中 Ca^{2+} 的依赖性** 心肌中肌浆网不发达，贮存的 Ca^{2+} 较少，所以心肌细胞收缩需要的 Ca^{2+} 一部分来自肌浆网的释放，另一部分是细胞外液的 Ca^{2+} 内流。在一定范围内增加细胞外液中的 Ca^{2+}，可增强心肌细胞的收缩力；相反，降低细胞外液中的 Ca^{2+}，则使心肌细胞的收缩力减弱。如去除细胞外液的 Ca^{2+}，心肌细胞仍能产生动作电位，但不能发生收缩，即所谓的兴奋－收缩脱耦联。

2. **"全或无"式收缩** 一个骨骼肌细胞是否兴奋收缩，取决于支配它的那条运动神经末梢是否发放冲动，而骨骼肌细胞相互之间不能引进行兴奋的传递。由于心肌细胞存在有缝隙连接，所以兴奋可以在细胞间直接进行电传递，使心房或心室成为功能上的合胞体。受到阈刺激时，心房或心室所有的细胞几乎同时兴奋收缩。只有心肌发生同步收缩，心脏才能有效地实现其泵血功能。而阈下刺激则不能引起兴奋收缩。

3. **不会发生完全强直收缩** 由于心肌细胞的有效不应期特别长，相当于收缩期和舒张早期，在心肌的收缩期和舒张早期，无论刺激强度多大，都不可能引起心肌细胞发生新的兴奋和收缩。所以心脏始终保持收缩和舒张的交替，不会发生完全强直收缩。

三、体表心电图

将测量电极放在肢体和胸前的特定部位，所记录到的规律性心脏的电位变化图形称为心电图（electrocardiogram，ECG）（图 4-5）。心电图反映的是心脏兴奋的产生、传导和恢复过程中的生物电变化，与心脏的机械活动无直接关系。

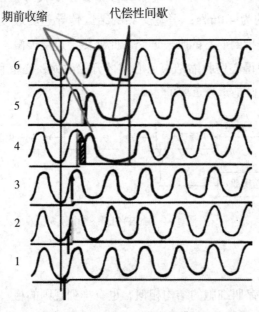

期前收缩　　代偿性间歇

图 4-5　正常人心电图模式图

正常心电图的波形和意义如下。

1. P 波　反映左右两心房的去极化过程。

2. QRS 波群　反映左右两心室的去极化过程，包括三个紧密相连的电位波动。第一个向下的波称为 Q 波，第一个向上的波称为 R 波，R 波后面向下的波称为 S 波。在不同导联中，这三个波不一定都出现。

3. T 波　反映两心室的复极化过程，其方向与 QRS 波群主波方向一致。U 波是 T 波后可能出现的低而宽的波，方向与 T 波一致，意义和成因尚不清楚。

4. P-R 间期　是指从 P 波起点到 QRS 波起点之间的时间。反映由窦房结产生的兴奋经心房、房室交界、房室束、左右束支、浦肯野纤维传导到达心室所需要的时间。

5. Q-T 间期　是指从 QRS 波起点到 T 波终点之间的时程。反映心室肌开始去极化到完全复极化的时间。

6. S-T 段　是指从 QRS 波终点到 T 波起点之间的线段。反映心室各部心肌处于动作电位的平台期，各部分之间没有电位差，曲线恢复到基线水平。

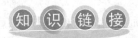

心电图的临床应用

　　心电图在临床上应用比较普遍，对一些疾病具有诊断性的价值，如心律失常、心肌梗死、心室肥大等疾病。此外，心电图也已广泛应用于各种危重病人的抢救、手术麻醉、用药观察、航天、登山运动的心电监测。

项目四　血管生理

一、血管的功能分类和血流动力学

（一）根据血管的功能特点可分为以下几类。

1. **弹性贮器血管**　弹性贮器血管是指主动脉等大动脉。这些血管的管壁厚，富含弹力纤维，具有较大弹性和可扩张性。在心脏射血时，一部分血液由大动脉流向外周，一部分血液暂时贮存于大动脉，并使大动脉扩张。心脏射血停止时，扩张的大动脉发生弹性回缩，将射血期内多贮存的那一部分血液推挤向外周。大动脉的这种弹性贮器作用对动脉血压起缓冲作用，并使心脏的间断射血转变为血管中血液的连续流动。

2. **分配血管**　分配血管是指大动脉与小动脉之间的中动脉。通过其管壁中平滑肌的收缩与舒张实现对输送至各器官血量的调配。

3. **阻力血管**　阻力血管是指小动脉与微动脉。其特点是管径小，血流阻力大，管壁中平滑肌较丰富，管腔口径因平滑肌的舒缩常发生变化，进而影响血流阻力。

4. **交换血管**　交换血管是指真毛细血管。其管壁极薄，仅有一层内皮细胞和基膜，通透性极大。且分支多，数量大，总横截面大，血流缓慢，是血液和组织液进行物质交换的场所。

5. **容量血管**　容量血管是指静脉系统，它与同级的动脉比较，数量多，口径大，管壁薄，可扩张性大，故其容量也大。安静时可容纳全身 60% ～ 70% 的循环血量。

（二）血流量、血流阻力和血压

1. **血流量**　血流量也称容积速度，是指单位时间内流过血管某一截面的血量，其常用单位为 mL/min 或 L/min。

2. **血流阻力**　血液在血管内流动时所遇到的阻力称为血流阻力。它主要由两部分构成：①血液和血管壁之间的摩擦力；②血液内部各组成成分间的摩擦力。机体主要通过调节血管的口径，改变血流阻力，进而调节各器官的血流量。生理学上将来自于小动脉及微动脉的血流阻力称为外周阻力。

3. 血压 血压（blood pressure）是指血管内的血液对于单位面积血管壁的侧压力，即压强。压强的国际标准单位是帕（Pa）或千帕（kPa），临床上的常用单位为毫米汞柱（mmHg）。1mmHg=0.133kPa。血压一般是指动脉血压。静脉压较低，常以厘米水柱为单位，1cmH₂O=0.098kPa。

二、动脉血压和动脉脉搏

（一）动脉血压

1. 动脉血压的形成 动脉血压是指流动的血液对于单位面积动脉管壁的侧压力，其形成有以下几个主要因素。

（1）前提条件 心血管系统内有足够的血液充盈是形成动脉血压的前提。心血管的充盈度可用循环系统平均充盈压表示。循环系统平均充盈压的高低取决于血量与循环系统容积的相对关系。如血量多或循环系统容积小，则循环系统平均充盈压就高；反之，则循环系统平均充盈压低。

（2）必要条件 心脏收缩射血和外周阻力是形成动脉血压的两个必要条件。在动脉已充盈的基础上，心脏收缩射血，使大动脉内的血量增加。外周阻力的存在使得射血期由大动脉流向小动脉的血量仅占搏出量的1/3，其余2/3暂时贮存于大动脉内，使得大动脉内的血量能真正有效增加，血压升高。

（3）主动脉和大动脉的弹性作用 心室收缩射血时，主动脉、大动脉发生弹性扩张，容积增大，使收缩压不致于过高。心室舒张，射血停止时，主动脉、大动脉发生弹性回缩，维持舒张压在一定水平，并推动血液继续流动，使左心室间断性射血变为血液在血管内连续性流动（图4-6）。

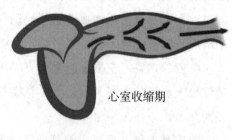

心室收缩期

2. 动脉血压的正常值 在心脏收缩射血时，当动脉血压上升所达到的最高值称为收缩压（systolic pressure，SP）。心脏舒张末期动脉血压下降到的最低值称为舒张压（diastolic pressure，DP）。收缩压与舒张压之差称为脉搏压，简称为脉压。一个心动周期中每一瞬间动脉血压的平均值称为平均动脉压。平均动脉压约等于舒张压加1/3脉压。

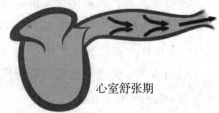

心室舒张期

图4-6 大动脉弹性作用

动脉血压一般是指主动脉压。因肱动脉压与主动脉压相差很小，临床上测定肱动脉压代表主动脉压。我国健康青年人在安静状态时的收缩压为 $100 \sim 120mmHg$，舒张压为 $60 \sim 80mmHg$，脉压为 $30 \sim 40mmHg$，平均动脉压接近 $100mmHg$。

3. 影响动脉血压的因素 凡是参与动脉血压形成的因素都可以影响动脉血压。

（1）搏出量 搏出量增大时，射入动脉内的血量增多，收缩压明显升高。由于主动脉压升高，血流速度加快，到舒张末期主动脉内剩余血量增加不多，故舒张压轻度升高，脉压增大。一般情况下收缩压的高低主要反映搏出量的多少。

（2）心率 心率加快时，心动周期缩短，心舒末期存留在主动脉内的血量增多，舒张压升高。因动脉血压升高，血流速度加快，心缩期主动脉内血液更多、更快流向外周，故收缩压升高不明显，脉压减小。如心率过快，心输出量减少，则动脉血压下降。

（3）外周阻力 外周阻力增大时，心舒期血流速度减慢，主动脉内剩余血量增多，舒张压明显升高。由于动脉血压升高，血流速度加快，心缩期有较多的血液流向外周，故收缩压升高不明显，脉压减小。一般情况下舒张压的高低主要反映外周阻力的大小。

（4）主动脉和大动脉的弹性 大动脉的弹性对动脉血压起缓冲作用。当大动脉弹性减退时，导致收缩压升高，舒张压降低，脉压增大。老年人在大动脉硬化弹性减退时，常常伴有小动脉硬化，外周阻力增大，故在收缩压升高的同时舒张压也升高，但舒张压升高的幅度小于收缩压升高的幅度，脉压也增大。

（5）循环血量与血管系统容量的比例 循环血量与血管系统容量相适应，保持一定的循环系统平均充盈压，是形成动脉血压的前提。如循环血量减少或血管系统容量增大，都会使动脉血压降低。

（二）动脉脉搏

在每一个心动周期中，动脉内压力发生周期性变化，导致动脉管壁发生周期性搏动，称为动脉脉搏，简称脉搏。动脉脉搏起始于主动脉，以波浪形式沿动脉管壁向末梢传播。可用手指在浅表位置触及，临床上常用的检查部位是桡动脉。脉搏的节律和强弱等可以反映心率、心律和心缩力，也可以反映血管壁的弹性和外周阻力等心血管的功能状况，中医的"切脉"就是通过感触桡动脉脉搏来判断机体的某些变化。

三、静脉血压与静脉回心血量

（一）静脉血压

右心房和胸腔内大静脉的血压，称为中心静脉压（central venous pressure，CVP）。各器官静脉的血压，称为外周静脉压（peripheral venous pressure，PVP）。中心静脉压的正常值为 $0.4 \sim 1.2kPa$。中心静脉压的高低取决于心脏射血能力和静脉回心血量的相互关系。

如心脏射血能力强，能将静脉回心的血液及时射出，中心静脉压就低；反之，心脏射血能力弱（右心衰）和静脉回心血量过多（输液、输血过多过快），中心静脉压就高。因此，测定中心静脉压可反映心血管的功能状态以及回心血量的多少，临床上常作为控制输液速度和输液量的指标。

（二）静脉回心血量及影响因素

单位时间内由静脉回心的血量称为静脉回心血量。静脉回心血量的多少取决于外周静脉压与中心静脉压之差，以及静脉对血流的阻力。三者中任何一个因素的改变，都将影响静脉回心血量。

1. **体循环平均充盈压** 体循环平均充盈压越高，静脉回心血量就越多。当血量增加或容量血管收缩时，体循环平均充盈压升高，静脉回心血量就增多；反之，静脉回心血量就减少。

2. **心脏收缩力量** 心脏收缩能力强，搏出量大，心室收缩末期容积减小，心室舒张期室内压低，对心房和大静脉内血液的抽吸作用强，静脉回心血量增多；反之，静脉回心血量减少。例如，右心衰的病人体循环静脉回心血量减少，体循环淤血，出现下肢水肿，肝、脾肿大、颈静脉怒张等。左心衰的病人肺循环静脉回心血量减少，肺循环淤血，出现肺水肿等。

3. **重力和体位** 血管内血液本身的重力作用于血管壁产生一定的静水压。当人体平卧时，身体各部分的血管与心脏几乎在同一水平，静水压基本相同。人体直立位时，大多数血管在心脏以下，其中的静水压比平卧时明显升高，跨壁压（血管壁内外的压力差）增大，静脉扩张，容积增大，较多的血液停留在静脉中，而回心血量减少（图4-7）。血液的重力对动脉管壁也产生静水压，测量动脉血压时，被测部位必须与心脏在同一水平。

4. **骨骼肌的挤压作用** 骨骼肌收缩时，肌肉间或肌肉内的静脉受到挤压，压力升高。由于静脉瓣的作用，使静脉内血液只能向心脏方向流动。骨骼肌舒张时，静脉内压力降低，促进微静脉、毛细血管的血液流入静脉。骨骼肌再次收缩时，有较多的血液

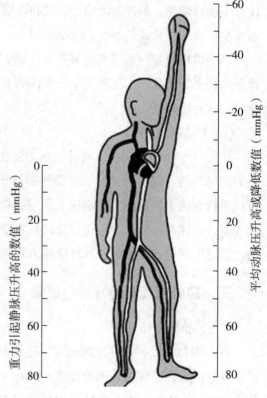

图4-7 直立体位对肢体动、静脉血压的影响

向心脏回流。骨骼肌节律性收缩和舒张，同时有静脉瓣与之配合，对静脉血的回流起着"泵"的作用，故称为肌肉泵或静脉泵。

5. 呼吸运动　胸膜腔内压低于大气压为负值，使胸腔大静脉的跨壁压较大，有利于静脉扩张，外周静脉血易向心脏回流。吸气时胸膜腔内压更低，静脉血回流更多；呼气时胸膜腔内压较吸气时高，静脉血回流减少。

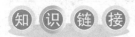

中心静脉压与输液

临床上输液（如治疗休克）时，常须通过观察中心静脉压的变化来控制输液速度和输液量。若中心静脉压偏低或有下降趋势，常提示输液量不足；若中心静脉压高于正常并有进行性升高的趋势，则提示输液过快或心脏功能不全，应减慢输液速度或暂停。

四、微循环

微循环（microcirculation）是指微动脉与微静脉之间的血液循环。微循环的基本功能是实现血液与组织液的物质交换。

（一）微循环的组成与通路

1. 组成　典型的微循环是由微动脉、后微动脉、毛细血管前括约肌、真毛细血管、通血毛细血管、动－静脉吻合支和微静脉七个部分组成（图4-8）。

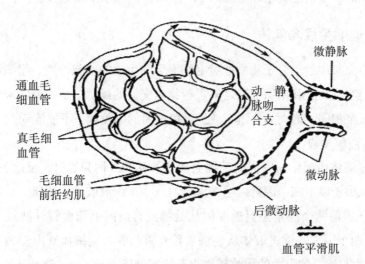

图4-8　微循环的模式图

2.通路

（1）直捷通路　血液由微动脉、后微动脉、通血毛细血管到微静脉。由于通血毛细血管管腔流速度较快，故其主要功能不是进行物质交换，而是使一部分血液能较快通过微循环经静脉回流到心脏。这条通路经常处于开放状态，在骨骼肌内这类微循环通路较多。

（2）迂回通路　血液经微动脉、后微动脉、毛细血管前括约肌、真毛细血管到微静脉。由于真毛细血管管壁薄，通透性大，分支多，血流缓慢，故该通路的主要功能是进行物质交换，此通路又称"营养通路"。真毛细血管是交替开放的，安静时骨骼肌中的真毛细血管在同一时间内大约开放20%。

（3）动－静脉短路　血液由微动脉经动－静脉吻合支到微静脉，该通路经常处于关闭状态。皮肤的微循环中此通路较多，其主要功能是参与体温调节。当环境温度升高时，动－静脉短路开放，皮肤的血流量增大，皮肤温度升高，皮肤与环境的温差增大，散热加强；反之，当环境温度下降时。

（二）微循环血流的调节

微动脉平滑肌的舒缩控制微循环的血流量，称为微循环的"总闸门"。后微动脉和毛细血管前括约肌的舒缩控制部分真毛细血管网的血流量，称为微循环的"分闸门"。微动脉、后微动脉和毛细血管前括约肌三者是微循环的前阻力血管。微静脉的舒缩控制微循环血液的流出，微静脉是微循环的后阻力血管，也称为微循环的"后闸门"。

微动脉和微静脉主要受交感神经调节。交感神经兴奋时，微动脉的收缩较微静脉强。后微动脉及毛细血管前括约肌主要受体液因素调节，如 CO_2、乳酸、腺苷、组胺、K^+、H^+ 等均能使局部血管舒张。儿茶酚胺等缩血管物质和局部舒血管代谢产物共同作用，控制毛细血管前括约肌的舒缩，使微循环的血流量与组织的代谢水平相适应。

五、组织液的生成和回流

组织液是由血浆中的小分子物质滤过毛细血管壁生成的细胞外液。组织液存在于组织和细胞间隙，是实现血液和组织细胞之间进行物质交换的场所。组织液的成分除蛋白质较少外，其余与血浆相同。绝大部分组织液呈无色透明的凝胶状，不能流动。

（一）组织液的生成

生理学中将液体由毛细血管内向毛细血管外的移动，称为滤过；反之，称为重吸收。滤过与重吸收取决于以下四个因素：毛细血管血压、组织液胶体渗透压、血浆胶体渗透压和组织液静水压。前两个因素是促进液体从毛细血管内向毛细血管外滤过的力量（滤过的动力）；而后两个因素是促进液体从毛细血管外重吸收入毛细血管内的力量（滤过的阻力）。滤过的动力与滤过的阻力的代数和称为有效滤过压（effective filtration pressure）。

有效滤过压＝（毛细血管血压＋组织液胶体渗透压）－（血浆胶体渗透压＋组织液静

水压）。在毛细血管动脉端血压为 30mmHg，毛细血管静脉端血压降为 10mmHg，血浆胶体渗透压为 25mmHg，组织液胶渗压为 8mmHg，组织液静水压为 1mmHg，故毛细血管动脉端有效滤过压 ＝（30 ＋ 8）-（25 ＋ 1）＝ 12mmHg；毛细血管静脉端有效滤过压 ＝（10 ＋ 8）－（25 ＋ 1）＝ － 8mmHg（图 4-9）。

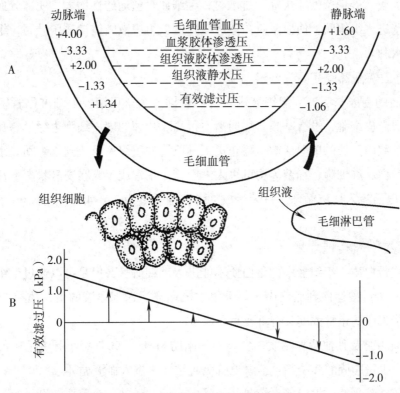

图 4-9 组织液的生成与回流

毛细血管动脉端有效滤过压为正值，表明有组织液生成，而毛细血管静脉端有效滤过压为负值，表明组织液被重吸收。毛细血管动脉端促进滤过的力量（12mmHg）大于毛细血管静脉端促进重吸收的力量（8mmHg），表明毛细血管动脉端组织液的生成量大于毛细血管静脉端的重吸收量。有少量组织液（约 10%）进入毛细淋巴管形成淋巴液，使组织液与血浆保持平衡。

（二）影响组织液生成和回流的因素

1. 毛细血管血压 毛细血管血压受微循环前、后阻力的影响。前阻力减小（如炎症时，微动脉扩张）或后阻力增大（如心衰时，静脉回流受阻），均可使毛细血管血压升高，组织液生成增多，引起水肿。

2. 血浆胶体渗透压 血浆蛋白生成不足（如严重肝病）或从尿中丢失过多（严重肾

病）均可使血浆胶体渗透压降低，有效滤过压增大，组织液生成过多从而出现水肿。

3.淋巴回流　毛细血管动脉端滤过生成的组织液中约90%在毛细血管静脉端被重吸收回血管，其余10%进入毛细淋巴管生成淋巴液。如淋巴液回流受阻，则这部分组织液停留在组织间，造成水肿。

4.毛细血管壁的通透性　炎症、过敏时，毛细血管壁通透性增大，使部分血浆蛋白通过毛细血管壁进入组织间，使血浆胶体渗透压降低，组织液胶体渗透压升高，组织液生成增多，局部水肿。

（三）淋巴液循环及其意义

1.淋巴液的生成与回流　组织液进入淋巴管即成为淋巴液。毛细淋巴管壁的结构简单，只有一层内皮细胞，没有基膜，故通透性很高。相邻的内皮细胞边缘呈叠瓦状相互覆盖，形成向管腔内开放的单向活瓣，阻止进入淋巴管的组织液返流到组织间。组织液包括其中的血浆蛋白、红细胞、细菌等均可进入淋巴管。正常成年人在安静状态下每小时大约有120mL淋巴液流入血液循环。每天生成的淋巴液总量为2～4L，相当于一个人的血浆总量。

2.淋巴液回流的生理意义

（1）回收蛋白质　组织液中的蛋白质不能进入毛细血管，但是可以通过毛细淋巴管壁进入淋巴液，然后被运回到血液中。每天由淋巴循环运送到血液的蛋白质有75～200g，对于维持血浆蛋白的正常浓度具有重要意义。

（2）运输脂肪及其他营养物质　食物中的脂肪80%～90%经小肠绒毛中的毛细淋巴管间接入血。少量胆固醇和磷脂也经淋巴管吸收被运输进入血液循环。

（3）调节体液平衡　淋巴管系统是组织液向血液回流的一个重要辅助系统，在调节血浆量与组织液量的平衡中起重要作用。

（4）防御和免疫功能　淋巴管系统中有多个淋巴结，在淋巴结中的淋巴窦内有大量具有吞噬功能的巨噬细胞。淋巴液流经淋巴结时，其中的红细胞、细菌或其他微粒将被清除。淋巴结还能产生具有免疫功能的淋巴细胞，参与机体的免疫功能。

项目五　心血管活动的调节

不同生理状况下，人体各器官、组织的代谢水平不同，对血流量的需要也是不同的。通过神经或体液因素的作用调节心脏和血管的活动，使其满足人体各器官不同代谢水平的需要，并保持动脉血压相对稳定。

一、神经调节

（一）心脏的神经支配

1.**心交感神经**　心交感神经的节前纤维起自脊髓胸 1～5 节段的灰质侧角。节后纤维末梢释放去去甲肾上腺素（norepinephrine，NE），与心肌细胞膜上的 β_1 受体结合，使心脏兴奋，其作用结果为：心率加快、房室传导加快、心肌收缩力增强。

2.**心迷走神经**　心迷走神经的节前纤维起自延髓迷走神经背核和疑核。心室内心迷走神经的纤维很少，心迷走神经节前、节后纤维末梢释放的递质均为乙酰胆碱（acetylcholine，ACh）。乙酰胆碱与心肌细胞膜上的 M 受体结合，使心脏抑制，其作用结果为：心率减慢、房室传导减慢、心肌收缩力减弱。

（二）血管的神经支配

1.**交感缩血管神经**　交感缩血管神经的节前纤维起自脊髓胸 1～腰 3 节段的灰质侧角，其节后神经纤维支配血管平滑肌。节后神经纤维末梢释放去甲肾上腺素，分别能与血管平滑肌上的两种肾上腺素能受体即 α 受体和 β 受体结合。去甲肾上腺素与 α 受体结合引起血管平滑肌收缩，与 β 受体结合引起血管平滑肌舒张。去甲肾上腺素与 α 受体结合的能力较与 β 受体结合的能力强，因此，交感缩血管神经兴奋时，主要产生缩血管效应。

2.**交感舒血管神经**　支配骨骼肌血管的交感神经中有一部分纤维末梢释放的递质为乙酰胆碱。乙酰胆碱与血管平滑肌上的 M 受体结合，引起血管舒张。交感舒血管神经无紧张性活动，只有在人体情绪激动或发生防御反应时，才发放冲动，使骨骼肌血管舒张，血流量增大。

3.**副交感舒血管神经**　少数器官（脑膜、唾液腺、胃肠道外分泌腺体和外生殖器等）的血管平滑肌除了受交感缩血管神经支配外，还受副交感舒血管神经的支配。副交感舒血管神经的节后纤维末梢释放乙酰胆碱，与血管平滑肌上的 M 受体结合，使血管舒张。

（三）心血管中枢

在中枢神经系统内专门调节心血管活动的神经元集中的部位，称为心血管中枢（cardiovascular center）。心血管中枢广泛地分布在中枢神经系统的各个水平上，它们相互联系、协调统一、共同作用，使心血管的活动和人体功能活动相适应。

1.**延髓心血管中枢**　延髓是最基本的心血管中枢，也成为人体的"生命中枢"。

（1）心交感中枢和缩血管中枢　心交感中枢和缩血管中枢位于延髓头端腹外侧部。其神经元的轴突下行至脊髓灰质侧角交感神经节前神经元。该区是产生交感缩血管神经和心交感神经紧张性的部位。

（2）心迷走中枢　心迷走中枢即延髓的迷走神经背核和疑核，迷走神经由此发出。

2.延髓以上的心血管中枢 在延髓以上的脑干、下丘脑、小脑、大脑等都存在与心血管活动有关的神经元，它们对心血管活动的调节主要是整合作用。所谓整合是指把许多不同的生理反应统一起来，组成一个完整的互相配合的生理过程。

（四）心血管反射

1.颈动脉窦和主动脉弓压力感受性反射 感受器是在颈动脉窦和主动脉弓血管外膜下的感觉神经末梢，实际上是机械牵张感受器。它们对机械牵张刺激敏感。当动脉血压升高时，动脉管壁受到的牵张刺激增强，颈动脉窦和主动脉弓压力感受器传入冲动增多，故习惯上称为压力感受器（图4-10）。颈动脉窦压力感受器的传入神经是窦神经。窦神经加入到舌咽神经，到达延髓。主动脉弓压力感受器的传入神经合并在迷走神经中，上行至延髓。

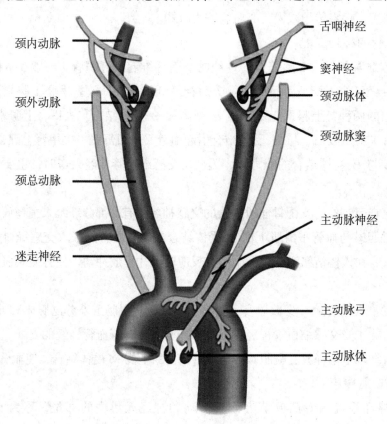

图4-10 颈动脉窦与主动脉弓压力与化学感受器

当动脉血压升高时，颈动脉窦和主动脉弓压力感受器兴奋，发放冲动增多，经传入神经上行到延髓，兴奋心迷走中枢、抑制心交感中枢和缩血管中枢。心迷走神经活动增强，心交感神经和交感缩血管神经活动减弱，其作用结果为：心率减慢，心肌收缩力减弱，心输出量减少，血管舒张，外周阻力减小，血压降低，故此反射又称为减压反射。当动脉血压降低时，颈动脉窦和主动脉弓压力感受器受到的牵张刺激减弱，传入冲动减少，反射结果与动脉血压升高时相反，导致血压回升。颈动脉窦和主动脉弓压力感受器反射的生理意义是在心输出量、外周阻力、血量等发生突然变化时，对动脉血压进行快速调节，使动脉血压不至于发生过大的波动。

2. 颈动脉体和主动脉体化学感受性反射 在颈总动脉分叉处和主动脉弓下方，有一些直径 1～2mm 的小球体，称为颈动脉体和主动脉体。当血液中的 P_{O_2} 降低、P_{CO_2} 升高、H^+ 浓度升高，导致内环境发生变化，引起的冲动经舌咽神经和迷走神经传向延髓，反射性的兴奋呼吸中枢，间接使心率加快，心输出量增多，血管收缩，外周阻力增大，血压升高。此反射在平时对心血管活动的影响不大，只有在低氧、窒息、失血、动脉血压过低和酸中毒时，参与心血管活动的调节。

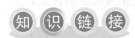

心脏神经官能症

心脏神经官能症是以心血管疾病的有关症状为主要表现的临床综合征，属于功能性神经症的一种类型。由于受内外因素的影响，使调节支配心血管系统的植物神经的正常活动受到了干扰，心脏也就出现一时性的功能紊乱。大多数发生在中青年人，女性多于男性，尤其是更年期女性。临床表现常见失眠、多梦、急躁易怒、心烦、食欲不振、头晕、耳鸣等。本症应以心理治疗为主，药物治疗为辅。临床医生首先需要耐心倾听病史，尽可能多地了解发病原因和有关因素，然后对病人讲解疾病性质，帮助病人解除顾虑。鼓励病人自我调整心态，安排好作息时间，适当进行文娱和体育活动。

二、体液调节

（一）肾素－血管紧张素系统

肾素－血管紧张素系统是人体内重要的体液调节系统。当肾血流量减少或血 Na^+ 浓度降低时，肾脏球旁细胞合成释放肾素增多。肾素是一种酸性蛋白酶，进入血液后，使血浆中的血管紧张素原（由肝脏合成的球蛋白）转变为血管紧张素Ⅰ。后者在血浆、组织液，特别是肺血管内皮表面的血管紧张素转换酶的作用下水解，生成血管紧张素Ⅱ。血管紧张素Ⅱ在氨基肽酶作用下，脱下一个氨基酸生成血管紧张素Ⅲ。血管紧张素Ⅱ的作用最强，其作用结果为：可使全身微动脉收缩，外周阻力增大；静脉收缩，回心血量增多；作用于中枢，使交感缩血管中枢紧张性活动加强；促进交感神经节后纤维末梢释放去甲肾上腺素；促进肾上腺皮质释放醛固酮，促进肾小管对 Na^+、水的重吸收，尿量减少，循环血量增多。上述血管紧张素Ⅱ的作用总结果是血压升高。

（二）肾上腺素和去甲肾上腺素

肾上腺素和去甲肾上腺素同属儿茶酚胺类物质。血液中的肾上腺素和去甲肾上腺素主要来自肾上腺髓质。交感神经节后纤维末梢释放的去甲肾上腺素有一小部分也可以进入血液循环。肾上腺髓质释放的儿茶酚胺中肾上腺素约占80%，去甲肾上腺素约占20%。

肾上腺素和去甲肾上腺素对心血管系统的作用相似，但不完全相同。原因是它们对受体的作用不同，以及不同器官上受体的分布不同。能与肾上腺素和去甲肾上腺素结合的受体称为肾上腺素能受体，肾上腺素能受体分为 α 受体和 β 受体，β 受体又分为 β_1 受体和 β_2 受体两种。肾上腺素能兴奋 α 受体、β_1 受体和 β_2 受体；去甲肾上腺素主要兴奋 α 受体，也可兴奋 β_1 受体，但对 β_2 受体的兴奋作用很弱。心肌细胞膜上主要是 β_1 受体；皮肤、肾脏、胃肠道等的血管上 α 受体占优势；骨骼肌血管、肝血管、冠状血管上 β_2 受体占优势。

1. 对心脏的作用　肾上腺素和去甲肾上腺素都能通过兴奋 β_1 受体，使心率加快，收缩力加强，心输出量增多。但在整体情况下，应用去甲肾上腺素时使血压明显升高，引起减压反射，对心脏又产生抑制作用，心率减慢。

2. 对血管的作用　肾上腺素通过兴奋 α 受体，可使皮肤、肾脏、胃肠道等的血管收缩；通过兴奋 β_2 受体，使骨骼肌血管、肝血管、冠状血管舒张；总外周阻力变化不大。去甲肾上腺素有较强的兴奋 α 受体的作用，使全身大多数血管发生强烈收缩，总外周阻力增大，血压大幅度升高。临床工作中，常将肾上腺素作为强心剂，而去甲肾上腺素作为升压药使用。

（三）血管升压素

血管升压素（vasopressin）是由下丘脑视上核、室旁核合成的，经下丘脑－垂体束输送到神经垂体，在神经垂体贮存，需要时向血中释放。血浆中血管升压素浓度轻度升高时，产生抗利尿效应（远曲小管、集合管重吸收水增多），故又称为抗利尿激素。血浆中血管升压素浓度明显升高时，将引起血管平滑肌收缩，外周阻力增大，血压升高。

📝 考纲摘要

1. 心脏每收缩和舒张一次构成的机械活动周期，称为心动周期。心脏射血由心室收缩完成，心脏的充盈也主要由心室舒张实现。

2. 心脏泵血功能受前负荷、后负荷、心肌收缩能力和心率的影响。心室舒张末期的容积为心室收缩的前负荷。主动脉血压为心室收缩的后负荷。

3. 心室肌细胞动作电位的主要特点：有2期平台期。窦房结细胞动作电位的主要特点：4期电位自动去极化。

4. 心脏的自律组织具有自动节律性，其中窦房结细胞的自律性最高，是心脏的正常起搏点。

5. 心肌的兴奋性变化的特点是有效不应期特别长，所以心肌不会发生完全强直收缩。

6. 心肌细胞的兴奋在房室交界传导速度最慢，形成房 – 室延搁，使心室在心房收缩完成后才开始收缩。

7. 心肌的收缩功能对细胞外液中钙离子有较大的依赖性，心肌呈"全或无"式收缩，不会发生完全强直收缩。

8. 心脏收缩射血和外周阻力是形成动脉血压的根本因素。

9. 右心房和胸腔大静脉的血压称为中心静脉压。中心静脉压的高低取决于心脏射血能力和静脉回心血量。中心静脉压是反映心血管功能的重要指标。

10. 组织液生成的有效滤过压＝（毛细血管血压＋组织液胶体渗透压）－（血浆胶体渗透压＋组织液静水压）。

11. 心交感神经使心率加快，传导速度加快，心肌收缩力加强，心输出量增多。心迷走神经使心率减慢，传导速度减慢，心房肌收缩力减弱，心输出量减少。

12. 调节心血管活动的基本中枢位于延髓。

13. 压力感受性反射属于负反馈调节，其意义在于经常、及时地监控动脉血压的变化，维持动脉血压的相对稳定。

14. 心血管活动的体液调节因素主要包括：肾上腺素和去甲肾上腺素、血管紧张素、血管升压素及心房钠尿肽。

复习思考题

一、名词解释

1. 自动节律性
2. 心动周期
3. 心音
4. 心电图
5. 每搏输出量
6. 心输出量
7. 血压
8. 脉压
9. 中心静脉压
10. 微循环

11. 组织液

12. 外周阻力

13. 心血管中枢

14. 压力感受性反射

二、单项选择题

1. 下例对心动周期的描述不正确的是（　　　）

    A. 包括一个收缩期和一个舒展期

    B. 一个心动周期等于一次心跳

    C. 房缩期等于室缩期

    D. 房舒期长于室舒期

    E. 正常成人安静时心动周期历时 0.8 秒

2. 心动周期中，左心室容积最大的时期是（　　　）

    A. 等容收缩期末　　　　　B. 等容舒张期末　　　　　C. 射血期末

    D. 充盈期初　　　　　E. 心房收缩期初

3. 第一心音标志着（　　　）

    A. 等容收缩期末　　　　　B. 等容舒张期末　　　　　C. 射血期末

    D. 充盈期初　　　　　E. 心房收缩期末

4. 下列不常用作心脏功能评价的是（　　　）

    A. 心指数　　　　　B. 心输出量　　　　　C. 射血分数

    D. 外周阻力　　　　　E. 搏出量

5. 比较不同个体心脏泵血功能最好的指标是（　　　）

    A. 搏出量　　　　　B. 心输出量　　　　　C. 射血分数

    D. 心指数　　　　　E. 回心血量

6. 心肌的后负荷是指（　　　）

    A. 外周阻力　　　　　B. 动脉血压　　　　　C. 心率

    D. 心指数　　　　　E. 回心血量

7. 心室肌细胞动作电位的特征主要是（　　　）

    A. 0 期去极化快　　　　　B. 形成平台期　　　　　C. 复极相分 4 期

    D. 4 期自动去极化　　　　　E. 动作电位复杂

8. 心脏传导系统中，容易产生房室传导阻滞的部位是（　　　）

    A. 窦房结　　　　　B. 房室束　　　　　C. 房室交界

    D. 浦肯野纤维　　　　　E. 心室肌

9. 心肌不发生强直收缩的主要原因是（ ）

　　A. 有平台期　　　　　　　B. 动作电位时程长　　　　C. 有效不应期长

　　D. 终池不发达　　　　　　E. 具有房－室延搁

10. 影响血流外周阻力的主要因素是（ ）

　　A. 血管口径　　　　　　　B. 血流量　　　　　　　　C. 管壁弹性

　　D. 血液黏滞性　　　　　　E. 血流速度

11. 窦房结是心脏起搏点的原因是（ ）

　　A. 4 期自动去极化速度最快　B. 动作电位无平台期　　　C. 传导速度最快

　　D. 0 期去极化快　　　　　　E. 动作电位只有 0、3、4 期

12. 平均动脉压等于（ ）

　　A. 舒张压 +1/2 脉压　　　　B. 舒张压 +1/3 脉压　　　　C. 收缩压 +1/3 脉压

　　D. 收缩压 +1/2 脉压　　　　E. 收缩压与舒张压之和的 1/3

13. 心率加快时（ ）

　　A. 舒张压升高为主　　　　B. 收缩压升高为主　　　　C. 舒张压降低

　　D. 收缩压降低　　　　　　E. 收缩压和舒张压均降低

14. 心室肌细胞动作电位平台期是下列哪些离子跨膜流动的综合结果（ ）

　　A. K^+ 内流，Ca^{2+} 外流　　　B. Na^+ 内流，K^+ 外流

　　C. Na^+ 内流，Cl^+ 内流　　　D. Ca^{2+} 内流，K^+ 外流

　　E. Na^+ 内流，Ca^{2+} 外流

15. 期前收缩产生的原因是额外刺激落在（ ）

　　A. 绝对不应期内　　　　　B. 局部反应期　　　　　　C. 有效不应期内

　　D. 有效不应期内之后　　　E. 只要刺激强度够大，任何时期都可

16. 影响舒张压的主要因素是（ ）

　　A. 每搏输出量　　　　　　B. 外周阻力

　　C. 大动脉管壁的弹性　　　D. 心率

　　E. 循环血量

17. 影响收缩压的主要因素是（ ）

　　A. 每搏输出量　　　　　　B. 外周阻力

　　C. 大动脉管壁的弹性　　　D. 心率

　　E. 循环血量

18. 严重高血钾的病人心脏活动可产生（ ）

　　A. 心率加快　　　　　　　B. 心肌收缩力增强　　　　C. 停搏于舒张状态

　　D. 停搏于收缩状态　　　　E. 心肌兴奋传导速度加快

19. 关于中心静脉压的叙述，错误的是（　　　）

A. 指右心房和胸腔内大静脉的血压

B. 其正常值为 4 ～ 12cmH_2O

C. 可反映心脏的射血的能力

D. 可作为临床输液的指标

E. 回心血量越多，中心静脉压越低

20. 右心衰的患者引起体循环淤血的主要原因是（　　　）

A. 毛细血管血压升高　　　　　　　　B. 血浆胶体渗透压升高

C. 组织液的胶体渗透压升高　　　　　D. 组织液的静水压升高

E. 血浆晶体体渗透压升高

21. 肝硬化的患者引起腹水的主要原因是（　　　）

A. 毛细血管血压升高　　　　　　　　B. 血浆胶体渗透压降低

C. 组织液的胶体渗透压升高　　　　　D. 组织液的静水压升高

E. 血浆晶体体渗透压升高

22. 左心衰的患者咳嗽、咳粉红色泡沫痰的主要原因是（　　　）

A. 中心静脉压升高　　　　　　　　　B. 体循环淤血

C. 肺动脉压升高　　　　　　　　　　D. 肺循环淤血

E. 心输出量减少

23. 关于微循环中迂回通路，错误的是（　　　）

A. 血流速度慢　　　　　　　　　　　B. 进行物质交换的场所

C. 经常保持开放状态　　　　　　　　D. 毛细血管路途长

E. 通过真毛细血管网

24. 调节心血管活动的中枢位于（　　　）

A. 脊髓　　　　　　　　　　　　　　B. 延髓

C. 脑桥　　　　　　　　　　　　　　D. 下丘脑

E. 大脑皮层

25. 心交感神经兴奋引起心脏活动，下述正确的是（　　　）

A. 心率加快　　　　　　　　　　　　B. 心肌收缩力减弱

C. 传导速度减慢　　　　　　　　　　D. 血压下降

E. 心输出量减少

26. 肾上腺素的作用不包括（　　　）

A. 心肌收缩力加强　　　　　　　　　B. 使骨骼肌血管舒张

C. 使内脏和皮肤血管收缩   D. 整体作用使心率减慢

E. 心率加快

27. 正常人心率超过 180 次 / 分时,心输出量减少的主要原因是(   )

  A. 等容收缩期缩短   B. 等容舒张期缩短

  C. 心射血期缩短   D. 心充盈期缩短

  E. 心房收缩期缩短

28. 心肌细胞中,传导速度最慢的是(   )

  A. 心房   B. 左、右束支

  C. 房室交界   D. 浦肯野纤维

  E. 心室肌

29. 心电图 QRS 波群可反映(   )

  A. 心房肌去极化   B. 心房肌复极化

  C. 心室肌去极化   D. 心室肌复极化

  E. 兴奋从心房到心室所需时间

30. 心动周期中,心室血液充盈主要是由于(   )

  A. 心房收缩的挤压作用   B. 血液的重力作用

  C. 心室舒张的抽吸作用   D. 血压升高血流加快

  E. 胸内负压促进静脉回流

三、简答题

1. 简述影响动脉血压的因素。

2. 简述影响静脉回心血量的因素。

3. 简述心脏和血管的神经支配。各类神经末梢释放什么递质?各有何作用?

4. 用所学过知识试分析以下病例水肿的原理:

(1)有心衰竭的患者,出现颈静脉怒张、肝脾肿大和双下肢浮肿。

(2)严重肝硬化的患者,出现腹水。

扫一扫,知答案

扫一扫，看课件

模 块 五

呼 吸

【学习目标】

1. 掌握呼吸的概念、基本环节；肺通气的动力和阻力；呼吸时肺内压与胸内压的变化；胸内负压的形成原理及意义；肺表面活性物质的来源、作用与意义；肺活量、用力呼气量和肺泡通气量的概念；通气／血流比值；O_2 和 CO_2 的运输形式；氧容量、氧含量和血氧饱和度的概念。

2. 熟悉呼吸各环节的基本过程；气体交换的过程及其影响因素；氧离曲线；肺牵张反射；血液中 CO_2、H^+、O_2 浓度变化对呼吸的调节。

3. 了解呼吸中枢、人体肺活量测量方法。

案例导入

李某，男，70 岁，患有糖尿病多年，但血糖控制一直不理想。近日因严重酮症酸中毒入院。入院时患者的呼吸频率增快，呼吸深。

问题：

1. 人体是如何通过呼吸运动进行代偿调节的？

2. 患者呼吸加深加快的机制是什么？

项目一　概述

机体在新陈代谢过程中，需要不断地消耗 O_2 并产生 CO_2。O_2 要从外界空气中摄取，CO_2 则需排出体外，机体与外界环境之间的这种气体交换过程称为呼吸（respiration）。呼吸的全过程由三个相互联系的环节组成（图 5-1）：①外呼吸：指外界环境与血液在肺部进行的气体交换，包括肺通气与肺换气。肺通气是肺泡与外界环境之间的气体交换，肺换气是肺泡与肺毛细血管之间的气体交换。②气体运输：即气体在血液中的运输，通过血液循环把 O_2 由肺运送到组织，把 CO_2 由组织运送到肺。③组织换气：又称为内呼吸，即组织细胞与血液之间的气体交换。

呼吸的生理意义在于维持机体内环境中 O_2 和 CO_2 含量的相对稳定，维持酸碱平衡，以保证生命活动的正常进行。呼吸是维持机体正常新陈代谢和功能活动所必需的基本生理过程之一。呼吸过程不仅靠呼吸系统来完成，还需要血液循环系统的配合。循环系统起血泵作用，推动血液在血管中流动，血液中的红细胞携带大量的 O_2 或 CO_2 往返于肺和组织之间。呼吸系统是一个气体交换器，从外界吸入 O_2 供给血液，而把血液中多余的 CO_2 呼出体外。呼吸过程的任何一个环节发生障碍，均可导致组织缺 O_2 和 CO_2 潴留，从而影响细胞的代谢和功能。呼吸一旦停止，生命也将终止。

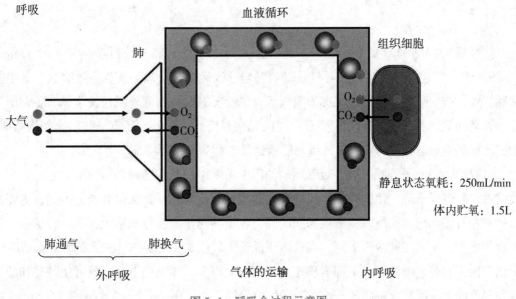

图 5-1　呼吸全过程示意图

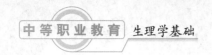

项目二　肺通气

肺泡与外界环境之间的气体交换过程称为肺通气（pulmonary ventilation），它是气体进出肺的过程，其作用是维持肺泡内一定的氧分压（P_{O_2}）和二氧化碳分压（P_{CO_2}），以保证肺换气的正常进行。气体能否进出肺取决于两种力的相互作用，即推动气体流动的动力必须克服阻止气体流动的阻力才能实现肺通气。

一、肺通气的动力

实现肺通气的结构是呼吸道、肺和胸廓等，呼吸道是沟通肺泡与外界环境的气体通道，同时还对吸入气体有加温、加湿、过滤、清洁的作用和引起防御反射等保护功能，肺泡是气体进行交换的场所，而胸廓通过节律性运动实现肺通气。肺通气的直接动力是肺内压与大气压之差。气体总是从压力高处流向压力低处，当肺内压低于大气压时，外界气体顺气压差进入肺泡产生吸气过程；当肺内压高于大气压时，肺泡内气体顺气压差流出体外产生呼气过程。通常情况下，大气压恒定，气体能否进出肺主要取决于肺内压的变化。肺内压的变化主要由呼吸肌舒缩活动改变胸廓容积而造成的。肺位于密闭的胸廓中，不能主动地扩张或缩小，但它富有弹性组织，借助于胸膜腔负压的联合作用，可随胸廓容积的改变而舒缩，胸廓的扩大和缩小都是由呼吸运动造成的。因此，呼吸肌的舒缩活动引起的呼吸运动是实现肺通气的原动力。

（一）呼吸运动

呼吸肌的收缩和舒张引起胸廓节律性扩大与缩小的活动称为呼吸运动（respiratory movement），它包括吸气运动和呼气运动。参与呼吸运动的肌肉，统称为呼吸肌，其中使胸廓扩大，产生吸气运动的肌肉称为吸气肌，主要有膈肌和肋间外肌；使胸廓缩小，产生呼气运动的肌肉称为呼气肌，主要有肋间内肌和腹壁肌。此外，还有一些肌肉如斜角肌、胸锁乳突肌等只是在用力呼吸时才参与呼吸运动，称为辅助呼吸肌。

1. 吸气运动　平静呼吸时，吸气运动的产生主要由膈肌和肋间外肌收缩引起。当膈肌收缩时，穹窿部下降，使胸腔上下径增大；肋间外肌收缩时，胸廓向外向上抬起，胸腔前后径和左右径均增大。所以，膈肌和肋间外肌收缩共同使胸腔容积增大，带动肺扩张，使肺容积增大，从而使肺内压下降，当肺内压低于大气压时，外界气体进入肺泡，形成吸气运动。因为胸腔呈圆锥形，下部容积比上部容积大得多，膈肌稍下降，就可使胸腔和肺的容积显著增大。因此，膈肌的舒缩在肺通气中发挥重要作用。

2. 呼气运动　平静呼吸时，呼气运动的产生是由膈肌和肋间外肌舒张所引起。膈肌舒张时，腹腔脏器回位，胸腔上下径减小，同时肋间外肌舒张，肋骨和胸骨下降，使胸腔前后径和左右径均减小，肺回缩，导致肺内压升高，当肺内压高于大气压时，肺泡气被排出，则形成呼气运动。

3. 呼吸的类型

（1）平静呼吸和用力呼吸　根据呼吸的深度不同，将呼吸运动分为平静呼吸和用力呼吸：①平静呼吸：人在安静时平稳而均匀的呼吸称为平静呼吸（eupnea），它主要由吸气肌有节律地收缩与舒张造成。平静呼吸时，吸气是由吸气肌群收缩（做功）所造成，是主动过程；呼气则由吸气肌群舒张所致（未做功），呼气肌并不参与活动，是被动过程。②用力呼吸：人在劳动或运动时用力而加深的呼吸称为用力呼吸（labored breathing）或深呼吸（deep breathing）。用力吸气时，除膈与肋间外肌加强收缩外，胸锁乳突肌、斜角肌、前锯肌等辅助吸气肌也参与收缩，使第一肋骨与胸骨柄上提，扩展胸廓上部，胸腔容积与肺容积更为扩大，肺内压比平静吸气时更低，吸入的气体也更多。用力呼气时，除吸气肌松弛外，肋间内肌和腹肌等呼气肌群也参与收缩，使胸腔容积与肺容积更加缩小，肺内压比平静呼气时更高，呼出的气体更多。可见，用力呼吸时，除吸气肌群加强做功外，呼气肌与许多辅助呼吸肌都参与了呼吸活动，所以吸气和呼气都是主动过程，因而消耗的能量也更大。

（2）胸式呼吸和腹式呼吸　根据呼吸的形式不同，可将呼吸运动分为胸式呼吸和腹式呼吸。以肋间外肌的舒缩引起的表现为胸廓起伏的呼吸运动，称为胸式呼吸（thoracic breathing）；以膈肌运动为主的呼吸，腹壁起伏明显，称为腹式呼吸（abdominal breathing）。临床上，腹腔有巨大肿块或严重腹水的患者，多呈胸式呼吸；胸部有病变的患者，常呈腹式呼吸。婴儿因胸廓尚不发达，肋骨较为垂直，不易提起，也以腹式呼吸为主。正常成人的呼吸大多是混合式的。

4. 呼吸频率　每分钟呼吸运动的次数称为呼吸频率。正常成人静息时的呼吸频率为 12～18 次 / 分。呼吸频率可随着年龄、性别、肌肉活动和情绪变化等不同而变化，如新生儿呼吸比成人快，运动时呼吸可暂时加快。

（二）呼吸时肺内压和胸膜腔内压的变化

1. 肺内压　肺泡内的压力称为肺内压（intrapulmonary pressure）。在呼吸运动过程中，肺内压随着胸腔容积的变化而发生周期性变化。吸气初，肺容积随胸廓扩大而增加，肺内压下降，低于大气压 1～2mmHg，空气进入肺泡，随着肺泡内气体逐渐增多，肺内压也逐渐升高，至吸气末肺内压与大气压相等，吸气停止。呼气初，肺容积随着胸廓的缩小而减小，肺内压升高，超出大气压 1～2mmHg，肺泡内气体流向外界，随着肺泡内气体逐渐减少，肺内压降低，至呼气末肺内压又与大气压相等。由此可见，在呼吸运动过程中，由于肺内压的周期性变化而造成肺与大气之间的压力差，这一压力差就是推动肺通气的直接动力。

2.**胸膜腔内压** 肺之所以会随着胸廓的运动而舒缩，这是由胸膜腔的结构特点和胸膜腔内压决定的。

（1）**胸膜腔负压的概念与形成原理** 胸膜腔是由脏层胸膜和壁层胸膜围成的密闭、潜在的腔隙。正常胸膜腔内没有气体，仅有少量浆液。这一薄层浆液的润滑作用能减少呼吸运动中两层胸膜间的摩擦，同时浆液分子产生的内聚力使两层胸膜紧贴在一起，不易分开，从而保证了肺随胸廓的运动而舒缩。

胸膜腔内压（intrapleural pressure）是指胸膜腔内的压力。将连有检压计的针头插入胸膜腔内，其压力通常低于大气压，因此，习惯上称为胸膜腔负压，简称胸内负压（图5-2）。胸膜腔负压值不是小于零的绝对值，而是相对于大气压而言。平静吸气末胸内负压为 $-10 \sim -5$ mmHg，平静呼气末胸内负压为 $-5 \sim -3$ mmHg。平静呼吸时，无论吸气或呼气，胸内负压始终为负值。若关闭声门，用力吸气，胸内压可降到 -90 mmHg；若关闭声门，用力呼气，胸内压则可升到 110 mmHg。

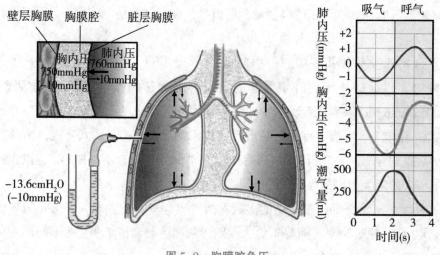

图 5-2 胸膜腔负压

胸内负压的形成是由于胎儿出生后胸廓和肺一旦张开（第一次吸气之后），就不能恢复到原来的最小状态，即使最强呼气时，肺泡也不能完全被压缩。而且婴儿在生长发育期间，胸廓的生长比肺快。因此，肺总是处于被扩张状态，只是在呼气时被扩张的程度较小而已。另一方面，肺又是弹性组织，并与大气相通，当其被扩张时，总存在着回缩倾向。所以正常时胸膜腔实际上受到两种方向相反的力的影响，即大气压力（肺内压）与肺回缩力，可以用胸膜腔内压=大气压 - 肺回缩力来表示。正常人不论在吸气末或呼气末肺都是扩张的，故肺内总存在着气体，这时肺内压等于大气压。若将大气压作为零，则胸内压=-肺回缩力。可见，胸内负压实际上是由肺回缩力决定的。

由于胸膜腔是密闭的，所以胸内负压得以保持，腔内少量浆液又使胸膜脏层与壁层紧紧相吸，当胸廓扩张时，肺也就被牵引而扩张。

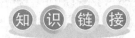

气胸

胸膜腔的密闭性是胸膜腔负压形成的前提。胸壁或肺组织损伤，破坏了胸膜腔的密闭性时，气体将顺压力差进入胸膜腔，形成气胸。气胸时胸内负压消失，肺因回缩力塌陷而丧失肺通气和肺换气功能，同时静脉血和淋巴回流受阻，导致呼吸及循环功能障碍，严重时可危及生命。

（2）胸内负压的生理意义　①维持肺的扩张状态，使其不致因肺回缩力而萎陷；②作用于心房、腔静脉和淋巴导管，使之扩张，降低中心静脉压，有利于静脉血和淋巴液的回流。

综上所述，肺与外界大气之间的压力差，是实现肺通气的直接动力，而呼吸肌的舒缩是实现肺通气的原动力。胸膜腔负压的存在，则能保证肺处于扩张状态并随胸廓的运动而张缩。

二、肺通气的阻力

气体在进出肺的过程中遇到的阻力，称为肺通气阻力。肺通气阻力来自两个方面：一是弹性阻力，包括肺的弹性阻力和胸廓的弹性阻力；二是非弹性阻力，包括呼吸道阻力、惯性阻力和黏滞阻力。平静呼吸时弹性阻力是主要因素，约占总阻力的70%，非弹性阻力约占30%。在呼吸深度、频率改变或疾病时，此比例将发生变化。肺通气的阻力增大是临床上肺通气障碍最常见的原因。

（一）弹性阻力

弹性阻力是指弹性组织在外力作用下被变形时所产生的对抗变形的力，即回缩力。胸廓和肺都是弹性体，因此，当呼吸运动改变其容积时都会产生弹性阻力。

1.肺弹性阻力　肺弹性阻力来自两个方面：一是肺泡表面液体层所形成的表面张力；二是肺弹性纤维的弹性回缩力。前者约占肺弹性阻力的2/3，后者约占1/3。其作用是使肺泡缩小，故成为吸气的阻力和呼气的动力之一。

（1）肺泡表面张力和肺泡表面活性物质　肺泡表面覆盖着薄层液体，与肺泡内气体形成液－气界面。由于液体分子之间的吸引力远大于液体与气体之间的吸引力，因而使液体表面有尽量缩小的倾向，称为表面张力。因为肺泡是半球状囊泡，所以肺泡液层的表面张力是使肺泡趋于缩小的力。肺泡液层来自血浆，表面张力较大，足以使肺泡难以张开。但实际情况并非如此，这是由于尚存在一种可降低肺泡表面张力的物质，这种物质就是肺泡表面活性物质（alveolar surfactant），它是一种复杂的蛋白质，主要成分为二棕榈酰卵磷脂。肺泡表面活性物质是以单分子层形式悬浮在肺泡液层表面，起着以下重要的生理作用：①降低肺泡表面张力：减小了吸气阻力（减小到原来的 1/5 ～ 1/10），有利于肺的扩张，使吸气更省力；②防止肺水肿：肺泡表面张力使肺泡缩小，可吸引毛细血管血液的液体渗入肺泡。表面活性物质使肺泡表面张力大大降低，就防止了由此可能发生的肺水肿；③维持大小肺泡的稳定性：根据 Laplace 定律，肺泡回缩压（P）与表面张力（T）成正比，而与肺泡半径（r）成反比，即 $P=2T/r$。如果表面张力不变，则大肺泡半径大，回缩力就小；小肺泡半径小，回缩力就大。肺内的大小肺泡又是连通的，所以气体将由小肺泡流入大肺泡，使大肺泡膨胀，小肺泡萎陷。但是，这种情况正常人体内是不会出现的，这是由于肺泡表面活性物质有调节表面张力的缘故。吸气时，肺泡表面积扩大，表面活性物质散开，密度减小，降低表面张力的作用减弱，表面张力增大，回缩力增加，从而防止肺泡过度扩张而破裂。呼气时，肺泡表面积减小，表面活性物质密度增大，降低表面张力的作用相应增强，使肺泡回缩力减小，从而防止了肺泡塌陷。正是由于存在肺泡表面活性物质，而且它的分子密度随着肺泡面积的变化而改变，从而维持了大小肺泡容积的相对稳定（图 5-3）。

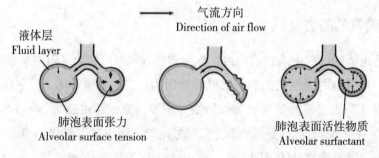

气流方向
Direction of air flow

液体层
Fluid layer

肺泡表面张力
Alveolar surface tension

肺泡表面活性物质
Alveolar surfactant

图 5-3　肺泡表面张力和肺泡表面活性物质作用示意图

肺泡表面活性物质由肺泡 Ⅱ 型上皮细胞合成和分泌的一种脂蛋白。若肺组织缺血缺氧，损害了 Ⅱ 型细胞的功能，则其分泌减少，肺泡表面张力因而增大，致使吸气阻力增大，导致呼吸困难，甚至发生肺不张和肺水肿。胎儿体内肺 Ⅱ 型细胞约在妊娠 6 ～ 7 个月开始分泌肺泡表面活性物质，到分娩前达到高峰。某些早产儿肺泡 Ⅱ 型细胞尚未成熟，缺乏肺泡表面活性物质，以致发生肺不张和肺"透明膜病"（血浆液体与蛋白质渗入肺泡而成），可导致死亡。现在已经可以通过检测羊水中肺泡表面活性物质的含量，预测新生儿发生这种疾病的概率。

（2）肺弹性回缩力　肺组织含弹性纤维，具有一定弹性回缩力。在一定范围内，被扩张的越大，弹性回缩力也越大，这也是构成肺弹性阻力的重要因素之一。肺气肿时，弹性纤维被破坏，弹性阻力减小，致使呼气后肺内残余气量增大。

总之，肺弹性阻力包括肺泡表面张力和肺弹性回缩力，它是一种吸气阻力，对呼气来说却是动力因素之一。当肺泡表面活性物质缺乏时，吸气阻力增大，肺不易扩张；弹性纤维被破坏时，则肺泡气体不易呼出，残气量增大，都不利于肺通气。

2. 胸廓弹性阻力　胸廓是弹性体，具有弹性回缩力，构成呼吸的弹性阻力。但胸廓是一个双向弹性体，其弹性回缩力的方向视胸廓所处的位置而定。当胸廓处于自然位置时，胸廓回缩力等于零；当胸廓小于自然位置时，胸廓回缩力向外，是吸气的动力、呼气的阻力；当胸廓大于自然位置时，其回缩力向内，与肺回缩力方向相同，构成吸气的阻力、呼气的动力。可见胸廓的弹性阻力与肺的弹性阻力不同，肺的弹性阻力永远是吸气的阻力，对呼气则是动力的来源之一。而胸廓弹性阻力只是当肺容量大于肺总容量的 67% 时，才构成吸气的阻力。临床上，胸廓的骨关节异常、畸形、胸膜增厚、肥胖胸廓等都可能增加弹性阻力。

3. 胸廓与肺的顺应性　胸廓与肺的弹性阻力通常用顺应性来表示。顺应性（compliance）是指在外力作用下，弹性组织的可扩张性。如果弹性阻力小，在外力作用下容易扩张，则顺应性大；如果弹性阻力大，在外力作用下不容易扩张，则顺应性小。可见顺应性与弹性阻力呈反比，即顺应性 =1/ 弹性阻力。肺和胸廓的顺应性可用单位压力所引起的容积变化来衡量，即顺应性 = 容积变化 / 压力变化（L/kPa）。

肺的顺应性可因肺充血、肺不张、肺泡表面活性物质减少、肺纤维化等原因而降低。胸廓的顺应性可因肥胖、胸廓畸形、胸膜增厚等原因而降低。

（二）非弹性阻力

非弹性阻力是指气体通过呼吸道时，气体分子之间以及气体分子与气道管壁的摩擦力，又称为呼吸道阻力。其大小与呼吸道口径、气流速度和气流形式有关。

气道阻力与气道半径的 4 次方成反比。当呼吸道狭窄时，呼吸道阻力显著增大，出现呼吸困难。呼吸道平滑肌受自主神经支配。交感神经兴奋，呼吸道平滑肌舒张，阻力减小；副交感神经兴奋，呼吸道平滑肌收缩，阻力增大。支气管哮喘患者发作时，因支气管平滑肌痉挛，气道阻力明显增大，表现为呼吸困难，临床上可用支气管解痉药物来缓解。

气道阻力还与气体的流速呈正相关，其他条件不变，呼吸越急促，气流速度越快，呼吸道阻力也越大。气流速度过快还可造成呼吸道内更多涡流，也是使气道阻力增大原因。

呼吸道主支气管以上部位（鼻道、咽喉、气管），由于总横断面积小，气流速度快，且管道弯曲，是产生呼吸道阻力的主要部位，约占总呼吸道阻力的 80% ～ 90%。对某些严重通气不良病人做气管切开术，可大大减小呼吸道阻力，有利于改善肺通气。

三、肺通气功能的评价

肺容量、肺活量与肺通气量是衡量肺通气功能的指标。除余气量和功能余气量外，都可以用肺量计直接记录（图5-4）。

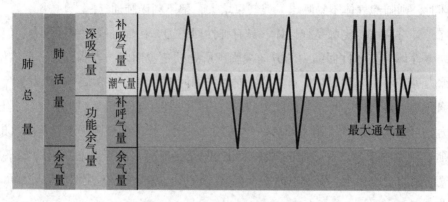

图5-4　肺容量及其组成示意图

（一）肺容量与肺活量

1.肺容量（pulmonary volume）　是指肺所容纳的气体量。肺可以容纳的最大气体量，称肺总量（total lung capacity，TLC）。其大小因性别、年龄、身材、锻炼情况而异。成年男子肺总量约为5L，女子肺总量约为3.5L。肺总量由潮气量、补吸气量、补呼气量及残气量四部分组成。

（1）潮气量　每次呼吸时，吸入或呼出的气量称为潮气量（tidal volume，TV）。潮气量随着呼吸强弱而变，正常成人平静呼吸时为400～600mL，平均为500mL。

（2）补吸气量　平静吸气末再尽力吸气，所能增加的吸入气量，称为补吸气量（inspiratory reserve volume，IRV）。正常成人为1.5～2.0L。补吸气量与潮气量之和，称为深吸气量（inspiratory capacity，IC），是决定最大通气潜力的一个重要因素，深吸气量最大，表示吸气贮备力大。

（3）补呼气量　平静呼气末再尽力呼气，所能增加的呼气量，称为补呼气量（expiratory reserve volume，ERV）。正常成人为0.9～1.2L。该气量的大小，表示呼气贮备能力。

（4）残气量　最大呼气后，肺内仍残留不能呼出的气量，称残气量（residual volume，RV）。这部分气量只能用间接方法测定，正常成人为1.0～1.5L。残气量过大，表示肺通气功能不良。

平静呼气末，肺内所余留的气量，称为功能残气量（functional residual capacity，FRC），它是补呼气量与残气量之和。正常成人约为2.5L。肺气肿患者，肺弹性回缩力下降，功能残气量增大；肺纤维化、肺弹性阻力增大的患者，功能残气量减小。

2. 肺活量和用力呼气量　在做一次最深吸气后，尽力呼出的最大气量，称为肺活量（vital capacity，VC），它是潮气量、补吸气量与补呼气量三者之和。正常成年男子平均肺活量约为3.5L，女子肺活量约为2.5L。肺活量的大小反应一次呼吸的最大通气能力，是肺静态通气功能的一项重要指标。其测定方法简便，可重复性好，定期检查有助于了解呼吸器官功能的变化。对工矿企业中尘肺等职业病的防治中，有一定的实用价值。但肺活量的个体差异较大，故只适宜做与自身的比较。

肺活量在一定程度上可作为肺通气功能的指标，但由于其在测定时不限制呼气时间，在某些疾病如肺组织弹性降低和呼吸道狭窄的患者，通气功能已有损害，但由于可任意延长呼气时间，肺活量仍可能在正常范围。这就要测定受时间限制的用力呼气量才能发现异常。

用力呼气量（forced expiratory volume，FEV）过去称时间肺活量，是指在一次最深吸气后，用力尽快呼气，计算前3秒呼出气量占肺活量的百分数。正常人第1、2、3秒末的用力呼气量，分别约为83%、96%、88%。其中第1秒用力呼气量最有意义。肺弹性降低或阻塞性肺疾病患者，用力呼气量可显著降低。

（二）肺通气量

肺通气量是指单位时间内进出肺的气体总量，包括每分通气量与肺泡通气量。

1. 每分通气量　每分钟吸入或呼出肺的气体总量称为每分通气量（minute ventilation volume）。每分通气量 = 潮气量 × 呼吸频率。其大小随着年龄、性别、身材和活动量的不同而不同。正常成人平静呼吸时，呼吸频率为12～18次/分，潮气量为0.5L，则每分通气量为6.0～9.0L，劳动或运动时，肺通气量增大。以最快的速度和尽可能深的幅度进行呼吸时每分钟进或出肺的最大气量，称为最大通气量。正常成人男性为100～120L/min，女性为70～80L/min。最大通气量表示单位时间内呼吸器官发挥最大潜力后所能达到的通气量，可以了解肺组织的弹性、呼吸道阻力、胸廓的弹性和呼吸肌的力量，是选拔运动员的重要指标之一。

2. 无效腔与肺泡通气量

（1）无效腔　它包括从鼻到终末细支气管之间无气体交换功能的管腔；分解剖无效腔和肺泡无效腔两部分。由于每次吸入的气体，一部分停留在上呼吸道至呼吸性细支气管以前的呼吸道内，这部分气体不能参与肺泡与血液之间的气体交换，将这部分呼吸道称为解剖无效腔（anatomical dead space），其容积约为0.15L。进入肺泡内的气体，也可因血流在肺内分布不均而未能与血液进行气体交换，这一部分肺泡容量称为肺泡无效腔（alveolar dead space）。解剖无效腔和肺泡无效腔合称为生理无效腔（physiolosical dead space）。正常人平卧时肺泡无效腔接近零，生理无效腔等于或接近于解剖无效腔。

（2）肺泡通气量 每分钟进入肺泡且实际能与血液进行气体交换的新鲜空气量称为肺泡通气量（alveolar ventilation）。一般情况下，这部分气体能与血液进行气体交换，也称为有效通气量。肺泡通气量的计算公式为：肺泡通气量＝（潮气量－无效腔气量）×呼吸频率。

改变呼吸深度和频率，可以对每分通气量和肺泡通气量产生不同的影响。在一定范围内深而慢的呼吸比浅而快的呼吸效率高（表5-1）。

表5-1 不同呼吸形式的每分通气量和肺泡通气量

呼吸形式	每分通气量（mL/min）	肺泡通气量（mL/min）
平静呼吸	500×12=6000	（500－150）×12=4200
浅快呼吸	250×24=6000	（250－150）×24=2400
深慢呼吸	1000×6=6000	（1000－150）×6=5100

项目三 气体的交换

气体的交换包括肺换气和组织换气。肺换气是指肺泡与肺毛细血管血液之间进行的气体交换，组织换气是指血液与组织细胞之间进行的气体交换。

一、气体交换的动力

气体交换的动力是气体分压差，气体总是由分压高处向分压低处扩散。肺泡气、血液和组织中氧分压（P_{O_2}）和二氧化碳分压（P_{CO_2}）值如下表（表5-2）。

表5-2 安静时肺泡、血液和组织内 O_2 和 CO_2 的分压（mmHg）

	肺泡气	静脉血	动脉血	组织
P_{O_2}	102	40	100	30
P_{CO_2}	40	46	40	50

二、气体交换的过程

1.肺换气 O_2 和 CO_2 在肺部扩散必经过呼吸膜。呼吸膜有6层结构，但总厚度不到 lμm，其通透性很大，非常有利于气体的扩散。正常成人呼吸膜的总面积约70m^2，安静状态下，用于气体扩散的呼吸膜面积约40m^2，因此有相当大的储备面积。

当静脉血流经肺时，由于肺泡气 P_{O_2} 高于静脉血 P_{O_2}，肺泡气 P_{CO_2} 低于静脉血 P_{CO_2}，因此在分压差的作用下，O_2 由肺泡向血液扩散，CO_2 则由血液向肺泡扩散，结果使血中

Po_2 升高，Pco_2 降低，于是静脉血变成了动脉血（图 5-5）。

2. 组织换气过程　当动脉血流经组织时，由于动脉血 Po_2 高于组织 Po_2，动脉血 Pco_2 低于组织 Pco_2，因此，在分压差作用下，O_2 由动脉血向组织扩散，CO_2 则由组织向血液扩散，结果使血液中 Po_2 降低，Pco_2 升高，动脉血变成了静脉血（图 5-5）。

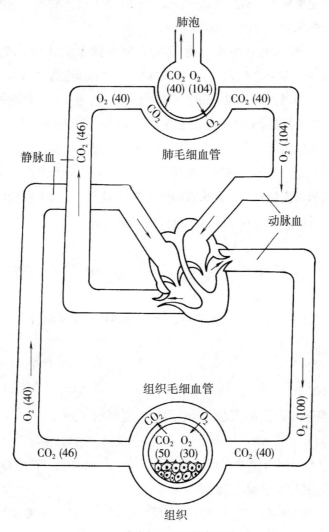

图 5-5　肺换气和组织换气示意图

总之，当血液流进肺时，不断获得 O_2，放出 CO_2，而流进组织时，则不断放出 O_2 接收 CO_2。

三、影响肺换气的因素

1. 气体扩散速率　单位时间内气体扩散的容积为气体扩散速率。受气体分压差、气体分子量和溶解度等因素影响，其中与气体分压差和气体在溶液中的溶解度成正比，与气体分子量的平方根成反比。将 O_2 与 CO_2 的各项参数代入计算，CO_2 的扩散速率约为 O_2 的 2 倍。因此临床上肺部疾病患者，气体交换障碍时，一般首先表现为缺氧。

2. 呼吸膜的厚度和面积　病理情况下，如肺炎、肺水肿和肺纤维化等，使呼吸膜的厚度增加，气体交换速率减慢，肺换气效率降低；肺不张、肺气肿时，均使呼吸膜扩散面积减小，导致气体交换减少，肺换气效率降低。

3. 通气/血流比值　每分钟肺泡通气量与肺血流量的比值称为通气/血流比值（ventilation/perfusion ratio V/Q 比值）。正常成人安静时，肺泡通气量为 4.2L/min，每分钟肺血流量与心输出量相当，约为 5L/min，通气/血流比值为 0.84。此时通气量与血流量配比最适合，肺换气效率最高。V/Q 比值大于或小于 0.84，都表明通气量与血流量配合不当，肺换气效率降低。V/Q 比值减小，多由于肺通气不良，肺血流量增多，肺泡气的更新率将降低，静脉血得不到充分的气体交换，意味着有功能性动-静脉短路。V/Q 比值增大，可能由于通气过度或肺血流量减少，意味着肺泡无效腔增大，使部分肺泡气未经交换即被呼出。这两种情况都可使肺换气效率降低，造成机体缺氧。

项目四　气体在血液中的运输

O_2 和 CO_2 在血液中的运输形式有两种，即物理溶解和化学结合。

一、氧的运输

（一）物理溶解
O_2 在血液中溶解的量很少，仅占血液运输 O_2 总量的 1.5%。

（二）化学结合
化学结合是指 O_2 与 Hb 结合，形成氧合血红蛋白（HbO_2），它是 O_2 在血液中运输的主要形式，占血液运输 O_2 总量的 98.5%。

1. O_2 与 Hb 结合的特征　O_2 与 Hb 结合反应迅速、可逆，不需要酶参与，决定反应方向的因素是 Po_2，如下式所示。

$$Hb+O_2 \underset{Po_2 \downarrow (低)}{\overset{Po_2 \uparrow (高)}{\rightleftarrows}} HbO_2 \quad （氧合血红蛋白）$$

因 Hb 中的 Fe^{2+} 与 O_2 结合后仍是 Fe^{2+}，所以该反应是氧合而不是氧化。如果 Hb 中的 Fe^{2+} 被氧化成 Fe^{3+}（如亚硝酸品中毒），就不能再结合 O_2，导致机体缺氧。1 分子 Hb 可结合 4 分子 O_2，100mL 血液中 Hb 所能结合的最大 O_2 量称为 Hb 氧容量。而 100mL 血液中 Hb 实际结合的 O_2 量称为 Hb 氧含量。Hb 氧含量占 Hb 氧容量的百分比称为 Hb 氧饱和度（又称血氧饱和度）。HbO_2 鲜红色，去氧 Hb 呈紫蓝色。当血液去氧 Hb 含量超过 50g/L 时，皮肤、黏膜呈青紫色，这种现象称为发绀。发绀通常是人体缺氧的标志。Hb 还可与 CO 结合，生成一氧化碳血红蛋自（HbCO），呈樱桃红色。由于 Hb 与 CO 结合能力是 O_2 的 210 倍，故 CO 中毒时，O_2 很难与 Hb 结合，引起机体缺氧。

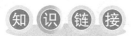

CO 中毒

CO 中毒即通常所说的煤气中毒。空气中 CO 含量如果达到 0.04%～0.06% 时，就可使人中毒。常见的中毒原因：①在密闭的居室里用煤气、煤球炉取暖、做饭；②管道煤气漏气。③使用燃气热水器洗浴，通风不良；④冬季在车库内长时间发动汽车或开动车内空调后在车内睡眠等。煤气中毒现场急救要点：立即开门窗通风，尽快把病人搬离中毒环境；呼吸心跳停止时，立即进行人工呼吸和胸外按压；同时呼叫 120 急救服务。

2. 氧解离曲线　在一定范围内，血红蛋白氧饱和度与氧分压呈正相关，但它们并非完全呈线性关系，而是呈近似 S 形曲线，这种表示血液 Po_2 与 Hb 氧饱和度关系的曲线，称为氧解离曲线（oxygen dissociation curve）或简称氧离曲线。氧解离曲线受血液 Pco_2、pH、Po_2 和温度等因素的影响。

二、二氧化碳的运输

（一）物理溶解
物理溶解运输方式约占血液运输 CO_2 总量的 5%。

（二）化学结合
化学结合运输方式约占血液运输 CO_2 总量的 95%。血液中 CO_2 的化学结合形式有碳酸氢盐和氨基甲酸血红蛋白两种，以前者为主，约占血液 CO_2 总量的 88%，后者约占 7%。

1. 形成碳酸氢盐　当血液流经组织时，CO_2 由组织扩散入血浆，可与 H_2O 结合生成 H_2CO_3。但在血浆中缺乏催化这一反应的碳酸酐酶（CA），形成速度较慢。红细胞内含有丰富的 CA，使此反应比在血浆中快 1 万倍。故大部分血浆中的 CO_2 进入红细胞，在 CA 催化下，迅速与 H_2O 结合生成 H_2CO_3，并解离成 H^+ 和 HCO_3^-。HCO_3^- 很容易透过红细胞膜，除小部分在红细胞内与 K^+ 生成 $KHCO_3$ 外，大部分顺浓度梯度扩散入血浆，与血浆中 Na^+ 生成 $NaHCO_3$。上述化学反应全部是可逆的。在血液流经肺时，由于肺泡 Pco_2 较低，则反应向上述相反方向进行，从而释放 CO_2，扩散入肺泡（图 5-6）。

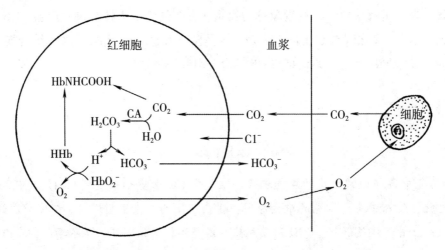

图 5-6　CO_2 在血液中的运输示意图

2. 形成氨基甲酸血红蛋白　进入红细胞内的 CO_2 除大部分形成 HCO_3^- 外，还有小部分直接与血红蛋白的氨基结合，形成氨基甲酸血红蛋白（HbNHCOOH），这一反应迅速、可逆、不需酶参与，而且是可逆的。其结合量主要受 Hb 含 O_2 量的影响。

由上述可知，红细胞不仅在 O_2 的运输中很重要，对 CO_2 的运输也起重要作用。此外，血浆中的 $NaHCO_3$ 是血液中重要的碱贮备，对酸碱平衡的调节起着重要作用。

项目五　呼吸运动的调节

呼吸运动是一种节律性的活动，而且其深度和频率可随机体内、外环境的改变而改变，这些都是通过神经系统的活动来实现的。

一、呼吸中枢

中枢神经系统内产生和调节呼吸运动的神经细胞群所在的部位，称为呼吸中枢。它们分布于大脑皮质、脑干和脊髓等各级中枢部位，脑的各级部位对呼吸运动的产生和调节起着不同的作用，正常呼吸运动是在各级呼吸中枢的相互配合下实现的。

（一）脊髓

支配呼吸肌的运动神经元位于脊髓灰质前角，它们发出膈神经和肋间神经分别支配膈肌和肋间肌。动物实验证明，只保留脊髓时动物的呼吸运动立即停止。这提示脊髓不能产生节律性的呼吸运动，它只是联系脑和呼吸肌的中转站。

（二）延髓

延髓有吸气神经元和呼气神经元，主要集中在腹侧和背侧两组神经核团内，其轴突纤维下行支配脊髓前角的呼吸肌运动神经元。实验证明，保留动物的延髓和脊髓时，动物可存在节律性的呼吸运动，但呼吸节律不规则，呈喘息样呼吸。说明延髓是产生节律性呼吸运动的基本中枢。但正常呼吸节律的形成，还有赖于上位呼吸中枢的作用。

（三）脑桥

脑桥为呼吸调整中枢，该中枢的神经元与延髓呼吸中枢之间有双向联系，其作用是限制吸气，促使吸气向呼气转换。目前认为，正常呼吸节律是脑桥和延髓呼吸中枢共同活动形成的。

（四）大脑皮质

人在一定范围内可以有意识地暂时屏气，或随意控制呼吸运动的深度与频率，也可由条件反射或情绪改变而引起呼吸运动变化，这些都是在大脑皮质的控制下进行的。

二、呼吸运动的反射性调节

体外各种刺激，主要都是通过反射机制影响呼吸运动的。根据刺激的性质和感受器的不同，可分为化学感受性反射和机械感受性反射。

（一）化学感受性反射

动脉血或脑管液中 Po_2、Pco_2 及 H^+ 浓度的改变，可通过刺激化学感受器，反射性地调节呼吸运动的频率和深度，从而维持内环境中这些因素的相对稳定。

1. 化学感觉器　参与呼吸运动调节的化学感受器因其所在部位不同，分为外周化学感受器和中枢化学感受器两种。

（1）外周化学感受器　外周化学感受器位于颈动脉体和主动脉体，可感受动脉血 Po_2、Pco_2 及 H^+ 浓度的变化，反射性的调节呼吸。颈动脉体的作用比主动脉体强 6 倍。当动脉血 Po_2 降低，Pco_2 升高或 H^+ 浓度升高时，外周化学感受器兴奋，冲动分别沿窦神经（舌咽神经的分支）和主动脉神经（迷走神经分支）传入延髓，兴奋延髓呼吸中枢。而且这三种刺激对感受器有协同效应，两种刺激同时作用的效应比一种刺激单独作用强。

（2）中枢化学感受器　中枢化学感受器位于延髓腹外侧浅表部位，可感受脑脊液和局部细胞外液中 H^+ 浓度的变化。血液中的 H^+ 不易通过血 – 脑屏障，故其变化对中枢化学感受器的直接作用较小。但血液中的 CO_2 则易于通过血 – 脑屏障进入脑脊液，与水结合形

成 H_2CO_3，H_2CO_3 进一步解离出 H^+ 来刺激中枢化学感受器，进而兴奋延髓呼吸中枢。

2. CO_2、O_2 和 H^+ 对呼吸运动的调节

（1）CO_2　CO_2 是调节呼吸运动最重要的生理性刺激因素。动脉血中 Pco_2 过低时（如过度通气），可发生呼吸运动暂停；Pco_2 在一定范围内升高时（吸入气中 CO_2 含量在 2% ～ 4% 时），呼吸运动加深加快，肺通气量增加，使动脉血中 Pco_2 可重新接近正常水平。Pco_2 过高时（吸入气 CO_2 含量超过 7%），由于 CO_2 在体内堆积，使中枢神经系统包括呼吸中枢的活动受抑制，出现呼吸困难、头痛、头昏，甚至昏迷，出现 CO_2 麻醉。CO_2 对呼吸运动的兴奋作用是通过刺激中枢化学感受器和外周化学感受器两条途径实现的，但以中枢化学感受器为主。因此，一定浓度的 CO_2 对维持呼吸中枢的兴奋性是必需的。

（2）O_2　动脉血 Po_2 下降到 80mmHg 以下时，可出现呼吸运动加深加快，肺通气量增加。实验表明，低 O_2 对呼吸运动的调节作用是通过刺激外周化学感受器来实现的。低 O_2 对呼吸中枢的直接作用是抑制。轻度缺 O_2 时，刺激外周化学感受器而兴奋呼吸中枢的作用占优势，呼吸运动加深加快，吸入更多的 O_2 来纠正机体缺氧；重度缺 O_2 时，对呼吸中枢的直接抑制作用占优势，则导致呼吸运动减弱甚至停止。

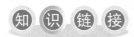

严重肺气肿或肺心病患者为何不能高浓度持续吸入纯氧？

一定范围内动脉血 Pco_2 升高和 Po_2 降低都可通过刺激化学感受器使呼吸中枢兴奋，但正常情况下是靠 CO_2 来兴奋呼吸中枢的。病理情况下，如严重慢性支气管炎、肺心病时，患者既有低 O_2 又有 CO_2 潴留，由于血中长期保持高浓度的 CO_2，呼吸中枢对 CO_2 刺激的敏感性已降低，此时低 O_2 通过刺激外周化学感受器使呼吸中枢兴奋成为调节呼吸运动的重要因素。对这类患者不应快速给氧，应采取低浓度持续给氧，以免突然解除低 O_2 的刺激作用，导致呼吸抑制。

（3）H^+　动脉血中 H^+ 浓度升高，可使呼吸运动加深加快，肺通气量增加；H^+ 浓度降低，呼吸运动抑制。H^+ 对呼吸运动的调节作用主要通过刺激外周化学感受器实现的。

综上所述，当血液 Pco_2 升高，H^+ 浓度升高，Po_2 降低时，均有兴奋呼吸的作用，尤以 Pco_2 的兴奋作用显著。在整体情况下，不会仅有一个因素单独作用，往往是以上三个因素同时存在，对呼吸的作用既可因相互总和而增强，也可以因相互抵消而减弱。例如当血液 Pco_2 升高时，血液 H^+ 浓度也升高，两者共同作用使兴奋呼吸的作用进一步增强；当血液中的 H^+ 浓度增高时，由于呼吸增强，肺通气量增加，导致 CO_2 排出增多，血中 Pco_2 降低，从而抵消一部分 H^+ 兴奋呼吸的作用；当血液中 Po_2 下降，也因肺通气量增加，CO_2 排出增

多，导致血中 P_{CO_2} 和 H^+ 离子浓度均降低，从而使低氧对呼吸的兴奋作用大大减弱。

（二）机械感受性反射

1.**肺牵张反射**　肺扩张或缩小引起的反射称为肺牵张反射（图 5-7），又称黑 - 伯反射（Hering-Breuer reflex）。其反射过程为：吸气时肺扩张，位于细支气管平滑肌层的牵张感受器受到牵拉刺激而兴奋，冲动沿迷走神经传入延髓，在延髓内通过一定的神经联系使吸气转为呼气。其生理意义在于防止吸气过深过长，促进吸气转为呼气；反之，肺缩小时，反射性地引起吸气。在动物实验中，如切断两侧的迷走神经，动物的吸气过程延长，呼吸变得深而慢。

平静呼吸时，肺牵张反射一般不参与呼吸运动的调节。在病理情况下，如肺不张、肺水肿时，引起该反射，使呼吸运动变浅变快。

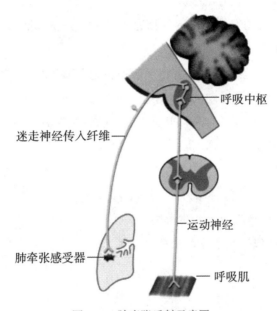

图 5-7　肺牵张反射示意图

2.**呼吸肌本体感受性反射**　当呼吸肌内的本体感受器肌梭受到牵拉刺激时，可使呼吸肌运动反射性加强。

3.**防御性呼吸反射**

（1）**咳嗽反射**　咳嗽反射是喉、气管和支气管的黏膜受到机械或化学刺激时引起的一种反射，可将呼吸道异物或分泌物排出体外。此反射对机体具有保护作用，但长期和剧烈的咳嗽可导致肺气肿。

（2）**喷嚏反射**　喷嚏反射是由鼻黏膜受刺激引起的反射活动，其作用是清除鼻腔中的刺激物。

考纲摘要

1. 机体与外界环境之间的气体交换过程，称为呼吸，包括外呼吸、气体在血液中的运输和内呼吸三个环节。

2. 肺通气是指肺与外界环境之间的气体交换过程，呼吸运动是肺通气的原动力，肺内压与大气压之差是肺通气的直接动力。

3. 胸膜腔内的压力称为胸膜腔内压，其生理意义是：①维持肺的扩张状态，并使肺能随胸廓的运动而舒缩；②降低中心静脉压，促进静脉血和淋巴液的回流。

4. 肺通气的阻力包括弹性阻力和非弹性阻力。

5. 肺容量和肺通气量是衡量肺通气功能的指标，肺容纳气体的量，称为肺容量，包括深吸气量、功能残气量，肺活量和肺总容量；

6. 每分钟吸入或呼出的气体总量称为肺通气量（每分通气量），每分钟吸入肺泡的新鲜空气量称为肺泡通气量。

7. O_2 和 CO_2 在血液中运输的形式有物理溶解和化学结合两种。

8. 延髓是产生节律性呼吸运动的基本中枢。

9. CO_2 是调节呼吸最重要的生理性刺激因素，CO_2 对呼吸运动的兴奋作用是通过刺激中枢化学感受器和外周化学感受器两条途径实现的，但以中枢化学感受器为主；

10. H^+ 对呼吸的调节作用主要是通过刺激外周化学感受器实现的。

11. 肺扩张或缩小引起的反射称为肺牵张反射，平静呼吸时，它一般不参与呼吸运动的调节，在病理情况下使呼吸运动变浅学快。

12. 防御性呼吸反射包括咳嗽反射和喷嚏反射。

复习思考题

一、单项选择题

1. 肺通气的原动力是（　　）

　A. 肺内压与大气压之差　　　　　B. 肺的张缩

　C. 呼吸运动　　　　　　　　　　D. 胸廓的张缩

　E. 腹膜腔内压与大气压之差

2. 肺通气的直接动力是（　　）

　A. 胸膜腔内压与大气压之差　　　B. 胸膜腔内压的周期性变化

　C. 肺内压与大气压之差　　　　　D. 肺回缩力

E. 肺内压与胸膜腔内压之差

3. 维持胸膜腔负压的必要条件是（　　　）

A. 胸膜腔的密闭性　　　　　　　　B. 两层胸膜之间有浆液

C. 呼吸肌收缩　　　　　　　　　　D. 胸膜腔内压低于大气压

E. 肺内有表面活性物质

4. 关于胸腹腔负压生理作用的叙述，错误的是（　　　）

A 是肺通气的直接动力　　　　　　B. 促进静脉血和淋巴液的回流

C. 维持肺的扩张状态　　　　　　　D. 降低气道阻力

E. 以上均不是

5. 关于肺泡表面活性物质的描述，错误的是（　　　）

A. 由肺泡 II 型细胞分泌　　　　　　B. 是一种脂蛋白复合物

C. 能降低肺泡表面张力　　　　　　D. 能降低肺的顺应性

E. 均匀覆盖在肺泡液体层表面

6. 评价肺通气功能较好的指标是（　　　）

A. 潮气量　　　　　　　　　　　　B. 补吸气量

C. 补呼气量　　　　　　　　　　　D. 肺活量

E. 用力呼气量

7. 肺的有效通气量是指（　　　）

A. 每分通气量　　　　　　　　　　B. 肺泡通气量

C. 肺活量　　　　　　　　　　　　D. 肺总容量

E. 用力呼气量

8. 最大吸气后再尽力呼气所能呼出的气体量称为（　　　）

A. 肺总容量　　　　　　　　　　　B. 肺活量

C. 用力呼气量　　　　　　　　　　D. 补呼气量

E. 残气量

9. 肺泡通气量是指（　　　）

A. 每次吸入气体量　　　　　　　　B. 每分钟吸入或呼出的气体总量

C. 每分钟吸入肺泡的新鲜空气量　　D. 每次呼出气体量

E. 最大吸气后再尽力呼气所能呼出的气体量

10. 每分通气量和肺泡通气量之差等于（　　　）

A. 潮气量×呼吸频率　　　　　　　B. 残气量×呼吸频率

C. 无效腔气量×呼吸频率　　　　　D. 肺活量×呼吸频率

E. 功能残气量×呼吸频率

11. 呼吸频率从 12 次 / 分增加到 24 次 / 分，潮气量从 500mL 减少到 250mL 时，则（　　　）

    A. 每分通气量增加　　　　　　　　B. 肺泡通气量增加

    C. 每分通气量减少　　　　　　　　D. 肺泡通气量减少

    E. 肺泡通气量不变

12. CO_2 在血液中运输的主要形式是（　　　）

    A. 物理溶解　　　　　　　　　　　B. 碳酸氢盐

    C. 氧合血红蛋白　　　　　　　　　D. 氨基甲酸血红蛋白

    E. 以上均不是

13. O_2 在血液中运输的主要形式是（　　　）

    A. 物理溶解　　　　　　　　　　　B. 氧合血红蛋白

    C. 氨基甲酸血红蛋白　　　　　　　D. 碳酸氢盐

    E. 氧化血红蛋白

14. 人体内 CO_2 分压最高部位是（　　　）

    A. 动脉血　　　　　　　　　　　　B. 静脉血

    C. 肺泡气　　　　　　　　　　　　D. 组织细胞

    E. 以上均不是

15. 维持呼吸中枢正常兴奋性所必需的是（　　　）

    A. 缺 O_2　　　　　　　　　　　　B. 一定量的 CO_2

    C. $NaHCO_3$　　　　　　　　　　　D. 一定量的 H^+

    E. HCO_3^-

16. CO_2 对呼吸运动的调节作用，主要通过刺激（　　　）

    A. 延髓中枢化学感受器　　　　　　B. 颈动脉体和主动脉体化学感受器

    C. 脑桥呼吸调整中枢　　　　　　　D. 延髓呼气神经元

    E. 延髓吸气神经元

17. 人过度通气后可发生呼吸暂停，其主要原因是（　　　）

    A. 呼吸肌过度疲劳　　　　　　　　B. 血中 O_2 分压升高

    C. 血中 CO_2 分压降低　　　　　　D. 血中 pH 过低

    E. 血中 CO_2 分压升高

18. 关于 O_2 的运输，错误的是（　　　）

    A. O_2 运输的主要形式是化学结合　　B. Po_2 高时氧合血红蛋白形成

    C. Po_2 低时氧合血红蛋白解离　　　D. O_2 可与血红蛋白中的 Fe^{3+} 结合

    E. O_2 与血红蛋白的结合是可逆的

19. 呼吸的基本中枢位于（　　　）

    A. 脊髓　　　　　　　　　　　B. 延髓

    C. 脑桥　　　　　　　　　　　D. 中脑

    E. 大脑皮质

20. 正常呼吸节律的形成主要依赖于（　　　）

    A. 延髓和脑桥　　　　　　　　B. 延髓和大脑

    C. 中脑和延髓　　　　　　　　D. 脊髓和延髓

    E. 大脑皮质

二、简答题

1. 胸内负压是怎样形成的？在平静呼吸中有何变化？有什么意义？

2. 为什么深而慢的呼吸比浅而快的呼吸效率高？

3. 肺换气与组织换气是怎样形成的？哪些因素可以影响肺换气？

4. 血液中 CO_2，H^+ 增多和缺 O_2 时，对呼吸有何影响？作用途径如何？

扫一扫，知答案

扫一扫，看课件

模 块 六

消化和吸收

【学习目标】

1. 掌握消化和吸收的概念；胃液、胰液的主要成分和作用。

2. 熟悉胃的运动形式；胆汁的主要成分和作用；小肠的运动形式；吸收的部位；消化器官活动的调节。

3. 了解口腔内消化；大肠的功能；主要营养物质的的吸收。

📖 案例导入

今年中秋节，小夏恰好休假回家，父母做了一桌她最爱的美食作为犒赏，她大饱口福，结果当天晚上即感觉上腹不适，恶心，服用助消化药后好转。

问题：

1. 小夏上腹不适是什么原因？

2. 食物在体内是如何消化和吸收的？

项目一 概 述

消化系统的基本功能是消化食物和吸收食物中所含的营养物质，供机体生长发育和新陈代谢之所需，并将食物残渣和少量水以粪便的形式排出体外。其中，人体生命活动所需的营养物质包括糖、脂肪、蛋白质、维生素、水和无机盐六大营养素。前三类物质分子量大、结构复杂，必须先将其分解为结构简单的小分子物质才能被机体吸收。食物在消化管内被加工、分解成小分物质的过程，称为消化（digestion）。食物经消化后形成的小分子物质以及维生素、水和无机盐透过消化管黏膜，进入血液或淋巴的过程，称为吸收

（absorption）。消化是吸收的前提，吸收是消化的根本目的，两者联系紧密。

消化的方式有两种，即机械性消化和化学性消化。机械性消化是指通过消化管的运动，对食物研磨的同时使食物与消化液充分混合、搅拌，并将其推送至消化管远端的过程。化学性消化是指通过消化液中的消化酶，将食物中的大分子物质分解为小分子物质的过程。两种方式同时进行，紧密配合，共同作用。

项目二 消 化

一、口腔内消化

口腔是消化管的起始端，食物在口腔内被咀嚼磨碎，经舌的搅拌，使其与唾液充分混合形成食团，通过吞咽经食管入胃。食物在口腔内停留时间很短，一般仅为 15 ~ 20 秒，只有少量淀粉被初步分解，但通过食物对口腔的刺激可反射性引起胃肠活动加强和消化液分泌增加。同时，唾液亦具有一定的化学性消化作用。

（一）唾液的成分及作用

唾液由唾液腺分泌，为无色无味近于中性的低渗液体，pH6.6 ~ 7.1。正常情况下，唾液分泌量为 1 ~ 1.5L/d，其中 99% 为水，其余为无机盐、黏蛋白、唾液淀粉酶、溶菌酶和免疫球蛋白等。唾液的主要作用有：①湿润口腔，利于吞咽；②溶解食物，引起味觉；③溶菌酶和免疫球蛋白能杀灭细菌和病毒，故唾液可清洁和保护口腔；④唾液淀粉酶可将食物中淀粉分解为麦芽糖。如果唾液分泌过少（如高热患者），应注意口腔护理。

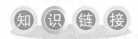

唾液的神奇功能

日常生活中，我们经常可以看到某些动物如猫、狗受伤后会不停地舔舐伤口，伤口会在短时间内自行愈合，有些人因各种原因损伤了口腔黏膜，也极少发生细菌感染并会很快地愈合。这都说明唾液除了消化功能以外，还具有一些神奇的功能。研究表明，哺乳动物的唾液中含有"表皮生长因子"，它不但能促进细胞增生，还能促进伤口周围毛细血管形成，加速伤口愈合。

（二）咀嚼与吞咽

咀嚼是由咀嚼肌群顺序收缩而完成的节律性动作，其作用是将大块食物咬切、磨碎，并与唾液混合成食团，使之易于吞咽。咀嚼动作还能反射性地引起胃以下消化器官的活动，为食物的进一步消化做好准备。因此，"细嚼慢咽"有利于消化。

吞咽是食团由口腔经咽和食管进入胃内的复杂的反射活动。分三期：口腔期、咽期和食管期。其中，咽期为急速而不随意的反射活动，食物容易在此期误入气道产生气管异物。食管期是通过食管自上而下的蠕动，可将食团送入胃内。蠕动（peristalsis）是消化管平滑肌顺序性舒缩形成的一种向前推进的波形运动，是消化管共有的运动形式（图6-1）。

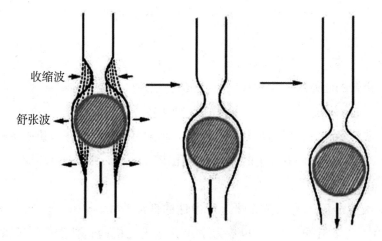

收缩波

舒张波

图 6-1　吞咽过程示意图

二、胃内消化

（一）胃液的成分及作用

纯净的胃液无色，呈酸性，pH0.9 ~ 1.5，正常成人分泌量为 1.5 ~ 2.5L/d。胃液中除水外，主要成分有盐酸、胃蛋白酶原、黏液和内因子等。

1. **盐酸**　胃液中的盐酸俗称胃酸，由胃腺的壁细胞分泌。其主要生理作用为：①激活胃蛋白酶原，使其转变为有活性的胃蛋白酶，并为胃蛋白酶提供适宜的酸性环境；②使食物中的蛋白质变性易于消化；③杀灭随食物进入胃的细菌；④与钙和铁结合，有利于小肠对两者的吸收；⑤盐酸进入小肠还能促进胰液、胆汁和小肠液的分泌。

盐酸分泌不足，可产生腹胀、腹泻等消化不良症状；反之，盐酸分泌过多，则对胃和十二指肠黏膜有侵蚀作用，是消化性溃疡发病的诱因之一。

2. **胃蛋白酶原**　主要由主细胞合成，以无活性的酶原形式储存在细胞内。当其释放入胃腔后，在盐酸和已激活的胃蛋白酶的作用下转变为有活性的胃蛋白酶。在酸性环境下，胃蛋白酶发挥活性，水解蛋白质为䏽、胨及少量多肽和氨基酸。其最适 pH2 ~ 3.5，而 pH > 5 时失活。

3. 黏液　胃的黏液是由胃黏液细胞分泌的，主要成分为糖蛋白。黏液分泌后，在胃黏膜表面形成凝胶保护层，一方面减少粗糙食物对胃黏膜的机械性损伤，起润滑作用；另一方面黏膜还与胃黏膜上皮细胞分泌的 HCO_3^- 结合，形成黏液－碳酸氢盐屏障（图6-2），防止胃酸及胃蛋白酶对胃壁的消化和侵蚀。

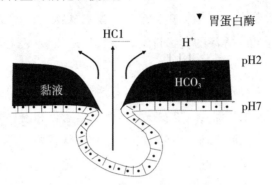

图 6-2　黏液－碳酸氢盐屏障模式图

4. 内因子　胃腺壁细胞分泌的一种糖蛋白。它能与食物中的维生素 B_{12} 结合形成复合物，促进维生素 B_{12} 在回肠吸收。

（二）胃的运动

通过胃的运动完成食物在胃内的机械性消化并加快其排空。

1. 胃的运动形式

（1）容受性舒张　当咀嚼和吞咽时，咽和食管等处的感受器受到食团的刺激，反射性的引起胃底和胃体上部平滑肌舒张，称为容受性舒张。胃内无食物时胃容积为0.05L，进食后，由于胃的容受性舒张，胃容积可增大到 1.0～2.0L，它能接纳并暂时储存大量食物，同时保持胃内压相对稳定，防止食糜过早排入十二指肠，有利于食物在胃内充分消化。

（2）紧张性收缩　紧张性收缩是消化管平滑肌共有的运动形式之一。胃壁平滑肌经常处于一定程度的持续收缩状态，称为紧张性收缩。空腹时胃就有一定的紧张性，有助于维持胃的正常位置和形态，进食后胃的紧张性收缩逐渐加强，可使胃内压升高，促使胃液渗入食物，利于化学性消化，并协助推动食糜移向十二指肠。当胃的紧张性收缩降低，可出现临床上常见的胃下垂或胃扩张。

（3）蠕动　蠕动出现在食物入胃后5分钟左右。蠕动波始于胃的中部，逐渐向幽门方向推进，大约3次/分。一个蠕动波约需1分钟到达幽门，通常是一波未平一波又起。其生理意义为磨碎和搅拌食物，促使食物与胃液充分混合，利于化学性消化，并将食糜排入十二指肠。

2. **胃排空**　食糜由胃排入十二指肠的过程称为胃排空（gastric emptying）。一般进食后约 5 分钟胃排空开始出现。胃排空主要取决于胃和十二指肠之间的压力差。胃排空的动力来源于胃运动所产生的胃内压，其阻力则来源于幽门和十二指肠的收缩。当胃内压超过十二指肠内压，同时又能克服阻力，便发生一次胃排空。胃排空的速度与食糜理化性质有关。在三类主要营养物质中，糖类排空最快，蛋白质次之，脂肪最慢。一般而言，稀薄的、流质的、颗粒小的、等渗的食物排空较快；反之则较慢。混合性食物完全排空需 4～6 小时。

3. **呕吐**　呕吐是将胃和小肠上段内容物经口腔强力驱出体外的过程。当舌根、咽、胃肠、胆总管、腹膜、泌尿生殖器官，以及视觉、味觉、嗅觉和内耳前庭器官等处的感受器受到异常机械性或化学性刺激，均可引起呕吐。呕吐前除有恶心等消化道症状外，可伴有呼吸急促和心跳加快等症状。呕吐是一种反射，其中枢位于延髓，颅内压增高时可直接刺激呕吐中枢，引起喷射性呕吐。另外，呕吐也是一种具有保护性意义的反射。通过呕吐可把胃肠内有害物质排出体外，故临床上可借助催吐对食物中毒的病人进行抢救。但频繁剧烈的呕吐，会影响进食和正常的消化活动，丢失大量的消化液，甚至导致机体水盐代谢紊乱和酸碱平衡失调。

三、小肠内消化

在整个消化过程中，小肠内的消化是最为重要的阶段。食糜由胃排入十二指肠后，便开始小肠内的消化，食糜在小肠内通过胰液、胆汁和小肠液的化学性消化，以及小肠运动的机械性消化作用，食物的消化在小肠基本完成，营养物质大部分在此吸收，剩余的食物残渣则进入大肠。

（一）小肠内消化液及作用

1. **胰液及其作用**　胰液是由胰腺的外分泌部分泌的无色、无味的碱性液体，pH7.8～8.4，正常成人胰液的分泌量为 1～2L/d。胰液除水外，主要成分有碳酸氢盐、胰淀粉酶、胰脂肪酶、胰蛋白酶原和糜蛋白酶原等多种消化酶。

（1）碳酸氢盐　碳酸氢盐主要的作用是中和进入十二指肠的胃酸，保护肠黏膜免受胃酸的侵蚀，此外，HCO_3^- 提供了最适宜的碱性环境，有利于小肠内多种消化酶发挥作用。

（2）胰淀粉酶　胰淀粉酶可将淀粉水解为麦芽糖。

（3）胰脂肪酶　胰脂肪酶可将脂肪分解为甘油、甘油一酯和脂肪酸。

（4）胰蛋白酶原和糜蛋白酶原　当胰液进入十二指肠后，在小肠液中的肠激酶的作用下，胰蛋白酶原被激活为胰蛋白酶，胰蛋白酶本身又可正反馈地自我激活。此外，胰蛋白酶还可激活糜蛋白酶原为糜蛋白酶。胰蛋白酶和糜蛋白酶是胰液中两种主要的蛋白水解酶，均可将蛋白质分解为胨和胨，两者协同作用时，则可将蛋白质进一步分解为小分子多肽和氨基酸。

由于胰液含有的消化酶种类丰富，消化食物最全面，故胰液是消化能力最强的消化液。若胰液分泌缺乏，即使其他消化液分泌正常，食物中的脂肪和蛋白质仍不能完全被消化，也会出现消化不良。

2. 胆汁及其作用 肝细胞持续产生的胆汁，在非消化期，经胆囊管流入胆囊储存；在消化期，胆汁则经肝管、胆总管共同直接排入十二指肠，参与小肠内消化。正常成人胆汁分泌量为 0.8 ~ 1.0L/d。

胆汁浓稠且味苦，其颜色取决于所含胆色素的种类和浓度。肝细胞直接分泌的胆汁为肝胆汁，呈金黄色，弱碱性，pH7.8 ~ 8.6，胆囊胆汁因被浓缩故其颜色变深，呈弱酸性，pH6.8。胆汁的成分复杂，除水和无机盐外，主要有胆盐、胆色素、胆固醇和卵磷脂等。胆汁中虽然不含消化酶，但其对脂肪的消化和吸收具有重要意义：①乳化脂肪，促进脂肪分解：胆汁中的胆盐、胆固醇和卵磷脂可作为乳化剂，降低脂肪的表面张力，使脂肪乳化成脂肪微滴，分散在肠腔内，从而增加脂肪酶的作用面积，加速脂肪的分解；②促进脂肪的吸收：胆盐与脂肪酸、甘油一酯、胆固醇等结合形成水溶性复合物（混合微胶粒），将不溶于水的脂肪分解产物运送到小肠黏膜表面，以促进肠黏膜对脂肪消化产物的吸收；③促进脂溶性维生素 A、D、E、K 的吸收；④胆盐在小肠内被吸收后可直接刺激肝细胞分泌胆汁，称为胆盐的利胆作用。

肝胆疾病患者，由于胆汁分泌或排放困难，可引起脂肪消化吸收不良以及脂溶性维生素吸收障碍。

3. 小肠液及其作用 小肠液是十二指肠腺和小肠腺共同分泌的混合液，其分泌量可达 1 ~ 3L/d，是消化液中最多的一种，呈弱碱性，pH7.6。小肠液的主要成分为水、无机盐、黏蛋白和肠激酶等。其主要作用：①保护十二指肠黏膜免受胃酸的侵蚀；②大量的小肠液可稀释消化产物，降低其渗透压，有利于吸收；③小肠液中的黏蛋白具有润滑作用，可在肠黏膜表面形成抵抗机械损伤的屏障；④小肠液中的肠激酶可激活胰液中的胰蛋白酶原，有利于蛋白质的消化。此外，在小肠上皮细胞内还含有多种消化酶，如肽酶、脂肪酶和多种分解双糖的酶，当营养物质被吸收入小肠上皮细胞后，它们才对一些消化不完全的产物再继续进行消化。

（二）小肠的运动

小肠的运动通过肠壁内、外两层平滑肌舒缩活动而实现。空腹时，小肠运动微弱，进食后逐渐增强，可对食糜进一步研磨、搅拌进行机械性消化。同时还可增强食糜与小肠黏膜接触，促进食糜的消化和吸收，推送食糜向大肠方向移动。

1. 紧张性收缩 小肠平滑肌的紧张性收缩，是进行其他运动的基础，利于保持肠道一定的形状，并维持一定的肠腔内压，它在进餐后增强，有助于肠内容物的混合与推进。

2. 分节运动（segmentation contraction） 分节运动是一种以肠壁环行肌为主的节律性舒缩运动。食糜所在的一段肠管，环形肌在许多部位同时收缩，食糜被分割成许多食团。随后，原收缩部位舒张，而原舒张部位却收缩，将原来的食团节段分为两半，而相邻两半则合拢成为一个新的食团（图6-3）。如此反复交替进行，可使食糜与消化液充分混合，有利于化学性消化；同时还能增强食糜与肠黏膜紧密接触，并促使血液和淋巴回流，有助于消化和吸收，但分节运动的推进作用很小。

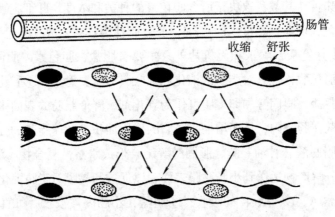

图 6-3 小肠分节运动模式图

3. 蠕动 小肠的任何部位都可发生蠕动，但其速度很慢，每个蠕动波只能将食糜推进数厘米后即消失，但可反复发生。其意义在于经过分节运动作用的食糜向前推进，到达下一个新肠段，再开始新的分节运动。此外，小肠还有一种行进速度快、传播距离较远的蠕动，称为蠕动冲。它可将食糜从小肠的始端一直推送到末端，有时还可推送到大肠，可迅速清除食糜中的有害物质或解除肠管的过度扩张。此外，在十二指肠和回肠末段，还可见到一种方向相反的逆蠕动，它的存在可防止食糜过早进入大肠，以利于食物充分地消化和吸收。

肠蠕动时，肠内容物（包括水和气体）被推动而产生的声音，称为肠鸣音（bowel sound）。饥饿、急性胃肠炎时，肠蠕动增强，肠鸣音亢进；老年性便秘、腹膜炎、胃肠动力低下或麻痹性肠梗阻时，肠蠕动减弱，肠鸣音减弱或消失。故肠鸣音能反映肠蠕动的状态，可帮助诊断疾病。

四、大肠的功能

食物经过消化和吸收后，剩余的残渣进入大肠。人类的大肠没有重要的消化功能，其主要作用是吸收水、无机盐和部分维生素，对食物残渣进行加工，形成并暂时储存粪便以及将粪便排出体外。

1. 大肠液及作用　大肠液由大肠腺和大肠黏膜表面的杯状细胞分泌，其成分主要为黏液和 HCO_3^-，pH8.3 ～ 8.4，呈碱性。大肠液中的黏液蛋白具有保护肠黏膜和润滑粪便的作用。

大肠内存在大量细菌，占粪便固体总量的20% ～ 30%，主要源自空气和食物。大肠内的温度和 pH 适宜细菌的生长，故细菌在此大量繁殖。细菌能分解食物残渣中的糖和脂肪，产生乳酸、醋酸、CO_2、甲烷等，称为发酵；分解其中蛋白质产生氨、硫化氢、组胺、吲哚等，称为腐败。这些分解产物大部分是有害的，随着粪便或气体排出体外，少量由肠壁吸收后到肝进行解毒。细菌还能利用肠内某些简单物质合成维生素 B 复合物和维生素 K，它们可被机体吸收利用。

2. 排便及排便反射　正常情况下，人体直肠内没有粪便。当结肠蠕动将粪便推入直肠后，直肠内压升高，刺激直肠壁内的感受器，若条件允许，在大脑皮质的参与下，即可发生排便反射（图 6-4）。排便时膈肌和腹肌也收缩，腹内压增加，促进排便。

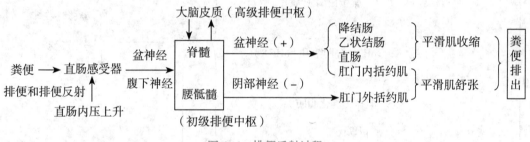

图 6-4　排便反射过程

综上可知，排便反射受大脑皮质的意识控制。如果大脑皮质经常有意识地抑制排便，则会使直肠对粪便压力刺激的敏感性降低，很难产生便意。粪便在大肠内滞留过久，水分吸收过多而变得干硬，引起排便困难，称为便秘。临床上由炎症引起直肠壁内压力感受器的敏感性增强时，即使直肠内只有少量粪便或黏液，也可引起便意并激发排便反射，且在便后有排便未尽的感觉，如痢疾或肠炎。如排便反射的反射弧任一部分受损，粪便不能排出，称为大便潴留。如果脊髓腰骶段初级排便中枢与大脑皮质之间的神经联系中断，可发生大便失禁。

食物在整个消化管内的消化比较（图 6-5）。

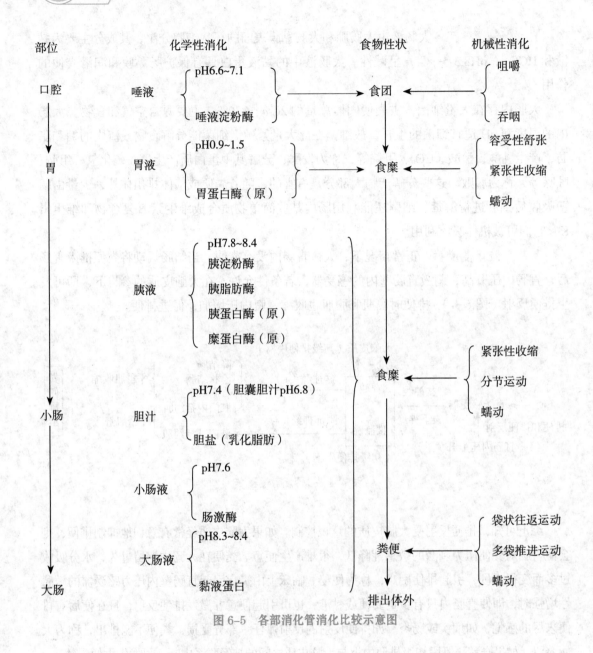

图 6-5　各部消化管消化比较示意图

项目三　吸　收

一、吸收的部位和机制

　　各段消化管对食物的吸收情况各异。口腔黏膜仅吸收硝酸甘油等少数药物；食物在食管内几乎不被吸收；胃只能吸收酒精、少量水分和某些药物；大肠主要吸收水分和无机盐；小肠是吸收的主要部位，一般认为，糖类、蛋白质和脂肪的消化产物大部分都是被十二指肠和空肠吸收，而回肠具有主动吸收胆盐和维生素 B_{12} 的作用（图6-6）。这是因为：①小肠有巨大的吸收面积：成人的小肠长 $5 \sim 7m$，其黏膜有许多环状皱褶和大量绒毛伸向肠腔，绒毛表面还有许多微绒毛，这三种结构使小肠黏膜的吸收面积增加600倍，可达 $200 \sim 250m^2$；②小肠绒毛内有丰富的毛细血管和毛细淋巴管：通过绒毛的伸缩和摆动，可促进血液和淋巴的回流，有利于吸收；③营养物质在小肠内已被消化分解为结构简单的、可吸收的小分子物质；④食物在小肠内停留 $3 \sim 8$ 小时，时间较长，有充分的吸收时间。

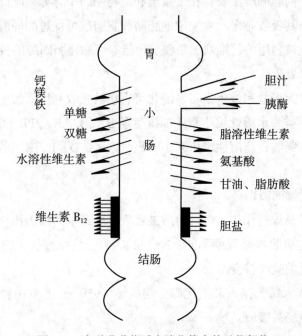

图6-6 各种营养物质在消化管中的吸收部位

二、主要营养物质的吸收

（一）糖的吸收

食物中的糖类（主要是淀粉）一般被分解为单糖才能被吸收。小肠内的单糖主要是葡萄糖，另有少量半乳糖和果糖。它们依靠小肠黏膜上皮细胞的载体蛋白进行继发性主动转运，由 Na^+ 泵提供能量，通过毛细血管吸收入血。

（二）蛋白质的吸收

食物中的蛋白质一般被分解为氨基酸才能被吸收。其机制与单糖吸收相似，氨基酸也是通过毛细血管进入血液。

（三）脂肪的吸收

食物中的脂肪（甘油三酯）的消化产物为甘油、脂肪酸和甘油一酯。甘油可直接溶于水，与单糖一起被吸收。脂肪酸和甘油一酯与胆盐结合形成水溶性混合微胶粒，才能被吸收。其中，短链甘油三酯水解生成的脂肪酸及甘油一酯是水溶性的，可直接经毛细血管进入血液；而长链脂肪酸及甘油一酯在肠黏膜上皮细胞内又重新合成为甘油三酯，并与细胞中的载脂蛋白结合形成乳糜微粒扩散入毛细淋巴管。因人体摄入的动、植物油中含长链脂肪酸较多，故脂肪消化的吸收途径以淋巴为主。

（四）胆固醇的吸收

肠道内的胆固醇来自食物和胆汁。其吸收机制与长链脂肪酸相似。胆固醇的吸收受多种因素影响，食物中的胆固醇主要存在于蛋黄和动物脂肪中，如果吃此类食物越多，食物中胆固醇含量越高，其吸收越多。食物中的脂肪和脂肪酸可促进胆固醇的吸收，而各种植物固醇及食物中不能被利用的纤维素、果胶、琼脂等可妨碍胆固醇的吸收。

（五）维生素的吸收

一般来说，水、无机盐和维生素不需消化可直接被吸收利用。维生素分为脂溶性维生素和水溶性维生素两类。水溶性维生素（如维生素 B_1、B_2、B_6、PP、C）主要以异化扩散的方式在小肠上段被吸收；脂溶性维生素（如维生素 A、D、E、K）的吸收与脂类消化产物相同。

（六）水和无机盐的吸收

水的吸收主要依靠渗透作用，各种溶质被吸收时所产生的渗透压梯度是水吸收的主要动力。各种无机盐的吸收难易程度不同。Na^+ 和 K^+ 等一价碱性盐类的吸收较快，Mg^{2+} 和 Ca^{2+} 等多价碱性盐类的吸收较慢。

1. 钠的吸收　成人每天摄入和消化腺分泌的钠，95% ～ 99% 由胃肠道吸收，以主动吸收为主，多数在空肠被吸收。

2. 铁的吸收　正常人体每日吸收的铁约为 1mg，仅为每日摄入膳食铁的 5% 左右，铁的吸收部位是十二指肠和空肠上段，胃酸和维生素 C 可促进铁的吸收。

3. 钙的吸收　小肠各部位都有吸收钙的能力，食物中的钙仅有小部分能被吸收，其中维生素 D 和肠内的酸、脂肪酸能促进小肠对钙的吸收，而食物中的草酸和植酸与钙结合形成不溶性的钙盐，则不能被吸收。

项目四　消化器官活动的调节

消化和吸收过程中，具有不同结构和功能的各消化器官，彼此相互配合、协调一致的进行活动，同时又能与整体活动相适应，以达到消化食物和吸收营养物质的目的，这依赖于神经和体液因素的共同调节。

一、神经调节

（一）消化器官的神经支配及其作用

消化器官中除了口腔、咽、食管上段和肛门外括约肌为骨骼肌，并受躯体神经支配外，其余大部分消化器官受自主神经的交感神经和副交感神经双重支配。通常交感神经兴奋对消化活动起抑制作用，表现为消化管平滑肌舒张，括约肌收缩，消化液分泌减少；副交感神经兴奋对消化活动起兴奋作用，表现为消化管平滑肌收缩，括约肌舒张，消化液分泌增多。

（二）消化器官活动的反射性调节

调节消化器官活动的反射中枢位于延髓、下丘脑和大脑皮质等处。

1.非条件反射　食物刺激口腔黏膜、舌、咽等处的感受器，能反射性地引起唾液的分泌；咀嚼和吞咽时，食糜刺激胃肠感受器，可反射性的引起胃的容受性舒张以及胃液、胰液和胆汁等消化液的分泌增加；酸性食糜进入小肠，又可反射性第减弱胃运动。这些都是非条件的反射。通过这些反射，使消化器官各部分的活动相互影响，密切配合，更好地完成消化功能。

2.条件反射　在上述非条件反射的基础上，在进食前和进食时，食物的形状、颜色、气味、进食环境和相关的语言、文字，都能刺激视、嗅、听觉等感受器，反射性的引起消化管运动和消化腺分泌的改变，影响消化器官的活动。因此，饮食时保持积极乐观的情绪，布置温馨整洁的饮食环境，注意食物的色、香、味、形和愉快的交谈等，均可增进食欲，促进消化。

二、体液调节

在胃肠黏膜内，散在分布着数十种内分泌细胞。

1.胃肠激素　由胃肠黏膜内的内分泌细胞分泌的多种有生物活性的化学物质，统称为胃肠激素。四种主要胃肠激素的作用如下表（表6-1）。

表6-1　四种主要胃肠激素的作用

激素名称	分泌部位	主要作用
促胃液素	胃窦、十二指肠黏膜	促进胃液分泌和胃的运动、促进胰液和胆汁分泌
促胰液素	十二指肠、空肠黏膜	促进胰液中水和 HCO_3^- 的分泌，抑制胃的运动和分泌
缩胆囊素	十二指肠、空肠黏膜	促进胆囊收缩以及胆汁分泌，促进胰酶分泌
抑胃肽	十二指肠、空肠黏膜	抑制胃液的分泌和胃的运动，促进胰岛素分泌

2.脑-肠肽　近年来研究表明，原来认为只存在于中枢神经系统的神经肽，也在消化系统中被发现，一些最初在胃肠道发现的肽，也存在于中枢神经系统中。这些双重分布

的肽统称为脑–肠肽。已知的脑–肠肽有促胃液素、胆囊收缩素、生长抑素等二十余种，其生理意义为：①调节胃肠道运动和消化腺分泌；②调节代谢；③调节摄食活动；④调节免疫活动；⑤细胞保护作用。脑–肠肽的提出揭示了神经系统与消化系统之间存在着紧密的内在联系。

考纲摘要

1. 胃泌素（促胃液素）由胃窦、十二指肠黏膜 G 细胞分泌。

2. 唾液含有的消化酶是唾液淀粉酶。

3. 蠕动是消化管的基本运动形式。

4. 黏液–碳酸氢盐屏障能有效地保护胃黏膜。

5. 内因子能促进维生素 B_{12} 的吸收。

6. 混合性食物由胃完全排空约需 4～6 小时；糖类排空最快，蛋白质次之，脂肪类最慢。

7. 呕吐中枢位于延髓。

8. 胆汁对脂肪的消化和吸收有重要作用，主要是胆盐的作用。

9. 小肠液中的肠致活酶可激活胰液中的胰蛋白酶原。

10. 大肠液的主要成分是黏液和碳酸氢盐，主要作用在于其中的黏蛋白能保护肠黏膜和润滑粪便。

11. 排便反射感受器在直肠壁内；初级中枢在脊髓腰骶部。

12. 小肠是消化和吸收的主要部位。

13. 回肠具有主动吸收胆盐和维生素 B_{12} 的作用。

14. 糖类只有分解为单糖后才能被吸收，属于继发性主动转运。

15. 脂肪消化后，在小肠黏膜细胞形成乳糜微粒，经淋巴途径吸收。

16. 铁吸收的主要部位是十二指肠和空肠上段。

复习思考题

一、名词解释

1. 消化

2. 吸收

3. 胃排空

4. 肠鸣音

5. 胃肠激素

二、单项选择题

1. 人唾液中含有的酶是（ 　　 ）

    A. 蛋白酶　　　　　　　　　B. 脂肪酶　　　　　　　　　C. 淀粉酶和溶菌酶

    D. 肽酶　　　　　　　　　　E. 蛋白酶和溶菌酶

2. 参与构成胃黏膜保护屏障的主要离子是（ 　　 ）

    A. Na^+　　　　　　　　　　B. Ca^{2+}　　　　　　　　　C. HCO_3^-

    D. H^+　　　　　　　　　　　E. Cl^-

3. 刺激胃液分泌的重要物质是（ 　　 ）

    A. 胰岛素　　　　　　　　　B. 促胃液素　　　　　　　　C. 缩胆囊素

    D. 促胰液素　　　　　　　　E. 抑胃肽

4. 下列哪项不属于胃液的作用（ 　　 ）

    A. 杀菌　　　　　　　　　　B. 激活胃蛋白酶原　　　　　C. 使蛋白质变性

    D. 对淀粉进行初步消化　　　E. 促进 $VitB_{12}$ 的吸收

5. 混合食物由胃完全排空通常需要（ 　　 ）

    A. 1 ～ 2 小时　　　　　　　B. 2 ～ 3 小时　　　　　　　C. 4 ～ 6 小时

    D. 6 ～ 8 小时　　　　　　　E. 12 ～ 24 小时

6. 调控胃排空速度主要取决于（ 　　 ）

    A. 水　　　　　　　　　　　B. 胃泌素　　　　　　　　　C. 机械的扩张刺激

    D. 胃与十二指肠之间的压力差　E. 进入十二指肠的酸性食糜

7. 消化液中最重要的是（ 　　 ）

    A. 唾液　　　　　　　　　　B. 胃液　　　　　　　　　　C. 胆汁

    D. 胰液　　　　　　　　　　E. 小肠液

8. 激活糜蛋白酶原的物质是（ 　　 ）

    A. HCl　　　　　　　　　　B. 肠致活酶　　　　　　　　C. 胰蛋白酶

    D. 糜蛋白酶　　　　　　　　E. 组织液

9. 胆汁中与脂肪消化关系密切的成分是（ 　　 ）

    A. 胆固醇　　　　　　　　　B. 卵磷脂　　　　　　　　　C. 胆色素

    D. 胆盐　　　　　　　　　　E. 脂肪酸

10. 下列哪项为不含有消化酶的消化液（ 　　 ）

    A. 唾液　　　　　　　　　　B. 胃液　　　　　　　　　　C. 胆汁

    D. 胰液　　　　　　　　　　E. 小肠液

11. 营养物质吸收最主要的部位是（   ）

    A. 食管   B. 胃   C. 小肠

    D. 口腔   E. 大肠

12. 胃大部分切除的患者出现严重贫血，表现为外周血巨幼红细胞增多，其主要原因是下列哪项减少（   ）

    A. HCl   B. 内因子   C. 黏液

    D. HCO_3^- E. 胃蛋白酶原

13. 在胃液中有可激活胃蛋白酶原、促进铁和钙吸收的成分是（   ）

    A. 黏液   B. HCl   C. 内因子

    D. HCO_3^- E. 维生素 B_{12}

14. 分泌盐酸的是（   ）

    A. 主细胞   B. 壁细胞   C. 黏液细胞

    D. 胃幽门黏膜 G 细胞   E. 大肠

15. 胃蠕动的开始部位是在（   ）

    A. 胃贲门部   B. 胃幽门部   C. 胃中部

    D. 胃窦   E. 以上都不是

16. 三种主要食物在胃中排空的速度由快至慢的顺序排列是（   ）

    A. 糖、蛋白质、脂肪   B. 蛋白质、脂肪、糖

    C. 脂肪、糖、蛋白质   D. 糖、脂肪、蛋白质

    E. 以上都不是

17. 消化管共有的运动形式是（   ）

    A. 容受性舒张   B. 紧张性收缩   C. 蠕动

    D. 分节运动   E. 蠕动冲

18. 糖的吸收形式是（   ）

    A. 葡萄糖   B. 乳糖   C. 半乳糖

    D. 果糖   E. 单糖

19. 大肠的作用不包括（   ）

    A. 吸收水分   B. 贮存食物残渣   C. 形成粪便

    D. 排便反射   E. 消化活动

20. 胆汁可促进以下哪种维生素的吸收（   ）

    A. 维生素 A   B. 维生素 D   C. 维生素 E

    D. 维生素 K   E. 以上都是

三、填空题

1. 消化的方式有_____和_____两种。

2. 胃液的成分主要有_____、_____、_____和_____。

3. 胃的运动形式有_____、_____和_____三种。

四、简答题

1. 简述胃液、胰液、胆汁的主要成分和作用。

2. 为什么小肠是营养物质的主要吸收部位?

3. 胃肠激素有哪些? 各有何生理作用?

扫一扫，知答案

扫一扫，看课件

能量代谢和体温

【学习目标】

1. 掌握能量代谢；基础代谢；食物的特殊动力效应；体温调定点的概念。
2. 熟悉影响能量代谢的因素；机体产热、散热过程的过程；体温调节的机制。
3. 了解能量代谢的测定。

案例导入

2017 年 8 月 20 日，某市最高气温达 36℃。某小食品作坊无空调设备，通风不良。下午 3～6 时，先后有 4 名工人在工作中先后出现不同程度的头昏、四肢无力、胸闷、心悸、口渴、大量出汗和恶心等症状。市急救中心的医生到达现场，经问诊和检查，诊断为中暑，立即进行急救治疗。

问题：

1. 工人发生中暑的原因？
2. 中暑后应立即采取哪些救治措施？
3. 如何预防中暑？

项目一　能量代谢

生物体内物质代谢过程中所伴随着的能量释放、转移、贮存和利用的过程，称为能量代谢（energy metabolism）。

一、能量的来源和去路

（一）来源

机体所需要的能量主要来源于食物中的三大营养物质：糖、脂肪和蛋白质。其中糖是最重要的能源物质，一般说来，机体所需能量的 70% 以上是由食物中的糖提供的；脂肪也是机体重要的供能物质，同时是体内各种能源物质贮存的主要形式；蛋白质主要用以构成机体组织的成分，也可作为能源，但意义不大，长期饥饿或极度消耗时，才成为主要能量来源。

（二）去路

一般成年人体内储存的糖原只有几百克，而脂肪的储存量为数千克甚至十几千克。1克脂肪在体内储存所占的体积是 1 克糖原的 1/5，但 1 克脂肪氧化分解所释放的能量是 1克糖原的 2 倍多。营养物质在体内氧化时，50% 以上的能量以热能形式释放出来，用于维持体温。剩余的化学能则载于三磷酸腺苷（adenosine-triphosphate，ATP）的高能磷酸键中，供机体利用，如合成、生长、肌肉收缩、腺体分泌、神经传导、主动转运等（图7-1）。

ATP 是机体能量的直接提供者，代谢中产生的 ATP 是一种重要的贮能和供能物质，它的合成和分解是机体内能量转移和利用的关键环节，但它在组织中的贮存量是有限的。机体内还有另一类贮能物质为磷酸肌酸，它具有高能磷酸键，在肌细胞中含量较多。磷酸肌酸在能量的释放和利用之间起着缓冲作用。

纯净的 ATP 呈白色粉末状，能溶于水。ATP 作为一种药品，具有提供能量和改善患者新陈代谢状况的作用，常用于辅助治疗肌肉萎缩、脑溢血后遗症、心肌炎等。ATP 片剂可以口服，注射液可供肌肉注射或静脉滴注。

二、影响能量代谢的因素

（一）肌肉活动

肌肉活动对能量代谢的影响最大。全身剧烈活动时，短时间内其总产热量比安静时高出数十倍。

（二）精神活动

人在平静地思考问题时，能量代谢受到的影响不大，其产热量一般不超过 4%。但精神处于紧张状态时，如烦躁、恐惧、情绪激动等，由于会导致无意识的肌肉紧张性增强、交感神经兴奋以及促进代谢的内分泌激素释放增多等，产热量可显著增加。

（三）食物的特殊动力效应

人进食后一段时间内（从进食后 1 小时开始，持续 7～8 小时），即使同样处于安静状态，产热量却比进食前有所增加。食物能使机体产生额外热量的现象称为食物的特殊动力效应（specific dynamic effect）。

各种营养物质的食物特殊动力效应不同，进食蛋白质时产热量增加 30%，进食混合性食物产热量增加 10%，进食糖和脂肪产热量增加 4% ~ 6%。这种额外产生的能量，不能用来做功，而只能发散为热，所以在炎热的气候中不宜多吃蛋白质食物。

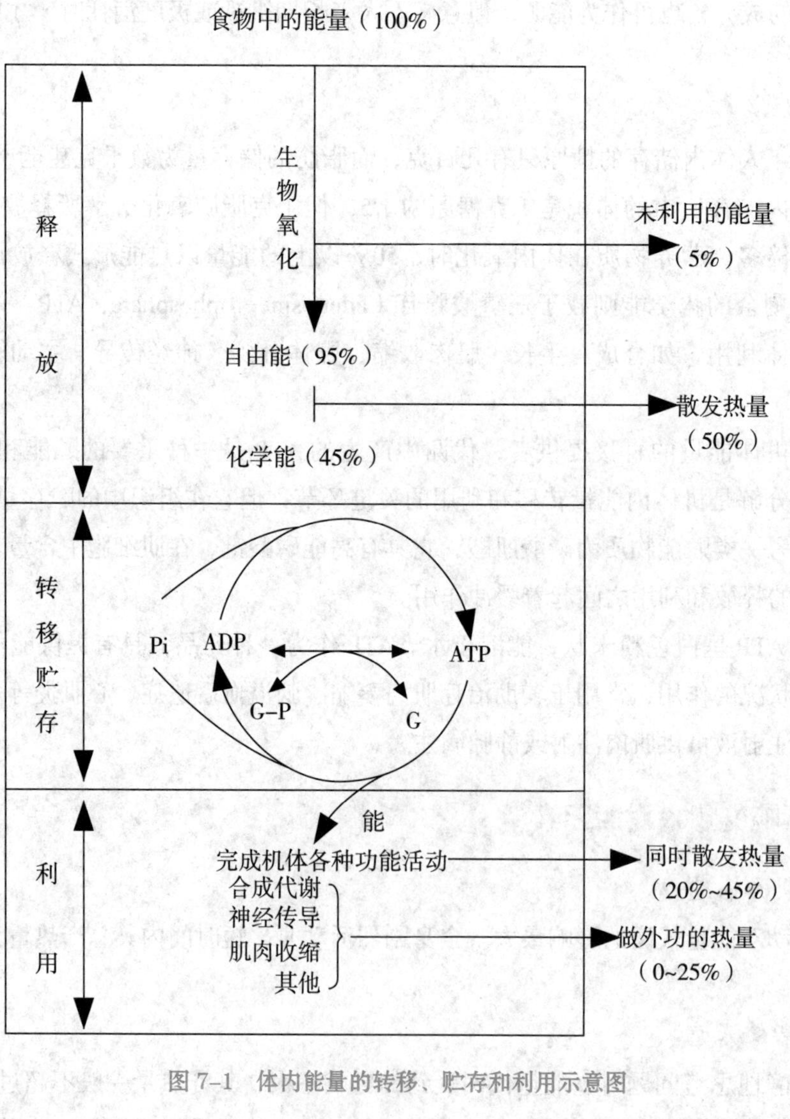

食物中的能量（100%）

图 7-1 体内能量的转移、贮存和利用示意图

（四）环境温度

人体安静时的能量代谢，在 20 ~ 30℃ 的环境中较为稳定。环境温度超过 30℃，能量代谢率增加；环境温度低于 20℃ 时，随着温度的不断下降，机体产生寒战和肌紧张增加

以御寒，同时增加能量代谢。

三、基础代谢和基础代谢率

（一）概念

1.基础代谢 机体在基础状态下的能量代谢称为基础代谢（basal metabolism）。基础状态是指人体在清醒而又极度安静的状态下，不受肌肉活动、环境温度、食物及精神紧张等影响时的能量代谢。基础状态的条件如下：①清晨空腹：禁食 12 小时以上，前一天饮食应清淡、不要太饱的饮食，以排除食物特殊动力效应的影响；②平卧：全身肌肉放松，尽力排除肌肉活动的影响；③清醒且情绪安闲，以排除精神紧张的影响；④室温 18 ～ 25℃，排除环境温度的影响。

2.基础代谢率 单位时间内的基础代谢称为基础代谢率（basal metabolism rate, BMR）。

（二）BMR 的测定和正常值

研究发现，体表面积是较为合适的衡量能量代谢率的尺度。基础代谢率的单位通常用 $kJ/m^2 \cdot h$ 表示。

1. BMR 的测定 BMR 的测定通常采用简易法。步骤如下：①把基础状态下的呼吸商定为 0.82，氧热价为 20.20kJ；②测出 1 小时内的耗氧量（测 6 分钟的耗氧量 ×10）；③测出体表面积：体表面积（m^2）= 0.0061× 身高（cm）+ 0.0128× 体重（kg）- 0.1529；④按下面公式计算出 BMR 实测值：BMR 实测值＝ 20.195× 耗氧量 / 体表面积；⑤对照表 7-1 中的 BMR 平均值，按下面公式计算出 BMR 相对值：

$$BMR\ 相对值＝\frac{BMR\ 实测值－BMR\ 平均值}{BMR\ 平均值}×100\%$$

表 7-1 我国正常人体基础代谢率平均值 [kJ/（$m^2 \cdot h$）]

年龄（岁）	11 ～ 15	16 ～ 17	18 ～ 19	20 ～ 30	31 ～ 40	41 ～ 50	> 51
男	195.5	193.4	166.2	157.8	158.6	154.0	149.0
女	172.5	181.7	154.0	146.5	146.9	142.4	138.6

2. BMR 的正常值 研究表明，机体能量代谢率与体重相关性不明显，而与体表面积近似成正比。如以体重为指标，身材瘦小者的产热量显著高于身材高大者；以体表面积为指标，则身材高大或瘦小者的产热量都比较接近。临床测得的 BMR 值，与表 7-1 的正常平均值比较，相差 ±10% ～ ±15% 者，都属于正常；相差超过 20%，可视为病理状况。例如，甲状腺功能亢进时，BMR 可比正常高出 25% ～ 80%；甲状腺功能低下时，BMR

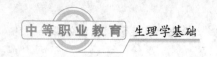

较正常值低 20%～40%；肾上腺皮质和脑垂体功能低下时，基础代谢率也可降低；发热时，体温每升高 1℃，BMR 一般增加 13%。

项目二　体温和调节

一、体温的概念和正常生理变动

体温（body temperature）是指身体深部的平均温度，即体核温度。体温的相对恒定是机体新陈代谢和一切生命活动正常进行的必需条件。体温过高、过低都会影响酶的活性，导致生理功能的障碍，甚至造成死亡。

（一）正常体温

1. 肛温　正常为 36.9～37.9℃。

2. 口温　约比直肠低 0.2℃，为 36.7～37.2℃。

3. 腋温　约比口腔低 0.3℃，为 36.7～37.2℃。

临床常测定口温和腋温。测定腋温时要注意夹紧体温计和注意测量时间（约需 5 分钟）。

（二）体温的生理变动

正常人的体温可因昼夜、性别、年龄和机体的活动等而有所变动。

1. 昼夜节律变化　人的体温在一昼夜中呈现周期性波动，称为体温的昼夜节律。一般在清晨 2～6 时最低，下午 1～6 时最高，波动幅度一般不超过 1℃。体温的昼夜节律是生物节律的表现之一，与人昼动夜息的生活规律，以及代谢、血液循环、呼吸等机能的相应周期性变化有关。长期夜间工作的人，上述周期性变化可以发生颠倒。

2. 性别差异　成年女子体温平均比男子高 0.3℃。女子体温随月经周期而产生周期性变动，排卵日体温最低（约 1℃）。

3. 年龄差异　新生儿体温高于成年人，老年人体温最低。体温随着年龄的增长有逐渐降低的趋势（与代谢率逐渐降低有关），每增长 10 岁，体温降低约 0.05℃。14～16 岁的青年人体温与成年人相近。新生儿（特别是早产儿）由于体温调节机构尚未发育完全、老年人由于调节能力差，易受环境温度的影响。

4. 其他　肌肉活动时，肌肉代谢明显增强，产热增加，可使体温暂时升高 1～2℃。所以测定体温时，要先让受试者安静一段时间，小儿应防止其哭闹。情绪激动、精神紧张、进食等情况都会影响体温。全身麻醉时，会因抑制体温调节中枢和扩张血管的作用以及骨骼肌松弛，使体温降低，所以全麻时应注意保温。

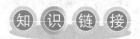

红外线体温计

随着科学技术的发展，测量体温的方式也在发生着改变，现在红外线体温计已被广泛应用。其原理为：任何具有一定温度的物体都向四周发射一定波长的红外线，如检测出红外线的波长，就可以确定物体的温度。其优点为：在 1 秒之内测出体温（可进行大量人群测温）；不直接接触人体（避免疾病传染）

二、人体的产热和散热

（一）产热（heat production）

1. 主要产热器官　安静状态时，主要产热器官是内脏（尤其是肝脏，其次是脑）；活动状态时，主要产热器官是骨骼肌。此外，环境温度、进食、精神紧张等因素能够影响能量代谢，进而可影响机体的产热量。

2. 产热形式

（1）战栗产热　骨骼肌不随意的节律性收缩，其特点是屈肌和伸肌同时收缩，不做外功但产热量很高。实际上，机体在寒冷环境中，通常在战栗之前，首先出现战栗前肌紧张，当肌紧张上升到一临界水平时就转变为战栗。

（2）非战栗产热　又称代谢产热，机体所有的组织器官都能进行代谢产热，但以褐色脂肪组织的产热量最大（约占 70%）。

（二）散热（heat loss）

1. 主要散热部位是皮肤。

2. 机体散热有以下几种方式

（1）辐射散热（thermal radiation）　辐射散热是指体热以热射线形式传给温度较低的周围环境中的散热方式。辐射散热量的多少取决于机体的有效辐射面积、皮肤与环境的温度差。

（2）传导散热（thermal conduction）　传导散热是指体热直接传递给与机体相接触的较冷物体的散热方式。传导散热量取决于皮肤及其所接触物体间的温度差、接触面积、物体的导热性能。人在空气中活动，加之人体与固体环境的接触面也有限，所以传导散热是四种散热方式中最不重要的一种。

（3）对流散热（thermal convection）　对流散热是指体热凭借空气流动交换热量的散热方式。对流散热是传导散热的一种特殊形式。对流散热量取决于体表与空气之间的温度差和空气流动的速度。

辐射、传导、对流的散热效率主要决定于皮肤与外界的温度差，当外界温度低于皮肤温度且温度差相差较大时，人体主要以这几种方式散热，尤其是辐射散热为主。我国大部分地区的气候条件，除了炎热的夏季外，外界气温一般低于体表温度，主要也通过上述几种方式散失体热。另一方面，人体通过改变皮肤血管的舒缩状态以改变皮肤血流量从而达到调节散热的目的。

（4）蒸发散热（thermal evaporation）　蒸发散热是指体液的水分在皮肤和黏膜表面由液态转化为气态，同时带走大量热量的散热方式。当外界温度等于或高于体表温度时，机体不能再通过皮肤的辐射、传导和对流来散热，甚至反而吸收外界的热量。此时蒸发散热成为唯一的散热方式。蒸发散热分不感蒸发和可感蒸发。

1）不感蒸发：不感蒸发又称为不显汗，是指体液的水分直接透出皮肤和黏膜表面，在未聚成明显水滴前蒸发的散热形式。不感蒸发是持续进行的。人体不感蒸发量约为1000mL/d。临床上给病人补液时应考虑到由不感蒸发丢失的体液量。

2）可感蒸发：可感蒸发又称为出汗。人在安静状态下，当环境温度达到30℃时，便开始发汗；如果空气湿度大、衣着又多时，气温达25℃便可发汗；机体活动时，由于产热量增加，虽然环境温度低于20℃亦可发汗。炎热的气候，短时间内发汗量可达1.5L/h。汗液流经汗腺排出管的起始部时，有一部分NaCl可被重吸收，从而使最终排出的汗液成为低渗。机体大量出汗可造成高渗性脱水，要补充大量的水分和适量的NaCl。

三、体温调节

（一）温度感受器

1. 外周温度感受器　体温的相对稳定，是通过许多与体温调节有关的生理功能，相互协调，达到产热和散热相对平衡而实现的。

（1）分布　外周温度感受器分布于全身皮肤、某些黏膜和腹腔内脏等处。

（2）类型　外周温度感受器分为温觉感受器和冷觉感受器。皮肤温度接近30℃时，冷觉感受器起主要作用，产生冷觉；皮温接近35℃时，温觉感受器起主要作用，产生温觉。

（3）作用　温度感受器传入冲动到达中枢后，除了产生温觉之外，还能引起体温调节反应。

2. 中枢性温度敏感神经元

（1）分布　中枢性温度敏感神经元分布于下丘脑、脑干网状结构和脊髓等处。

（2）分类　中枢性温度敏感神经元分为热敏神经元和冷敏神经元。血液温度升高引起热敏神经元冲动发放频率增加；血液温度下降引起冷敏神经元冲动发放频率增加。

在视前区－下丘脑前部（PO/AH）也存在着比较密集的热敏和冷敏神经元，形成一个

对温度十分敏感的感受区。局部脑温变动0.1℃

（二）体温调节中枢

从脊髓到大脑皮层的整个中枢神经系统中都存在调节体温的中枢结构。调节体温的基本中枢位于下丘脑。PO/AH还能对中脑、延髓、脊髓、皮肤等处传入的温度信息发生反应，以及能直接对致热物质、5-羟色胺、去甲肾上腺素等物质发生反应。

（三）体温调节机制

"调定点"学说认为，下丘脑PO/AH中的温度敏感神经元起着调定点（set point，SP）的作用。其中，热敏神经元着随体温升高活动增强，可发生散热反应；冷敏神经元随着体温降低而活动增强，可发生产热反应。当人体体温处于某一数值，如37℃时，热敏神经元活动引起的散热速率和冷敏神经元活动引起的产热速率正好相等，这种能够使热敏神经元和冷敏神经元活动后恰好使散热和产热保持平衡的温度值，即为体温控制系统的调定点。正常情况下，机体的调定点在37℃左右，这时散热和产热保持平衡，且十分稳定，当体温升高超过调定点水平时，热敏神经元活动明显增强，散热活动便明显大于产热活动，这使升高的体温开始降低，直到回到调定点为止；当体温低于调定点水平时，冷敏神经元活动明显增强，产热活动则明显大于散热活动，这使降低的体温开始回升，直到回到调定点为止（图7-2）。

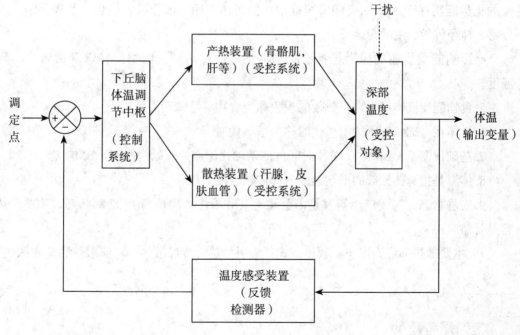

图7-2 机体的产热与散热示意图

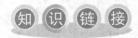

发热患者的护理

发热是许多疾病常见的症状，是机体与疾病做斗争的一种防御反应。如果高热患者的体温得不到及时、有效的降低，会给机体造成极大的伤害。因而，对于发热患者应做到以下几方面：①密切观察病情变化：定时监测呼吸、脉搏、血压、体温；②选择合适的降温方式：物理降温和化学降温（药物）；③补充营养和水分：应给予患者易消化、高营养的流质或半流质饮食，嘱咐患者多饮水。

考纲摘要

1. 生物体内物质代谢过程中所伴随着的能量释放、转移、贮存和利用的过程，称为能量代谢。

2. 机体所需要的能量主要来源于食物中的三大营养物质：糖、脂肪和蛋白质。其中糖是最重要的能源物质。

3. 营养物质在体内氧化时，50%以上的能量以热能形式释放出来，用于维持体温。剩余的化学能则存于 ATP 的高能磷酸键中，供机体利用，如合成、生长、肌肉收缩、腺体分泌、神经传导、主动转运等。

4. 影响能量代谢的因素包括：肌肉活动、精神活动、食物的特殊动力效应、环境温度。

5. 食物能使机体产生额外热量的现象称为食物的特殊动力效应。

6. 机体在基础状态下的能量代谢称为基础代谢。

7. 基础代谢率（BMR）：单位时间内的基础代谢称为基础代谢率（BMR）。

8. 体温是指身体深部的平均温度，即体核温度。

9. 安静状态，主要产热器官是内脏（尤其肝脏，其次是脑）。活动状态，主要产热器官是骨骼肌。

10. 主要散热部位为皮肤。散热方式：辐射散热、传导散热、对流散热、蒸发散热。

复习思考题

一、单项选择题

1. 在物质代谢的过程中，伴随着能量的释放、转移、贮存和利用称为（　　　　）

A. 能量代谢   B. 能量代谢率   C. 基础状态

D. 基础代谢   E. 基础代谢率

2. 对能量代谢影响最大的因素是（   ）

A. 寒冷   B. 高温   C. 肌肉活动

D. 精神活动   E. 进食

3. 营养物质中最主要的供能物质是（   ）

A. 糖   B. 脂肪   C. 蛋白质

D. 维生素   E. 无机盐

4. 当外界温度等于或高于机体皮肤温度时，机体的散热方式是（   ）

A. 辐射散热   B. 传导散热   C. 对流散热

D. 蒸发散热   E. 传导和对流散热

5. 1 克食物氧化进所释放的热量称为（   ）

A. 食物的卡价   B. 氧热价   C. 呼吸商

D. 非蛋白呼吸商   E. 能量代谢

6. 进食后，使机体产生额外热量最多的物质是（   ）

A. 糖   B. 脂肪   C. 蛋白质

D. 混合食物   E. 维生素

7. 能量代谢率与下列哪项具有比例关系（   ）

A. 体重   B. 身高   C. 体表面积

D. 环境温度   E. 进食量

8. 安静时人体的主要产热器官是（   ）

A. 内脏   B. 脑   C. 心脏

D. 骨骼肌   E. 皮肤

9. 给高热病人使用冰袋是为了增加（   ）

A. 辐射散热   B. 传导散热   C. 对流散热

D. 蒸发散热   E. 对流散热和蒸发散热

10. 与女子体温随月经周期变化有关的激素是（   ）

A. 孕激素   B. 雌激素   C. 卵泡刺激素

D. 黄体生成素   E. 甲状腺激素

二、简答题

1. 影响能量代谢的因素有哪些？

2. 简述散热的主要方式？

3. 发热患者为什么要进低蛋白饮食？

扫一扫，知答案

扫一扫，看课件

模 块 八

肾脏的排泄功能

【学习目标】

1. 掌握排泄、肾小球滤过率、肾糖阈概念；尿液生成的过程；影响肾小球滤过的因素、影响重吸收的因素；尿量的正常值；尿液生成的体液调节。

2. 熟悉肾脏的功能、滤过分数概念；滤过膜的屏障作用；多尿、少尿、无尿的概念；排尿反射。

3. 了解排泄的途径、肾脏的结构特点；尿液浓缩和稀释；尿液的成分和理化性质；常见的排尿异常。

案例导入

张某，男，7岁。2周前鼻塞、流涕、咽痛、发热，现出现下肢及眼睑水肿，晨起时明显，出现血尿，血压 140/95mmHg，尿蛋白（+++）。初步诊断为急性肾小球肾炎。

问题：

患者为什么会出现血尿和蛋白尿？

项目一 概 述

机体在新陈代谢的过程中，不断地消耗氧气和营养物质，同时产生大量对人体无用的或者有害的终产物，机体必须将这些物质排出体外，才能保证内环境的相对稳定。这些物质排出体外的途径很多，本模块主要讲述肾脏的排泄功能。

一、排泄的概念和排泄器官

（一）概念

排泄（excretion）是指机体将新陈代谢的终产物、体内过剩或者不需要的物质，经血液循环至相应的器官排出体外的过程。食物残渣从大肠的排出不属于排泄的范畴，因为它不是代谢产物，也不经血液循环。

（二）排泄器官

机体的主要排泄器官包括肾脏、呼吸道、消化道和皮肤汗腺，其主要的排泄物和排泄形式如下表（表8-1）。从下表可以看出，肾脏的排泄物种类最多、数量最大，所以肾脏是人体最主要的排泄器官。

表8-1 排泄的途径、排泄物及排泄的形式

排泄途径	排泄物	排泄形式
肾	水、无机盐、尿素、尿酸、肌酐、药物、毒物、色素等	尿
呼吸道	CO_2、水、挥发性物质等	气体
消化道	无机盐、胆色素、毒物等	粪便
皮肤汗腺	水、无机盐、尿素等	汗液

二、肾脏的生理功能

1. 泌尿功能　肾脏的主要生理功能是泌尿，即生成尿液。通过生成的尿液，把每天人体产生的数量最多、种类最多的排泄物及时地排出体外，以维护内环境稳态，确保人体的各种生理活动正常进行。

2. 内分泌功能　肾脏不仅是排泄器官，同时也具有内分泌功能，分泌的激素包括：①肾素：通过肾素－血管紧张素－醛固酮系统调节动脉血压；②促红细胞生成素：调节骨髓中红细胞的生成；③前列腺素：参与局部或全身血管活动的调节。

由此可见，肾脏在维持内环境稳态中也起着非常重要的作用，当肾功能发生障碍时，代谢产物不能排出体外，水、电解质紊乱，酸碱失衡，导致各器官不能正常工作，临床称为肾功能不全或肾功能衰竭，严重时可出现尿毒症，甚至危及生命。

三、尿液的理化特性和尿量

（一）理化特性

1. 尿液的组成　尿液由水和溶质两部分组成，水占95%～97%，溶质包括无机物

（NaCl、硫酸盐、磷酸盐、钾和铵的盐类）和有机物（蛋白质的代谢产物，如尿素、尿酸、肌酐等非蛋白氮化合物等）。正常人的尿中糖、蛋白质含量极微，临床定性试验不能将其检测出。但是在正常人一次性食入大量的糖时，也可出现一过性糖尿。

2. 尿液的颜色 正常人新鲜的尿液是一种淡黄色的透明液体。尿液的颜色主要来自于胆色素的代谢产物，还受某些药物、食物、疾病等影响。当大量饮用清水时，尿量增多，尿液被稀释，尿液颜色变淡；当大量出汗时，尿量减少，尿液被浓缩，颜色加深。

3. 尿液的酸碱度 尿液的酸碱度变化主要来源于人的饮食习惯和食物的成分，pH 5.0～7.0。蛋白质分解后产生的硫酸盐和磷酸盐等经肾排出，尿液偏弱酸性（pH6.0）；素食者不进食肉、蛋、鱼和动物脂肪，进食较多的蔬菜、水果和豆制品，体内植物酸被氧化，酸性产物较少，排出的碱基较多，故尿液偏碱性。

4. 尿液的渗透压 正常情况下，成人尿液的渗透压为 50～1400mOsm/（kg·H_2O）。当大量饮清水后，尿量增多，尿液被稀释，尿液渗透压明显低于血浆渗透压，可降至 30 mOsm/（kg·H_2O）；当机体缺水时，尿量减少，尿液被浓缩，渗透压高达 1400mOsm/（kg·H_2O）。

（二）尿量

正常成年人每昼夜排出的尿量为 1000～2000mL，平均尿量为 1500mL，如果摄入的水过多时，尿量可超过 2000mL。每昼夜排出的尿量持续超过 2500mL，称为多尿；每昼夜排出的尿量在 100～500mL，称为少尿；每昼夜排出的尿量少于 100mL，称为无尿。成人每天约产生 35g 固体代谢产物，最少需要 500mL 的尿量才能将其溶解并排出，少尿或无尿的后果非常严重。

项目二　尿液生成的过程

一、肾脏的结构

肾单位（nephron）是肾脏最基本的结构单位与功能单位，是尿液形成的结构基础（图 8-1）。肾单位与集合管共同完成泌尿功能。在人体，每侧肾脏约有 100 万个肾单位，肾单位由肾小体和肾小管组成，肾小体又由肾小球和肾小囊组成。肾小球是入球小动脉和出球小动脉之间的毛细血管球。肾小囊与肾小管相连，经由肾小球滤过的原尿在肾小管内被进一步地重吸收。肾小管可分为近端小管、髓袢细段和远端小管（图 8-2）。

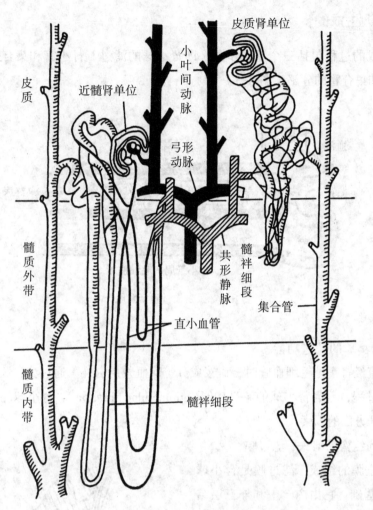

图 8-1　肾单位和集合管结构示意图

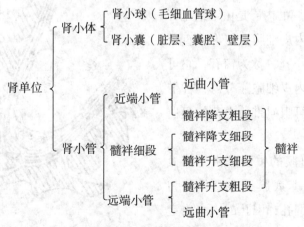

图 8-2　肾单位的构成

二、尿液生成的步骤

尿液生成的过程包括三个基本步骤，即肾小球的滤过、肾小管和集合管的重吸收作用、肾小管和集合管的分泌（图8-3）。

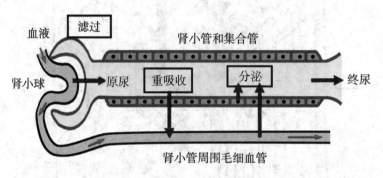

图8-3 尿生成过程示意图

（一）肾小球的滤过功能

当血液流经肾小球毛细血管时，血浆成分（除血浆蛋白外）通过滤过膜进入肾小囊腔形成原尿的过程，称为肾小球的滤过功能（glomerular filtration）。肾小球的滤过作用主要取决于以下几方面的因素。

1. 滤过的结构基础——滤过膜

（1）滤过膜的组成 滤过膜是肾小球滤过的结构基础，它由内、中和外三层结构组成，每层结构上都存在不同直径的微孔（图8-4）。

1）内层：滤过膜的内层是由毛细血管的内皮细胞形成，内皮细胞上有许多直径约为 70～90nm 的小孔，称为窗孔，它可防止血细胞通过。内皮细胞能分泌一种带负电荷的糖蛋白，可阻碍带负电荷的蛋白质通过。

2）中层：滤过膜的中层是由毛细血管的基底膜形成，基底膜上有直径约为 2～8nm 的多角形网孔，网孔的大小决定分子大小不同的溶质是否可以通过。另外

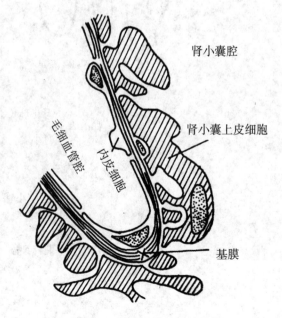

图8-4 肾小球滤过膜示意图

基底膜分泌带负电荷的糖蛋白，是阻碍血浆蛋白滤过的另一个重要屏障。

3）外层：滤过膜的外层是由肾小囊脏层上皮细胞组成。肾小囊的脏层是由足细胞组成，足细胞上有初级突起和次级突起，突起之间相互交错，在突起之间形成裂隙，裂隙上附着有裂孔膜，膜上有直径约为 4 ～ 11nm 的小孔，是滤过膜的最后一道屏障，其作用是防止蛋白质的漏出。

（2）滤过膜的通透性　三层滤过膜上的微孔组成了滤过膜的机械屏障。基底膜上的微孔直径最小，因此是滤过膜机械屏障的主要组成部分。半径介于 2 ～ 4.2nm 之间的物质，随着半径增加，被滤过的物质量逐渐降低。除了机械屏障外，滤过膜上还覆盖着带负电荷的糖蛋白，这些物质起着电学屏障的作用。一般来说，带负电荷的分子不易通过滤过膜。如血浆中的白蛋白有效半径为 7.2nm，但由于带负电荷，因此难于通过滤过膜。

在肾脏发生病理改变时，由于滤过膜合成的糖蛋白减少或消失，使电学屏障减弱，滤过膜的通透性增大，白蛋白滤出，出现蛋白尿。

（3）滤过膜的面积　正常人两侧肾脏总滤过面积可达 1.5m^2，且保持相对稳定。急性肾小球肾炎患者由于滤过膜的面积减少会出现少尿或无尿。

正常情况下，原尿中没有血细胞和大分子蛋白质，其他成分与血浆相似（表8-2）。在病理情况下，滤过膜的面积和通透性均可发生变化，从而影响肾小球的滤过。

表8-2　血浆、原尿与终尿成分比较

成分	血浆（g/L）	原尿（g/L）	终尿（g/L）	浓缩倍数	重吸收率（%）
Na$^+$	3.3	3.3	3.5	1.1	99
K$^+$	0.2	0.2	1.5	7.5	94
Cl$^-$	3.7	3.7	6.0	1.6	99
碳酸根	1.5	1.5	0.07	0.05	99
磷酸根	0.03	0.03	1.2	40.0	67
尿素	0.3	0.3	20.0	67.0	45
尿酸	0.02	0.02	0.5	25.0	79
肌酐	0.01	0.01	1.5	150.0	0
氨	0.001	0.001	0.4	400.0	0
葡萄糖	1.0	1.0	0	0	100*
蛋白质	80	0.3	0	0	100*
水	900	980	960	1.1	99

注：* 几乎为 100%。

2. 滤过的动力——有效滤过压

肾小球滤过的动力是有效滤过压（effective filtration pressure，EFP），它与体循环组织液的生成类似，是由促进肾小球滤过的动力与对抗肾小球滤过的阻力之间的差值形成的

（图8-5），由于原尿中几乎没有蛋白质，所以肾小囊内的胶体渗透压可以忽略不计，肾小球毛细血管血压是滤过的唯一动力，而血浆胶体渗透压和囊内压是对抗滤过的阻力。所以有效滤过压=肾小球毛细血管压－（血浆胶体渗透压+肾小囊内压）。

正常情况下，在入球端，肾小球毛细血管压约为45mmHg，血浆胶体渗透压约为25mmHg，肾小囊内压约为10mmHg，有效滤过压为10mmHg，说明肾小球的滤过是从入球端开始。在出球端，由于出球小动脉细，肾小球毛细血管压仍约为45mmHg，血浆胶体渗透压约为35mmHg，肾小囊内压约为10mmHg，有效滤过压为0mmHg，说明肾小球的滤过到出球端终止。这是由于毛细血管的血液从入球端流向出球端时，随着肾小球的滤出，

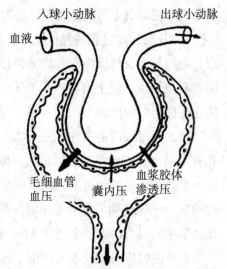

注：CP. 肾小球毛细血管血压　POP. 血浆胶体渗透压　RCP. 肾小囊内压

图8-5　肾小球有效滤过压示意图

血浆蛋白的浓度逐渐升高，血浆胶体渗透压逐渐增大，有效滤过压逐渐减小，当有效滤过压下降到零时，就达到滤过平衡，滤过停止。

由此可见，从入球端到滤过平衡这一段才有滤过作用。滤过平衡越靠近入球小动脉端，具有滤过作用的毛细血管长度越短，有效滤过面积越小，肾小球滤过率就越低；相反，滤过平衡越靠近出球端，具有滤过作用的毛细血管长度越长，有效滤过面积越大，肾小球滤过率就越高。因此，在其他因素不变的情况下，肾小球滤过率的大小取决于有滤过作用的毛细血管长度，而具有滤过作用的毛细血管长度取决于血浆胶体渗透压上升的速率和达到滤过平衡的位置。

3. 肾小球滤过率和滤过分数　单位时间内（每分钟）由两肾生成原尿的量称为肾小球滤过率（glomerular filtration rate，GFR）。正常成人肾小球滤过率约为125mL/min，每昼夜两肾的肾小球滤过液总量可达180L。滤过分数（filtration fraction，FF）是指肾小球滤过率与肾脏血浆流量的比值，故：

$$滤过分数 = \frac{肾小球滤过率}{肾血浆流量}$$

正常成人的肾小球滤过率约为125mL/min，肾血浆流量约为660mL/min，故滤过分数为19%。这一结果表明，当血液流经肾脏时，约有1/5的血浆通过滤过膜进入肾小囊腔生成原尿。肾小球滤过率和滤过分数是衡量肾小球滤过功能的重要指标。肾小球肾炎患者的肾小球滤过率可显著减少。

4. 影响肾小球滤过的因素 与肾小球滤过作用有关的因素包括有效滤过压、滤过膜的通透性和滤过面积、肾血浆流量，其中任一因素发生改变，都会对肾小球的滤过作用产生不同程度的影响。

（1）有效滤过压的改变 肾小球有效滤过压是肾小球毛细血管血压、血浆胶体渗透压和囊内压三种力量的代数和，其中任一因素发生变化，都能影响有效滤过压，从而改变肾小球滤过率。

1）肾小球毛细血管血压：正常情况下，当动脉血压在 80～180mmHg 的范围内，肾脏通过自身调节，使肾血流量保持相对稳定，肾小球毛细血管血压维持稳定，肾小球滤过率基本保持不变。当大出血时，由于动脉血压低于 80mmHg，超出了肾脏自身调节的范围，此时在神经、体液因素的调节下，肾血管收缩，肾血流量减少，肾小球毛细血管血压下降，有效滤过压降低，肾小球滤过率减少，出现少尿，甚至无尿。

2）肾小囊内压：正常情况下，肾小囊内压较为稳定。当肾盂或输尿管结石、肿瘤压迫或其他原因引起的输尿管阻塞，都可使肾盂内压显著升高，囊内压升高，有效滤过压降低，肾小球滤过率减少。有些药物如果浓度太高，可在肾小管液的酸性环境析出结晶；某些疾病时溶血过多，血红蛋白过多可堵塞肾小管，这些情况也会导致囊内压升高而影响肾小球滤过。

3）血浆胶体渗透压：人体的血浆胶渗透压在正常情况下不会有很大变动。但当血浆蛋白的浓度明显降低时，血浆胶体渗透压下降，此时有效滤过压升高，肾小球滤过率也随之增加。例如，静脉输入大量生理盐水时，肾小球滤过率增加，主要是由于血浆胶体渗透压降低引起。

（2）滤过膜的通透性和面积 滤过膜的通透性和滤过面积都可以影响肾小球的滤过。滤过膜通透性的改变主要引起尿液成分的变化，而滤过膜面积的改变将会引起尿量的改变。

正常情况下，由于机械屏障和电学屏障的存在，肾小球滤过膜具有选择通透性，血细胞和血浆蛋白不易通过，小分子的物质可以通过，所以尿中无蛋白。病理情况下，滤过膜的通透性可有较大的变化。例如，患急性肾小球肾炎时，因免疫反应使肾小球毛细血管局部蛋白水解酶大量释放，滤过膜上产生许多小孔，通透性增加，可使血细胞和血浆蛋白"漏出"，出现血尿和蛋白尿。

肾小球滤过率与有效的滤过面积密切相关。正常情况下，两侧肾脏总滤过面积约1.5m^2，这样大的滤过面积有利于肾小球的滤过。当患急性肾小球肾炎时，由于肾小球毛细血管管腔变窄或完全阻塞，使有效滤过面积减少，肾小球滤过率降低，出现少尿，甚至无尿。

（3）肾血浆流量 肾血浆流量对肾小球滤过率有很大影响，主要是影响滤过平衡的位置。当肾血浆流量加大时，肾小球毛细血管内血浆胶体渗透压上升的速度减慢，使有效滤过压下降的速度减慢，滤过平衡靠近出球小动脉端，有效滤过面积增加，肾小球滤过率随之增加。实验证明，在肾血浆流量比正常值增大 3 倍时，肾小球毛细血管的全长均有滤过，到出球小动脉端也达不到滤过平衡。在严重缺氧、中毒性休克等病理情况下，由于交感神经兴奋，肾血管收缩，肾血流量和肾血浆流量显著减少，血浆胶体渗透压上升的速度加快，有效滤过压下降的速度加快，致使滤过平衡位点前移，靠近入球小动脉端，有效滤过面积减少，肾小球滤过率将减少。

（二）肾小管和集合管的重吸收功能

肾小球滤出的原尿进入肾小管后称为小管液。小管液在流经肾小管和集合管时，其中的水和溶质从通过肾小管上皮细胞转运进入管周毛细血管的过程，称为肾小管和集合管的重吸收。正常成人两肾生成原尿的量为 180L/d，终尿量为 1.5L/d，仅占肾小球滤出的 1%，表明肾小管和集合管的重吸收量高达 99%。

1.重吸收部位和方式

（1）重吸收的部位　肾小管和集合管均具有重吸收功能，但因各段肾小管形态结构的差异，因此对不同物质的重吸收能力不同（如图 8-6）。其中近端小管是重吸收的主要部位，这是因为近端小管的微绒毛高而密，极大地增加了重吸收的面积。正常情况下，近端小管重吸收全部的葡萄糖和氨基酸，85% 的 HCO_3^-，65% ～ 70% 的 Na^+、Cl^-、K^+ 和水以及部分硫酸盐、磷酸盐、尿素和尿酸等。

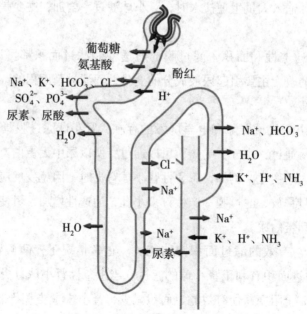

图 8-6　各种物质重吸收的部位

（2）重吸收的方式　肾小管和集合管重吸收的方式有主动重吸收和被动重吸收两种。主动重吸收是指小管上皮细胞逆着电－化学梯度，将小管内的溶质主动转运到小管外组织间隙或血液的过程，需要消耗能量。主动重吸收可分为原发性主动转动和继发性主动转运。Na^+、K^+、Ca^{2+} 等的重吸收是原发性主动转运，葡萄糖、氨基酸、Cl^- 等的重吸收是继发性主动转运。被动重吸收是指小管液中的水和溶质，依靠物理和化学的机制，通过肾小管上皮细胞进入到小管外组织间隙，并进入血液的过程，包括扩散、渗透和溶剂拖曳等。

2. 重吸收的特点

（1）选择性重吸收　肾小管和集合管的重吸收是选择性重吸收，小管液中对机体有用的物质全部或大部分被重吸收，如葡萄糖、氨基酸在近端小管全部被重吸收，大部分水、电解质、尿素也在近端小管被重吸收，其余的水和无机盐等分别在肾小管其他各段和集合管重吸收，少量随尿排出，而肌酐等对人体无用的物质则不被重吸收。这样既能保留对机体有用的物质，又可有效地清除对机体有害的和过剩的物质，从而维持机体内环境的稳态。

（2）有限性重吸收　肾小管对某些物质的重吸收有一定的限度。当小管液中某些物质的浓度超过肾小管的重吸收能力时，就不能全部被重吸收。正常人血糖为 4.48 ～ 6.72mmol/L，此时尿中没有葡萄糖，但当血液中葡萄糖的浓度超过 8.88 ～ 9.99mmol/L 时，尿中开始出现葡萄糖，我们把尿中开始出现葡萄糖时对应的血糖浓度称为肾糖阈。

3. 几种物质的重吸收

（1）NaCl 的重吸收　原尿中有 99% 的 NaCl 被重吸收。除了髓袢降支细段外，其他各段对 NaCl 均有一定的重吸收能力。其中近端小管重吸收 65% ～ 70% 的 NaCl，髓袢重吸收的量约为 20%，其余在远曲小管和集合管被重吸收。

（2）K^+ 的重吸收　K^+ 的重吸收量约占滤过总量的 99%，其中近端小管重吸收的量占滤过量的 65% ～ 70%；髓袢升支粗段可重吸收少量的 K^+；远曲小管始段，K^+ 的重吸收占滤过量的 5% ～ 10%，这部分 K^+ 在远曲小管和集合管可被继续重吸收。特别是在 K^+ 严重摄入不足时其重吸收特别明显。终尿中的 K^+ 主要是远曲小管和集合管分泌的。其分泌量的多少与血 K^+ 浓度有关，并受醛固酮的调节。

（3）葡萄糖的重吸收　原尿中的葡萄糖浓度与血浆中的葡萄糖浓度相等，但在正常情况下，终尿中几乎不含葡萄糖，说明原尿中的葡萄糖在近端小管全部被重吸收了。膜内的 Na^+ 通过基侧膜上的钠泵转运到膜外，造成膜内外两侧 Na^+ 的浓度差，葡萄糖的重吸收是与管腔膜上的钠－葡萄糖同向转运体结合，通过继发性主动转运被重吸收。近端小管对葡萄糖的重吸收有一定限度，当血糖浓度高于 9.99mmol/L 时，由于肾小管对葡萄糖的吸收达到了极限，肾小球滤出的葡萄糖在近端小管不能全部被重吸收，使尿中开始出现葡萄糖，即尿糖阳性。

（4）氨基酸的重吸收　小管液中的氨基酸在近端小管全部被重吸收，其重吸收的机制与葡萄糖相似，也是继发性主动转运。

（5）水的重吸收　肾小球滤出的水99%被肾小管和集合管重吸收了，其中65%～70%的水在近端小管被重吸收了，髓袢重吸收约15%的水，远端小管和集合管对水的重吸收量占滤过量的20%～30%（表8-3）。

表8-3　各段肾小管和集合管对水的重吸收

部位	重吸收（%）	调节情况	吸收特点
近端小管	65～70	与机体缺水无关，不可调节	等渗性重吸收
髓袢降支细段	15	与机体缺水无关，不可调节	等渗性重吸收
远曲小管和集合管	20～30	根据摄水量多少进行调节	受ADH调节

4. 影响肾小管和集合管重吸收的因素

（1）小管液中溶质的浓度　小管内、外的渗透压梯度是水重吸收的动力。当小管液中溶质浓度升高时，小管液的渗透压升高，使小管内、外的渗透压梯度减小，肾小管对水的重吸收减少，尿量增加。这种由于小管液中溶质浓度升高引起尿量增多的现象称为渗透性利尿（osmotic diuresis）。糖尿病病人或静脉注射高渗糖，血糖升高，超过肾糖阈，肾小球滤出的葡萄糖在近端小管不能全部被重吸收，使小管液中葡萄糖的浓度增加，小管液的渗透压升高，使水的重吸收减少，尿量增加。所以糖尿病患者的多尿属于渗透性利尿。临床上快速静脉点滴甘露醇，使尿量增加。这是因为小分子的甘露醇能被肾小球滤过，但不能被肾小管和集合管重吸收，从而提高小管液中溶质的浓度，导致小管液的渗透压升高，对水的重吸收减少，尿量增多。所以静脉注射甘露醇也可产生渗透性利尿效应。

（2）球-管平衡　近端小管的重吸收率与肾小球滤过率之间有着密切联系。当肾小球滤过率增加时，近端小管的重吸收率也提高；反之，当肾小球滤过率减少时，近端小管的重吸收率也降低。这种现象称为球-管平衡。实验证明，近端小管的重吸收量始终占肾小球滤过量的65%～70%，称为近端小管的定比重吸收。球-管平衡的生理意义是使尿量不致于因肾小球滤过率的增减而发生大幅度的变化。球-管平衡在某些情况下可能被打破，如渗透性利尿时，虽然肾小球滤过率不变，但由于近端小管的重吸收减少，排出的氯化钠和尿量都会明显增多。

（三）肾小管和集合管的分泌功能

肾小管和集合管的分泌是指肾小管和集合管上皮细胞将自身物质代谢的终产物或血浆中的某种物质分泌排泄到小管液中的过程。肾小管和集合管分泌的物质主要有 H^+、K^+、NH_3。

1. H^+ 的分泌

近端小管、远曲小管和集合管上皮细胞都具有分泌 H^+ 的功能，但近端

小管分泌 H^+ 的能力最强。细胞代谢产生 CO_2 或由小管液中扩散到细胞内的 CO_2，在 CA 的作用下，与 H_2O 结合生成 H_2CO_3，H_2CO_3 解离出 H^+ 和 HCO_3^-，H^+ 主动分泌到小管液中，每分泌一个 H^+，就会重吸收一个 Na^+，所以 H^+ 的分泌是和 Na^+ 的重吸收相耦联的，称为 H^+-Na^+ 交换。解离的 HCO_3^- 与进入细胞内的 Na^+ 一起转运到管周组织液，再进入血液形成 $NaHCO_3$。$NaHCO_3$ 是人体内重要的"碱贮备"，因此，肾小管分泌 H^+ 可促进 HCO_3^- 的重吸收，具有排酸保碱的作用，对维持体内酸碱平衡具有重要意义（图 8-7）。

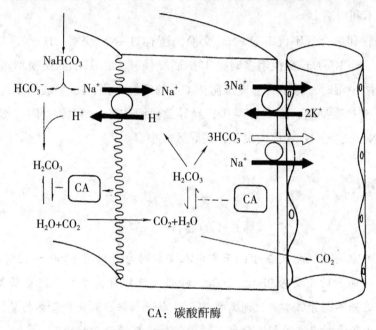

CA：碳酸酐酶

图 8-7　H^+ 的分泌与 HCO_3^- 的重吸收示意图

2. NH₃ 的分泌　NH_3 主要由远曲小管和集合管上皮细胞分泌。远曲小管和集合管上皮细胞所分泌的 NH_3 主要由谷氨酰胺发生脱氨基作用产生。NH_3 是脂溶性小分子物质，通透性大，通过单纯扩散进入小管液。NH_3 的分泌与 H^+ 的分泌密切相关。肾小管和集合管分泌的 NH_3 能与小管液中的 H^+ 结合生成 NH_4^+ 随尿排出，降低了小管液中 H^+ 的浓度，促进 H^+ 的分泌和 HCO_3^- 的重吸收。可见 NH_3 的分泌也具有排酸保碱的作用，对维持机体的酸碱平衡也具有很重要的作用。

3. K⁺ 的分泌　原尿中的 K^+ 绝大部分在近端小管被重吸收，所以，终尿中的 K^+ 主要是由远曲小管和集合管分泌的。K^+ 的分泌与 Na^+ 主动重吸收密切相关，是一种被动转运的过程。远曲小管和集合管上皮细胞基侧膜上的钠泵将膜内的 Na^+ 泵出细胞，同时将膜外的 K^+ 泵入细胞，形成细胞内的高 K^+ 和细胞外的高 Na^+。小管液中的 Na^+ 可顺着浓度差扩散到细胞内，造成了小管腔带负电，小管腔外带正电，顶端膜对 K^+ 具有通透性，促使 K^+

顺电-化学梯度进入小管液。因此，Na^+的重吸收，促使K^+被动转运入小管液，形成K^+-Na^+交换。K^+分泌量的多少取决于血K^+的浓度，并受醛固酮的调节。

一般情况下，尿中K^+的排出量与机体K^+的摄入量是平衡的，可维持血K^+浓度的相对稳定。当机体缺K^+时，由于尿中仍有K^+排出，引起血K^+浓度下降。机体K^+的代谢特点是：多吃多排，少吃少排，不吃也排。故长期禁食的患者要注意适量的补K^+。肾功能不全的病人，排K^+功能障碍，可发生高血钾症。血K^+过高或过低，都会对神经和心脏的兴奋性产生不利影响。

在远曲小管和集合管不仅有K^+-Na^+交换，还有H^+-Na^+交换。H^+、K^+与Na^+的交换存在相互竞争。当K^+-Na^+交换增多时，H^+-Na^+交换减少；H^+-Na^+交换增多，则K^+-Na^+交换减少。当酸中毒时，肾小管上皮细胞内CA的活性增强，H^+生成增多，H^+-Na^+交换增多，K^+-Na^+交换受抑制，K^+分泌减少，易导致血钾升高；高血钾症时，K^+-Na^+交换增强，抑制H^+-Na^+交换，H^+在体内聚积，易导致酸中毒。

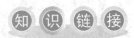

人体重要的器官——肾脏

肾脏的重要生理意义在于：正常成人安静时每分钟有$1000 \sim 1200mL$血液流经肾，而两肾的重量为$260 \sim 300g$，按每克组织计算平均血流量居各主要器官之首。这并不是肾脏本身代谢需要这么多血液来供应氧气和营养物质，而是通过肾脏生成尿液对血液进行净化处理，以保持内环境的相对稳定。

紧急情况下，为了保证脑、心脏等重要器官的血液供应，肾脏血流量显著减少。实验证明，若循环血量减少了30%，这时肾的血流量则降至$160mL/min$，减少了近85%。说明原来供应肾脏的绝大部分血液移去供应其他器官了。因此，在循环血量锐减时，肾脏是最先受到损害的脏器之一。

项目三 尿液生成的调节

如前所述，尿液生成的过程包括肾小球的滤过、肾小管和集合管的重吸收以及肾小管和集合管的分泌。机体对尿液生成的调节就是通过影响尿液生成的三个基本环节来实现的。在生理情况下，由于存在球-管平衡机制，使尿量不致于因滤过率的增减而发生大幅度的变化；在远曲小管以前的各段肾小管，对Na^+和水的重吸收属于必需重吸收，对尿量影响也不大；因此，尿量的多少取决于远曲小管和集合管，尤其是集合管对Na^+和水的重吸收量。实验证明，远曲小管和集合管对Na^+和水的重吸收，主要受抗利尿激素、醛固酮和心房钠尿肽等体液因素的调节，神经调节对肾的泌尿功能也有不同程度的影响。

一、体液调节

抗利尿激素和醛固酮等对肾小管、集合管的重吸收和分泌起着调节性作用，对于维持体内水和电解质的平衡、血浆渗透压和细胞外液量的相对稳定均具有重要意义。

（一）抗利尿激素

1. 抗利尿激素的合成和释放　抗利尿激素（antidiuretic hormone，ADH）又称为血管升压素，是一种多肽类激素，它是由下丘脑的视上核和室旁核合成，经下丘脑－垂体束运送到神经垂体贮存、释放。当视上核和室旁核受到刺激而兴奋时，将贮存的 ADH 释放入血。

2. 抗利尿激素的生理作用　抗利尿激素的主要生理作用是提高远曲小管和集合管上皮细胞对水的通透性，促进水的重吸收，使尿量减少，因此称为抗利尿激素。抗利尿激素是尿液浓缩和稀释的关键性调节激素。此外，该激素还能增强内髓部集合管对尿素的通透性。另外，大剂量的抗利尿激素还能收缩全身的小动脉，外周阻力增大，动脉血压升高，因此该激素又称为血管升压素。

3. 抗利尿激素分泌和释放的调节　调节抗利尿激素合成和释放的主要因素是血浆晶体透压和循环血量（图 8-8）。

（1）血浆晶体渗透压　血浆晶体渗透压的改变是影响抗利尿激素合成和释放最重要的因素。在下丘脑的视上核和室旁核周围有渗透压感受器，这些细胞对血浆渗透压的改变非常敏感，Na^+ 和 Cl^- 形成的渗透压是引起血管升压素释放最有效的刺激。

当人体在大量出汗、严重呕吐或腹泻等情况下，由于机体失水多于丢失溶质，引起血浆晶体渗透压升高，通过刺激渗透压感受器，引起抗利尿激素分泌增多，使远曲小管和集合管对水的通透性增大，对水的重吸收增多，尿量减少，尿液浓缩；相反，大量饮用清水后，血浆晶体渗透压降低，抑制渗透压感受器，引起抗利尿激素分泌减少，使远曲小管和集合管对

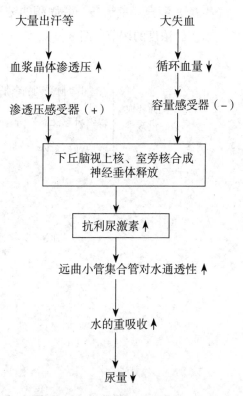

图 8-8　抗利尿激素分泌的调节

水的通透性降低，对水的重吸收减少，尿液被稀释，尿量增多。我们把大量饮用清水引起尿量增多的现象，称为水利尿（water diuresis）。

（2）循环血量　循环血量的改变能反射性地影响抗利尿激素的释放。当循环血量增多时，回心血量增加时，可刺激容量感受器（左心房和胸腔大静脉），传入冲动经迷走神经传至下丘脑，抑制抗利尿激素的合成与释放，使水的重吸收减少，尿量增多，使血量恢复正常；相反，当循环血量减少时，对容量感受器的刺激减弱，传入中枢的冲动减少，对抗利尿激素释放的抑制作用解除，抗利尿激素分泌增多，对水的重吸收增多，尿量减少，循环血量恢复正常水平。

（3）其他　动脉血压的改变还可通过刺激压力感受器对抗利尿激素的释放进行调节。此外，疼痛刺激和精神紧张引起的少尿和无尿也是通过促进抗利尿激素的合成和释放导致的。

（二）醛固酮

1. **醛固酮的分泌**　醛固酮（aldosterone）是一种由肾上腺的皮质球状带细胞合成和分泌的盐皮质激素。

2. **醛固酮的生理作用**　醛固酮能促进远曲小管和集合管对 Na^+ 的重吸收，促进 K^+ 的分泌，同时还能促进 Cl^- 和水的重吸收，即具有"保 Na^+、保水、排 K^+"的作用。

3. **醛固酮分泌的调节**　醛固酮的分泌主要受肾素–血管紧张素–醛固酮系统以及血 K^+、血 Na^+ 浓度的调节（图 8-9）。

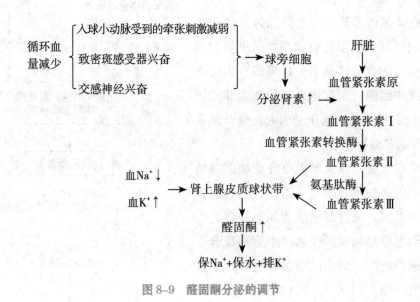

图 8-9　醛固酮分泌的调节

（1）肾素–血管紧张素–醛固酮系统　肾素是由球旁器的球旁细胞分泌。肾素的分泌受多方面因素的调节。当循环血量减少或动脉血压下降时，入球小动脉受到的牵张刺激减弱，致密斑感受器兴奋，同时交感神经兴奋，使球旁细胞合成分泌的肾素增加，肾素是一种蛋白水解酶，它能直接作用于肝脏分泌的血管紧张素原，使血管紧张素原转变成血管紧张素 I，血管紧张素 I 在血管紧张素转换酶的作用下，形成血管紧张素 II，血管紧张素 II 在氨基肽酶的作用下生成血管紧张素 III。血管紧张素 II 和血管紧张素 III 都具有很高的生物活性，有强烈的缩血管和刺激醛固酮分泌的作用，血管紧张素 II 的缩血管作用强于血管紧张素 III，而血管紧张素 III 刺激醛固酮分泌的作用强于血管紧张素 II。肾素、血管紧张素和醛固酮在血浆中的变化构成一个相互关联的功能系统，称为肾素 – 血管紧张素 – 醛固酮系统。醛固酮使肾脏保钠、排钾和保水的作用，从而增加循环血量。

（2）血 K^+、血 Na^+ 的浓度　当血 K^+ 浓度升高或血 Na^+ 浓度降低时，可直接刺激肾上腺皮质球状带，使其分泌的醛固酮增多，导致肾脏保 Na^+、保水、排 K^+；相反，血 K^+ 浓度降低或血 Na^+ 浓度升高，则醛固酮分泌减少。可见血 K^+ 与血 Na^+ 的浓度对醛固酮分泌的调节、对恢复血 K^+ 与血 Na^+ 的正常浓度起着重要的作用。

（三）心房钠尿肽

心房钠尿肽（atrial natriuretic peptide，ANP）是由心房肌细胞合成释放的，它是由 28 个氨基酸残基组成的肽类激素。当心房壁受到牵拉时，可刺激心房肌细胞释放 ANP。ANP 的主要作用是使入球小动脉舒张，肾小球滤过率增大，抑制集合管重吸收 NaCl，促进肾脏排钠、排水，ANP 还可抑制肾素、醛固酮和血管升压素的分泌。

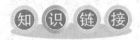

知 识 链 接

尿崩症

尿崩症是因为抗利尿激素缺乏（中枢性或垂体性尿崩症）或肾脏对抗利尿激素反应缺陷（肾性尿崩症）而致的内分泌性疾病。以烦渴多饮、多尿、低比重尿为主要临床病证。

根据病因可分为原发性尿崩症和继发性尿崩症；根据病情轻重可分为完全性尿崩症和部分性尿崩症；根据病程长短可分为暂时性尿崩症和永久性尿崩症。本病可发生于任何年龄，以青年多见，男女之比约 2:1。尿崩症属中医的"消渴""消瘅"等范畴。

二、神经调节

肾脏主要受交感神经支配。当肾交感神经兴奋时，末梢释放去甲肾上腺素。对尿生成的影响主要是通过以下几个方面的作用来实现的：①入球小动脉收缩幅度大于出球小动脉收缩幅度，血流阻力增大，肾小球血流量减少，肾小球毛细血管血压降低，有效滤过压降低，肾小球滤过率减少；②阻力增大，促进近端小管和髓袢上皮细胞对 Na^+、HCO_3^-、Cl^- 和水的重吸收；③刺激球旁细胞，合成分泌肾素，通过肾素－血管紧张素－醛固酮系统，促进远曲小管和集合管对 Na^+ 和水的重吸收，促进 K^+ 的排泄。

项目四　尿液的输送、贮存与排放

尿液的生成过程是个连续的过程。尿液形成后经集合管、肾乳头管、肾小盏、肾大盏、肾盂、输尿管进入膀胱。尿液在膀胱内贮存达到一定程度时，通过排尿反射将尿液排出体外。因此，尿液的生成过程是连续的，但排尿是间歇性的。

一、排尿反射的过程

排尿反射（micturition reflex）是一种脊髓反射，该反射经常受高级中枢的控制。当膀胱尿量充盈达到一定的程度时（400～500mL），膀胱壁的牵张感受器受到牵张刺激而兴奋，冲动沿盆神经的传入神经纤维传至初级排尿中枢，即脊髓的骶段，同时，冲动上传到排尿反射的高级中枢（大脑皮质），产生尿意。当环境不允许时，大脑皮层对初级排尿中枢骶髓产生抑制作用，引起膀胱逼尿肌舒张，尿道内括约肌收缩，尿液暂时地储存在膀胱；当环境允许时，大脑皮层对初级排尿中枢骶髓产生兴奋作用，盆神经传出冲动增加，引起膀胱逼尿肌收缩，尿道内括约肌舒张，尿液由膀胱排入到尿道，当尿液流经后尿道时，刺激尿道感受器，冲动沿阴部神经再次传到脊髓初级排尿中枢，进一步加强其活动，反射性地引起阴部神经抑制，尿道外括约肌舒张，于是尿液被强大的膀胱内压（可高达14.7kPa）驱出。由于尿液对尿道的刺激可反射性地加强排尿中枢活动，所以排尿反射是一种正反馈的调节，使排尿反射一再加强，直至尿液排完为止（图8-10）。

排尿反射的高位中枢能对脊髓初级排尿中枢施加易化或抑制性影响，以控制排尿反射活动。故在一定范围内，排尿反射可受意识控制。在膀胱充盈、膀胱内压升高期间，可通过膀胱－肾反射，使肾生成尿液减少，以避免膀胱的负担进一步加重。小儿由于大脑发育未完善，对初级排尿中枢的控制能力较弱，所以小儿排尿次数多且易发生夜间遗尿。

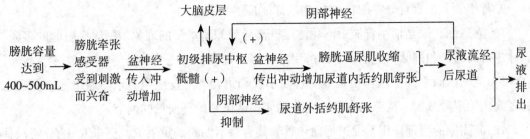

图 8-10 排尿反射过程示意图

二、异常的排尿活动

排尿反射是一个反射性的调节过程，受高位中枢大脑皮层的控制。如果排尿反射的反射弧任何一个部位受损，或初级排尿中枢（即脊髓骶段）与高位中枢失去联系，都将导致排尿异常。临床上常见的排尿异常有尿潴留、尿失禁和尿频。当反射弧的任意结构受损，引起尿潴留。如支配膀胱的传出神经（盆神经）或脊髓骶段受损，排尿反射不能发生，膀胱变得松弛扩张，大量尿液滞留在膀胱内，导致尿潴留（urine retention）。当高位脊髓受损时，初级排尿中枢失去了高位中枢的控制，出现尿失禁（urine incontinence）。另外当膀胱发生炎症或受到机械性刺激时，膀胱牵张感受器感受刺激的阈值降低，当膀胱容量还没有达到 400 ~ 500mL，便会启动排尿反射，引起排尿次数过多，出现尿频。

📝 考纲摘要

1. 排泄的途径有肾脏、呼吸道、皮肤和消化道，其中肾是排泄的最主要器官。

2. 正常成年人的尿量为每昼夜 1000 ~ 2000mL；每昼夜尿量持续超过 2500mL，称为多尿；每昼夜尿量在 100 ~ 500mL，称为少尿；尿量不足 100mL，称为无尿。

3. 当动脉血压在 80 ~ 180mmHg 的范围内，肾脏通过自身调节能够维持血流量的相对稳定。

4. 肾小球滤过率是指单位时间内两肾生成的原尿的量，正常值为 125mL/min。

5. 肾小球滤过的结构基础是滤过膜，滤过的动力是有效滤过压

6. 有效滤过压 = 肾小球毛细血管血压 −（血浆胶体渗透压 + 肾小囊内压）

7. 影响肾小球滤过的因素有滤过膜的通透性和面积、有效滤过压（毛细血管血压、血浆胶体渗透压、肾小囊内压）、肾血浆流量

8. 近端小管是重吸收的主要部位，水在近端小管的重吸收是等渗性重吸收，远端小管和集合管对水的重吸收受抗利尿激素的调节，而 Na^+ 和 K^+ 的转运受醛固酮的调节，髓袢升支粗段对 NaCl 的重吸收是继发性主动重吸收，葡萄糖和氨基酸全部在近端小管被重吸收，机制是继发性主动转运。

149

9. 肾小管和集合管分泌的物质主要有 H^+、K^+、NH_3。

10. 渗透性利尿是指小管液中溶质浓度升高导致尿量增多的现象。糖尿病引起的多尿，静脉注射高渗糖和静脉快速点滴甘露醇引起的多尿都属于渗透性利尿。

11. 抗利尿激素的生理作用是提高远曲小管和集合管上皮细胞对水的通透性，促进水的吸收，使尿量减少。其分泌主要受血浆晶体渗透压和循环血量的调节。

12. 醛固酮的生理作用是促进远曲小管和集合管对 Na^+ 的重吸收，促进 K^+ 的分泌，具有"保 Na^+、保水、排 K^+"的作用。其分泌主要受肾素 – 血管紧张素 – 醛固酮系统和血 K^+、血 Na^+ 的浓度的调节。

13. 排尿反射的初级中枢是脊髓的骶段。

复习思考题

一、名词解释

1. 肾小球滤过率

2. 渗透性利尿

3. 肾糖阈

4. 水利尿

二、单项选择题

1. 人体最重要的排泄器官是（　　　　）

A. 肺　　　　　　　　　　B. 肝　　　　　　　　　　C. 肾

D. 皮肤　　　　　　　　　E. 消化道

2. 肾素是由哪些细胞分泌的（　　　　）

A. 球旁细胞　　　　　　　B. 致密斑　　　　　　　　C. 间质细胞

D. 皮质细胞　　　　　　　E. 近曲小管上皮细胞

3. 关于致密斑的描述正确的是（　　　　）

A. 可感受入球小动脉血压的变化

B. 可感受血液中 NaCl 含量的变化

C. 感受小管液中 NaCl 含量的变化

D. 可调节血管升压素的分泌

E. 可感受终尿中 NaCl 含量的变化

4. 动脉血压在 $80 \sim 180 mmHg$ 范围内波动时，肾血流量能保持不变，这是由于（　　　　）

A. 神经调节　　　　　　　B. 体液调节　　　　　　　C. 自身调节

D. 神经和体液调节　　　　　　E. 神经、体液和自身调节

5. 原尿与血浆的化学成分相比较，显著不同的是（　　　）

　　A. 葡萄糖　　　　　　　　B. 蛋白质　　　　　　C. 尿素

　　D. NaCl　　　　　　　　　E. 水

6. 下列哪种物质在正常情况下不能通过滤过膜（　　　）

　　A. 氨基酸　　　　　　　　B. 白蛋白　　　　　　C. 甘露醇

　　D. Na^+、K^+、Cl^- 电解质　　E. 葡萄糖

7. 肾小球滤过的结构基础是（　　　）

　　A. 有效滤过压　　　　　　B. 滤过膜　　　　　　C. 肾血流量

　　D. 动脉血压　　　　　　　E. 滤过率

8. 肾小球有效滤过压等于（　　　）

　　A. 肾小球毛细血管血压－（血浆胶体渗透压＋囊内压）

　　B. 肾小球毛细血管血压－血浆胶体渗透压＋囊内压

　　C. 肾小球毛细血管血压＋血浆胶体渗透压＋囊内压

　　D. 血浆胶体渗透压－（肾小球毛细血管血压＋囊内压）

　　E. 囊内压－（血浆胶体渗透压＋肾小球毛细血管血压）

9. 在肾脏病理情况下，出现蛋白尿的原因是（　　　）

　　A. 血浆蛋白含量增多　　　　B. 肾小球滤过率升高

　　C. 滤过膜通透性增大　　　　D. 肾小球毛细血管血压升高

　　E. 肾小管对蛋白质重吸收减少

10. 急性肾小球肾炎引起少尿的主要原因是（　　　）

　　A. 血浆胶体渗透压升高　　　B. 囊内压升高　　　　C. 滤过膜的通透性降低

　　D. 肾小球滤过总面积减小　　E. 肾血流量减少

11. 肾小管重吸收能力最强的部位是（　　　）

　　A. 近曲小管　　　　　　　B. 远曲小管　　　　　C. 髓袢升支粗段

　　D. 髓袢降支细段　　　　　E. 集合管

12. 正常人每昼夜排出尿量约为（　　　）

　　A. 100mL 以下　　　　　　B. 100 ～ 500mL　　　C. 1000 ～ 2000mL

　　D. 2000 ～ 2500mL　　　　E. 2500mL 以上

13. 多尿患者每昼夜排出尿量在（　　　）

　　A. 100mL 以下　　　　　　B. 100 ～ 500mL　　　C. 1000 ～ 2000mL

　　D. 2000 ～ 2500mL　　　　E. 2500mL 以上

14. 肾脏对葡萄糖的重吸收发生于（　　）

    A. 近球小管 　　　　　　B. 髓襻 　　　　　　C. 远球小管

    D. 集合管 　　　　　　　E. 各段肾小管

15. 肾糖阈是指（　　）

    A. 尿中开始出现葡萄糖时的血糖浓度　　B. 肾小球开始滤过葡萄糖时的血糖浓度

    C. 肾小管开始吸收葡萄糖的血糖浓度　　D. 肾小管吸收葡萄糖的最大能力

    E. 肾小球开始滤过葡萄糖的临界尿糖浓度

16. 膀胱内充满尿液但不能自行排出，称为（　　）

    A. 尿失禁 　　　　　　　B. 尿潴留 　　　　　　C. 尿频

    D. 遗尿 　　　　　　　　E. 尿急

17. 少尿患者每昼夜排出尿量在（　　）

    A. 100mL 以下 　　　　B. 100～500mL 　　　C. 1000～2000ml

    D. 2000～2500mL 　　　E. 2500mL 以上

18. 葡萄糖的重吸收与下列哪种离子相伴联（　　）

    A. K^+ 　　　　　　　　B. Ca^{2+} 　　　　　　C. Cl^-

    D. Na^+ 　　　　　　　E. Mg^{2+}

19. 无尿患者每昼夜排出尿量在（　　）

    A. 100mL 以下 　　　　B. 100～500mL 　　　C. 1000～2000mL

    D. 2000～2500mL 　　　E. 2500mL 以上

20. 脊髓腰骶段或盆神经损害可引起（　　）

    A. 多尿 　　　　　　　　B. 少尿 　　　　　　C. 尿失禁

    D. 尿潴留 　　　　　　　E. 尿频、尿急

21. 渗透性利尿是指（　　）

    A. 大量饮清水使尿量增多　　B. 肾小管壁对水通透性降低使尿量增多

    C. ADH 分泌减少使尿量增多　　D. 肾小管液溶质浓度增高使尿量增多

    E. 醛固酮分泌减少引起尿量增多

22. 糖尿病人尿量增多的原因是（　　）

    A. 肾小球滤过率增加　　B. 渗透性利尿　　　C. 水利尿

    D. 血管升压素分泌减少　　E. 醛固酮分泌减少

23. 静脉注射甘露醇引起尿量增加是通过（　　）

    A. 增加肾小球滤过率　　B. 增加肾小管液中溶质的浓度

    C. 减少血管升压素的释放　　D. 减少醛固酮的释放

    E. 减少远曲小管和集合管对水的通透性

24. 给家兔静脉注射 20% 葡萄糖溶液 5mL，引起尿量增多的原因是（　　　）

    A. 肾小球有效滤过压升高　　　B. 肾小球滤过率增加　　C. 血浆胶体渗透压升高

    D. 醛固酮分泌增加　　　　　　E. 肾小管液中溶质浓度增加

25. 抗利尿激素的主要生理作用是（　　　）

    A. 减少肾小球滤过率

    B. 增加远曲小管和集合管对水的通透性

    C. 促进肾血管收缩、减少肾血流量

    D. 促进肾小管、集合管对 Na^+ 的重吸收

    E. 促进远曲小管、集合管的 Na^+–H^+ 交换

26. 大量饮清水后抗利尿激素分泌减少主要是由于（　　　）

    A. 血量增多　　　　　　　　B. 动脉血压增高　　　　C. 血浆晶体渗透压降低

    D. 血管紧张素 Ⅱ 减少　　　　E. 心钠素增多

27. 大量出汗引起尿量减少的主要原因是（　　　）

    A. 循环血量减少　　　　　　　B. 血浆胶体渗透压升高

    C. 肾小管液溶质浓度升高　　　D. ADH 合成释放增多　　E. 血浆晶体渗透压降低

28. 调节远曲小管和集合管保钠排钾作用的是（　　　）

    A. 糖皮质激素　　　　　　　B. 醛固酮　　　　　　　C. 抗利尿激素

    D. 甲状旁腺激素　　　　　　E. 肾上腺素

29. 某患者脊髓腰段横断外伤后出现尿失禁，其机制是（　　　）

    A. 脊髓初级排尿中枢损伤　　　B. 初级排尿中枢与大脑皮质失去联系

    C. 排尿反射传入神经受损　　　D. 排尿反射传出神经受损

    E. 膀胱平滑肌功能障碍

30. 促进血管升压素释放的因素是（　　　）

    A. 血浆胶体渗透压升高　　　　B. 血浆晶体渗透压升高

    C. 血浆胶体渗透压下降　　　　D. 血浆晶体渗透压下降

    E. 动脉血压升高

31. 醛固酮释放的部位主要是（　　　）

    A. 肾上腺髓质　　　　　　　B. 肾上腺皮质球状带　　C. 肾上腺皮质束状带

    D. 肾上腺皮质网状带　　　　E. 肾皮质

32. 排尿反射的初级中枢位于（　　　）

    A. 大脑皮质　　　　　　　　B. 下丘脑　　　　　　　C. 延髓

    D. 中脑　　　　　　　　　　E. 骶段脊髓

33. 盆神经受损时，排尿功能障碍的表现是（   ）

   A. 尿失禁　　　　　　　　B. 尿频　　　　　　　C. 尿潴留

   D. 多尿　　　　　　　　　E. 少尿

34. 给某患者静脉注射 20% 葡萄糖 50mL，患者尿量显著增加，尿糖定性阳性。分析该患者尿量增多的主要原因是（   ）

   A. 肾小管对水的通透性降低　　B. 肾小管溶质浓度增加

   C. 肾小球滤过率增大　　　　　D. 肾小管对 Na^+ 吸收减少

   E. 血容量增大

35. 对尿量调节作用最大的激素是（   ）

   A. 醛固酮　　　　　　　　B. 抗利尿激素　　　　C. 胰岛素

   D. 糖皮质激素　　　　　　E. 心房钠尿肽

36. 急性肾小球肾炎出现血尿、蛋白尿是由于（   ）

   A. 滤过膜通透性的改变　　　　B. 肾小球毛细血管血压的改变

   C. 肾小球血浆流量的改变　　　D. 血浆胶体渗透压的改变

   E. 囊内压的改变

37. 在用家兔进行的"影响尿生成因素"实验中，下列结果错误的是（   ）

   A. 静脉推注生理盐水 20mL 后尿量增多

   B. 静脉推注 20% 葡萄糖 5mL 后尿量增多

   C. 静脉注射 1:100000 去甲肾上腺素 0.3mL 后，尿量增多

   D. 静脉注射垂体后叶素，尿量减少

   E. 股动脉放血 40mL 后，尿量减少

38. 下列情况属于渗透性利尿的是（   ）

   A. 大量饮水引起多尿　　　　　　　　　　B. 大量输液引起多尿

   C. ADH 分泌障碍引起的尿崩症　　　　　　D. 糖尿病患者的多尿

   E. 心房钠尿肽增多引起的多尿

三、简答题

1. 简述尿生成的基本过程。

2. 影响肾小球滤过的因素有哪些？

3. 简述渗透性利尿和水利尿的产生机理。

4. 静脉快速输入大量生理盐水，尿量有何变化？为什么？

5. 大量出汗，尿量有何变化？为什么？

6. 糖尿病患者为什么会出现多尿？

7. 家兔耳缘静脉注射 20% 葡萄糖液 5mL，尿量有何变化？为什么？

154

8. 家兔耳缘静脉注射 1∶10000 去甲肾上腺素 0.5mL，尿量有何变化？为什么？

四、论述题

1. 叙述抗利尿激素的合成释放、主要生理作用及其分泌的调节。

2. 叙述醛固酮的分泌、主要生理作用及其分泌调节。

扫一扫，知答案

扫一扫，看课件

神经系统的功能

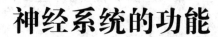

【学习目标】

1. 掌握神经纤维传导兴奋的特征；突触的概念及突触传递的过程；中枢兴奋传递的特征；神经－肌肉接头处兴奋传递的过程；两种感觉投射系统的概念、特点及作用；内脏痛的特征；牵涉痛的概念及临床意义；牵张反射的概念和类型；条件反射的形成及意义；第一信号系统和第二信号系统的概念及意义。

2. 熟悉神经元的一般结构和功能；突触的结构和分类；大脑皮质体表感觉代表区的部位及特点；皮层主要运动区的部位及其特点；熟悉牵张反射的过程；小脑的功能、锥体系和锥体外系的概念及作用；脑电图的基本波形及意义。

3. 了解反射活动的一般规律；脊髓的感觉传导功能；小脑对躯体运动的调节；基底神经核对躯体运动的调节；内脏活动的中枢调节；睡眠的时相、特点及意义；脊休克、去大脑僵直的概念及产生。

案例导入

王某，男，66 岁，4 小时前突然觉得头痛，同时发现左侧肢体乏力，血压急剧下降，恶心伴呕吐。身体检查：神志清醒，体温 36.7℃，脉搏 80 次 / 分，呼吸 18 次 / 分，血压 185/95mmHg。辅助检查：头颅 CT 示右侧颞叶血肿。

问题：

1. 该病人应该初步诊断为什么病？

2. 试用所学知识，分析该病人神经系统的功能症状还可能会出现什么？

神经系统在机体功能调节系统中起主导作用，直接或间接地使机体的各个系统、器官及组织的功能活动协调统一，并对机体内外环境的变化做出迅速而准确的适应性功能调节，从而使机体得以生存。

项目一　神经系统功能活动的基本原理

一、神经元和神经纤维传递兴奋的特征

神经元（neuron）和神经胶质细胞是构成神经组织的两种主要细胞。神经元既神经细胞，是神经系统的最基本的结构单位和功能单位。据估计，人类中枢神经系统内大约有1000亿个神经元，仅大脑皮质中就有140亿。神经胶质细胞是神经组织的重要组成部分，其数量为神经元的 10 ～ 50 倍，其功能有支持、修复与再生作用，物质代谢和营养作用，绝缘和屏蔽作用以及维持合适的离子浓度等作用。

（一）神经元的基本结构和功能

神经元的形状和大小不一，但基本结构相同，可分为胞体和突起两部分。胞体位于脑、脊髓和神经节中，可合成蛋白质，对神经递质的形成和执行神经元的信息整合功能具有重要作用。突起分为轴突和树突两部分，树突较短，有多个，轴突较长，一般只有一个。神经元的主要功能是感受刺激和传递信息，对刺激信号加以分析、整合和贮存，并将整合的信息传递出去（图 9-1）。

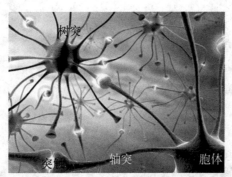

图 9-1　运动神经元及其功能示意图

（二）神经纤维

神经纤维的主要功能是传导兴奋。神经纤维上传导的动作电位称为神经冲动，有以下的几个特征：①生理完整性：神经纤维只有在结构和功能上完整才能传到兴奋，若神经损伤、切断或低温麻醉等均可以使兴奋传导阻断；②绝缘性：一根神经干内包含有许多的神经纤维，但每条神经纤维传导兴奋时基本上互不干扰，这是由于细胞外液对电流的短路作用以及与神经纤维之间存在结缔组织有关；其生理意义是保证神经调节的精确性；③双向性：当神经纤维上的某一点产生动作电位时，其兴奋可沿着神经纤维同时向两端传导；④

相对不疲劳性，神经纤维能在较长时间内保持其传导兴奋的能力，实验发现，以 50～100 次 / 秒的电流连续刺激神经纤维数小时至十几小时，神经纤维能始终保持其传导兴奋的能力，表现为相对不疲劳性，这与突触传递相比较而言。

二、突触传递

信息在神经元之间的传递包括化学性传递和电传递两种类型，前者是通过特殊的化学物质（即神经递质）进行传递的，后者主要是通过突触传递。

1. **突触的概念与分类** 突触（synapse）的概念是英国生理学家谢灵顿首先提出来的，是指神经元和神经元之间相接触并进行传递信息的部位。根据神经元接触部位的不同，将突触分为轴－轴突触、轴－树突触、轴－体突触三种（图9-2）；按对突触后神经元的作用方式不同，分为化学突触和电突触；按照突触传递效应的不同，又将突触分为兴奋性突触和抑制性突触两种。

2. **突触的基本结构** 突触由突触前膜、突触间隙、突触后膜三部分组成（图9-3）。一个神经元的轴突末梢反复分支，其末梢膨大呈球形，称为突触小体，与另一个神经元相接触构成突触。突触小体的膜即突触前

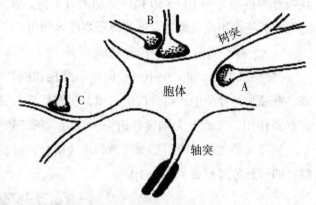

A.轴-体突触 B.轴-树突触 C.轴-树突触

图 9-2 突触的类型

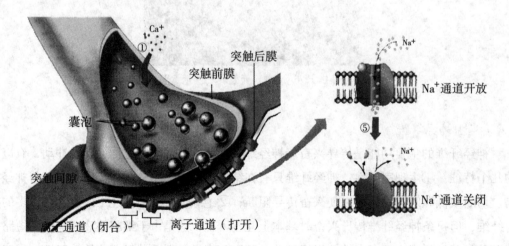

图 9-3 突触的结构模式图

膜，与突触前膜相对的另一个神经元的胞体膜或突起膜称为突触后膜，二者之间为突触间隙，宽 20 ～ 40nm。在突触小体的轴浆内，含有大量线粒体和囊泡，囊泡内含有特殊的化学物质即神经递质。在突触后膜上有与相应神经递质发生特异性结合的受体，该受体又是离子通道。不同的突触内，所含小泡的形状、大小及递质种类均可能不同，这样就构成了人体内极为复杂的突触传递。

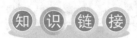

神经－肌肉接头处兴奋的传递与临床实践

肉毒杆菌能选择性阻止神经末梢释放乙酰胆碱，引起神经－肌接头兴奋传递阻滞，故中毒可出现肌肉麻痹。

筒箭毒碱能与乙酰胆碱竞争性结合终板膜上的 N_2 受体，阻断神经－肌接头兴奋传递。故筒箭毒碱作为肌肉松弛剂，在外科手术中应用较多。

有机磷中毒可使胆碱酯酶失活，乙酰胆碱不能及时被除水解，在接头间隙堆积，并持续作用于终板膜，使肌肉持续兴奋、收缩。所以，有机磷中毒病人可出现肌肉痉挛等一系列中毒症状。解磷定可恢复胆碱酯酶活性，是有机磷中毒的特效解毒药。

如前所述，突触传递是经特殊化学物质实现信息传递效应的，这种在神经元与神经元之间或神经元和效应器细胞之间起传递信息作用的特殊化学物质称为神经递质。在人体的神经系统内存在许多化学物质，但不一定都是神经递质。神经递质的种类很多，目前已知有 100 多种神经递质，按其存在部位的不同，分为外周神经递质和中枢神经递质两大类。

1. **外周神经递质** 具体见项目四神经系统对内脏活动的调节。

2. **中枢神经递质** 在中枢神经系统内参与突触传递的神经递质，称为中枢神经递质。中枢神经递质多而复杂，主要分为乙酰胆碱、单胺类、氨基酸类和肽类四类（表 9-1）。

表 9-1 主要的中枢神经递质的分布及功能特点

名称	主要分布部位	功能特点
乙酰胆碱	脊髓、脑干网状系统、丘脑、边缘系统	与感觉、运动、学习和记忆有关
单胺类		
去甲肾上腺素	低位脑干	与觉醒、睡眠、情绪活动有关
多巴胺	黑质－纹状体通路、中脑－边缘系统通路	与躯体运动、精神情绪活动有关
5-羟色胺	脑干中缝核	与睡眠、体温调节、情绪反应及痛觉有关

名称	主要分布部位	功能特点
氨基酸类		
γ-氨基丁酸	脑干、基底神经节、大脑和小脑皮质	抑制性递质
甘氨酸	脊髓腹侧	抑制性递质
谷氨酸	脊髓背侧部、大脑皮质	兴奋性递质
肽类	纹状体、下丘脑前区、中脑、杏仁核等处	与自主神经的活动、摄食行为、抑制疼痛等有关

三、中枢活动的一般规律

（一）中枢神经元的联系方式

反射是指在中枢神经系统的参与下，机体对内外环境变化所做的规律性应答，是神经调节的基本方式。反射弧是反射活动的结构基础，其中，反射中枢是中枢神经系统中参与调节某一生理功能的神经元群落，这些神经元有传入神经元、中间神经元以及传出神经元，它们之间的联系方式很多，但主要有以下几种（图9-4）。

1. 辐散式　一个神经元通过轴突分支与多个神经元建立突触联系。当一个神经元兴奋时，可以使许多神经元兴奋或抑制，这种联系方式主要见于传入通路中，其生理意义在于扩大兴奋或抑制的范围。

2. 聚合式　许多神经元通过轴突末梢与一个神经元之间发生突触联系。这种联系方式主要见于传出通路中，其生理意义在于使来源于不同神经元的兴奋或抑制在同一神经元上发生整合，导致后者兴奋或抑制。

3. 连锁式　中间神经元在发出冲动的同时，通过其发出的侧支直接或间接地与其它神经元发生突触联系。这种联系方式可以在空间上扩大信息作用的范围。

4. 环路式　一个神经元与中间神经元发生突触联系，该中间神经元反过来直接或间接地再作用到原来发出冲动的神经元上。这种联系方式是实现反馈的结构基础。如果中间神经元都是兴奋性的，则使兴奋加强或延续，出现正反馈作用；如果有些中间神经元是抑制性的，则使原神经元的活动减弱或终止，出现负反馈作用。

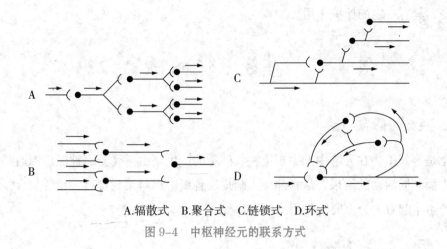

A.辐散式 　B.聚合式 　C.链锁式 　D.环式

图 9-4　中枢神经元的联系方式

（二）突触传递的特征

兴奋在反射中枢通过突触传递时，受突触结构及神经递质等因素的影响，与单一神经纤维上动作电位的传导不同，主要有以下几个特征。

1. **单向传递**　在反射活动中，兴奋只能从突触前神经元传递到突触后神经元，即只能向一个方向传导。这是由于递质是由突触前膜释放到突触间隙后扩散到突触后膜上与受体结合的。

2. **中枢延搁**　突触传递时，由于突触前膜释放神经递质、神经递质的扩散、与受体的结合以及突触后膜上离子通道的开放等多个环节都要消耗一定的时间，这比神经纤维上动作电位传导的时间要长得多，这种现象称为中枢延搁。据实验测定，兴奋通过一个突触需时 0.3～0.5 毫秒，所以在反射活动中，构成中枢的突触数目越多，中枢延搁的时间越长。

3. **总和**　在中枢神经系统内，兴奋和抑制都可以产生总和现象，包括时间总和和空间总和。时间总和是由前后产生的突触后电位相加的现象。第一次冲动引起的突触后电位和下一次或多次的突触后电位叠加，引起突触后神经元的兴奋或抑制。

4. **兴奋节律的改变**　实验发现，在反射活动中，传出神经的放电频率往往与传入神经上的放电频率不同。这是因为突触后神经元常同时接受多个突触传递，且自身功能状态也可能不同，因此，传出神经的放电频率取决于各种影响因素的综合效应。

5. **后发放**　当对传入神经的刺激停止后，传出神经在一段时间内仍然能够发放一定频率的冲动，称为后发放。产生后发放的原因是多方面的，神经元之间的环式联系及中间神经元的作用是主要原因。

6. **对内环境变化的敏感性和易疲劳性**　突触传递易受内环境变化的影响，如缺氧、CO_2 过多或麻醉剂及一些药物均可影响突触传递。另外，与神经纤维上动作电位的传导相比，突触传递容易疲劳，这可能与神经递质的耗竭有关。疲劳的出现，可避免神经元过长

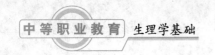

时间兴奋，具有一定的保护作用。

项目二　神经系统的感觉功能

一、感觉的概念

感觉是客观事物在人脑中的主观反映。感觉的产生是由感受器、神经传入通路和感觉中枢三方面共同活动的结果。从脊髓到大脑皮质各级中枢对感觉都有一定的整合作用，在感觉的产生中起着十分重要的作用。

二、躯体和内脏的感觉功能

（一）脊髓的感觉传导功能

脊髓是躯干、四肢和一些内脏器官发出的感觉纤维经过的部位，这些纤维由后根进入脊髓后，分别组成不同的感觉传导束，向高位中枢传导神经活动。其中外侧部的纤维较细，多数无髓鞘，主要传导痛觉、温度觉和轻触觉的神经冲动，组成了浅感觉传导路径。内侧部的纤维较粗，有髓鞘，主要传导本体感觉和深部压觉的神经冲动，组成了深感觉传导路径。

脊髓是重要的感觉传导通路。如某一传导束被破坏，相应的躯干、四肢部分就会丧失感觉。由于脊髓传导束的种类和成分比较复杂，在不同疾病的情况下，因受损程度和部位的差异，临床上可出现比较复杂的感觉损伤的症状。

（二）丘脑及其感觉投射系统

1. 丘脑的感觉功能　丘脑是所有躯体感觉（除嗅觉外）传入大脑皮质的最后驿站，是感觉的总换元站，并能对感觉进行粗糙的分析和综合。丘脑内有大量的核团，大致分为三类：①感觉接替核：它们接受感觉的投射纤维，经换元后进一步投射到大脑皮层特定的感觉区；②联络核：这类核团不直接接受上行感觉的冲动，而是接受感觉接替核和其他皮层下中枢传来的纤维，在此更换神经元后投射到大脑皮层的联络区；③非特异性核：主要是髓板内核群，这些核群分布于内髓板以内，主要有中央中核、束旁核等。这类核团不直接向大脑皮质投射，而是通过多突触弥散地投射到皮质，起着维持大脑皮层兴奋状态的作用。

2. 感觉投射系统　由丘脑投射到大脑皮质的感觉投射系统，根据投射特征的不同，分为特异性投射系统和非特异性投射系统。

（1）特异性投射系统　特异性投射系统（specific projection systen）是指除嗅觉外的各种经典的感觉传导沿脊髓和脑干上传到丘脑后，在感觉接替核和联络核换元后，发出的纤

维特射到大脑皮质的特定区域，产生特定感
觉的传导径路（图9-5）。其特点是各种感觉
的传导路径都是专一的，丘脑的特异性投射
核和大脑皮质之间具有直接的、点对点的关
系。因而特异性投射系统的功能是引起特定
的感觉，激发大脑皮质发出传出冲动。

（2）非特异性投射系统　除嗅觉外，各
种经典的感觉传导上行纤维途径脑干时，与
脑干网状结构内的许多神经元发生多突触联
系，经过多次换元后，到达丘脑的髓板内核
群，由此发出的纤维弥散地投射到大脑皮质
的广泛区域，这一投射途径称为非特异性投
射系统（nonspecific projection system）。

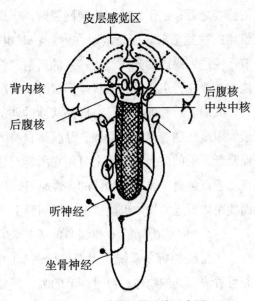

图9-5　感觉投射系统示意图

实验研究发现，在脑干网状结构内存
在具有上行唤醒作用的功能系统，称为脑干网状结构上行激动系统（ascending activating
system）。现代医学认为，脑干网状结构上行激动系统的作用主要是通过丘脑非特异性投
射系统来完成的，如果这一系统受到损伤，便可出现昏睡。同时，这是一个多突触接替的
系统，容易受药物的影响而使传递发生阻滞，麻醉药、巴比妥类催眠药等可能就是阻断了
该系统的活动所致。正常情况下，由于特异性和非特异性两个感觉投射系统的存在，以及
它们之间的作用和配合，才使大脑皮层既能处于觉醒状态，又能产生各种特定的感觉。

三、视觉

人的视觉是通过眼、视神经和视觉中枢共同活动来完成的。眼是视觉器官，它由
含有感光细胞的视网膜和作为附属结构的折光系统等部分组成。人眼的适宜刺激是波长
370～740nm的电磁，眼是人体最重要的感觉器官。

（一）眼的折光系统

眼的折光系统是一个复杂的光学系统。由角膜经房水、晶状体、玻璃体直至视网膜的
前表面，都是一些透明而无血管分布的组织，它们构成了眼内的折光系统，使来自眼外的
光线发生折射，最后成像在视网膜上。这正如放置于照相机主焦点处的底片，可以拍出清
晰的远景一样。

（二）眼的调节

如果安静状态眼的折光能力正好把6m以外的物体成像在视网膜上，对于来自6m的
物体的光线将是不同程度呈辐射状的，它们在折射后的成像位置将在主焦点，亦即视网膜

的位置之后；由于光线到达视网膜时尚未聚焦，因而物像是模糊的，由此也只能引起一个模糊的视觉形象。但正常眼在看近物时也十分清楚，这是由于眼在看近物时已进行了调节，使进入眼内的光线经历较强的折射，结果也能成像在视网膜上。人眼的调节亦即折光能力的改变，主要是靠晶状体形状的改变。

人眼看近物的能力，亦即晶状体的调节能力是有一定限度的，这决定于晶状体变凸的最大限度。随着年龄的增加，晶状体自身的弹性将下降，因而调节能力也随着年龄的增加而降低。眼的最大调节能力可用它所能看物体的最近距离来表示，这个距离或限度称为近点。近点越近，说明晶状体的弹性越好，即它的悬韧带放松时可以做较大程度的变凸，因而使距离更近的物体也能成像在视网膜上。

（三）眼的折光能力和调节能力异常

正常眼的折光系统在无需进行调节的情况下，就可使平行光线聚焦在视网膜上，因而可看清远处的物体；经过调节的眼，只要物体的距离不小于近点的距离，也能在视网膜上形成清晰的像被看清，称为正视眼。若眼的折光能力异常或眼球的形态异常，使平行光线不能在安静未调节的眼的视网膜上成像，则称为非正视眼，其中包括近视、远视和散光眼。

1. 近视　多数由于眼球的前后径过长（轴性近视），致使来自远方物体的平行光线在视网膜前即已聚焦，此后光线又开始分散，到视网膜时形成扩散开的光点，以致物像模糊。当近视看近物时，因这时聚焦的位置较平行光线时为后，因而眼无需进行调节或进行较小程度的调节，就可在视网膜上成像。这就使近视能看清近物，且远点比正常眼还要近。纠正近视眼的方法是在眼前增加一个一定焦度的凹透镜片。

2. 远视　由于眼球前后径过短，以致主焦点的位置实际在视网膜之后，这样人眼的平行光线在到达视网膜时尚未聚焦，也形成一个模糊的像，引起模糊的视觉。这时患者在看远物时就需使自己的调节能力，使平行光线能提前聚焦，成像在位置前的视网膜上。由此可见，远视眼的特点是在看远物时需动用眼的调节能力，看近物时晶状体的凸出差差不多已达到它的最大限度，故近点距离较正常人为大，视近物能力下降，纠正的方法是戴适当焦度的凸透镜。

3. 散光　正常眼的折光系统的各折光面都是正球面的，即在球表面任何一点的曲率半径都是相等的。如果由于某些原因，折光面在某一方位上曲率半径变小，而在与之相垂直的方位上曲率半径变大（相当于在一个硬的桌面上轻压一个乒乓球时，球面的曲率半径在垂直的方位上变小，在横的方位上变大一样），在这种情况下，通过角膜不同方位的光线在眼内不能同时聚焦，这会造成物像变形和视物不清。这种情况属于规则散光，可用适当的柱面镜纠正。

（四）瞳孔和瞳孔对光反射

瞳孔指虹膜中间的开孔，是光线进入眼内的门户，它在亮光处缩小，在暗光处散大。瞳孔的大小可以控制进入眼内的光量。一般人瞳孔的直径可变动于 1.5 ~ 8.0mm 之间。人眼在不同的亮度情况下是靠视网膜中不同的感光细胞来接受光刺激的，在暗光处起作用的视杆细胞对光的敏感程度要比在亮光处起作用的视锥细胞大得多，因此在暗处看物，只需进入眼内光量适当增加即可。通过改变瞳孔大小以调节进入眼内的光量还是有一定意义的。

瞳孔大小随着光照强度而变化的反应，是一种神经反射，称为瞳孔对光反射。临床上有时可见到瞳孔对光反应消失、瞳孔左右不等、互感性瞳孔反应消失等异常情况，常常是由于与这些反射有关的反射弧某一部分受损的结果，因而可以借瞳孔对光反应的情况进行神经病变的定位诊断。

（五）视网膜的感光换能系统

来自外界物体的光线，通过眼内的折光系统在视网膜上形成物像，是视网膜内的感光细胞被刺激的前提条件下形成。感光细胞分视杆细胞和视锥细胞两种，它们都含有特殊的感光色素，是真正的光感受器细胞。视杆细胞外段呈长杆状，视锥细胞外段呈圆锥状。

1.视杆细胞的感光换能机制　视紫红质的分子量约为 27 ~ 28kD，是一种与结合蛋白质。在体内一种酶的作用下可氧化成视黄醛。视紫红质在光照时迅速分解为视蛋白和视黄醛，这是一个多阶段的反应。在亮处分解的视紫红质，在暗处又可重新合成，这是一个可逆反应，其反应的平衡点决定于光照的强度。在视紫红质再合成的过程中，有一部分视黄醛被消耗，这最终要由食物进入血液循环（相当部分贮存于肝）中的维生素 A 来补充。人体长期摄入维生素 A 不足，将会影响人在暗光处的视力，引起夜盲症。

2.视锥系统的换能和颜色视觉　视锥系统外段也具有与视杆细胞类似的盘状结构，并含有特殊的感光色素，但分子数目较少。视锥细胞功能的重要特点是它有辨别颜色的能力。颜色不同，主要是不同波长的光线作用于视网膜后在人脑引起的主观印象。人眼一般可在光谱上区分出红、橙、黄、绿、青、蓝、紫七种颜色，每种颜色都与一定波长的光线相对应；一种颜色不仅可能由某一固定波长的光线所引起，而且可以由两种或更多种其它波长光线的混合作用而引起。例如，把光谱上的七色光在所谓牛顿色盘上旋转，可以在人眼引起白色的感觉；用红、绿、蓝三种色光（不是这三种颜色的颜料）做适当混合，可以引起光谱上所有任何颜色的感觉。

四、听觉

耳是听觉器官。耳由外耳、中耳和内耳迷路中的耳蜗部分组成。由声源振动引起空气产生疏密波，后者通过外耳道、鼓膜和听骨链的传递，引起耳蜗中淋巴液和基底膜的振动，使耳蜗螺旋器中的毛细胞产生兴奋。振动波的机械能在这里转变为听神经纤维上的神经冲动，并以神经冲动的不同频率和组合形式对声音信息进入编码，传送到大脑皮层听觉中构，产生听觉。

（一）人耳的听阈和听域

耳的适宜刺激是空气振动的疏密波，但振动的频率必须在一定的范围内，并且达到一定强度，才能被耳蜗所感受，引起听觉。通常人耳能感受的振动频率在 $16 \sim 20000Hz$ 之间，而且对于其中每一种频率，都有一个刚好能引起听觉的最小振动强度，称为听阈。

（二）外耳和中耳的传音作用

外耳由耳廓和外耳道组成。耳廓能够将前方和侧方来的声音直接进入外耳道，且耳廓的形状有利于声波能量的聚集，引起较强的鼓膜振动；同样的声音如来自耳廓后方，则可被耳廓遮挡，音感较弱。外耳道长约 2.5cm，它是声波传导的通路，一端开口，一端终止于鼓膜。

（三）鼓膜和中耳听骨链

中耳包括鼓膜、鼓室、听骨链、中耳小肌和咽鼓管等主要结构，它们构成了声音由外耳传向耳蜗的最有效通路。声波在到达鼓膜交界，由空气为振动介质；鼓膜经听骨链到达卵圆窗膜时，振动介质变为固相的生物组织。鼓膜呈椭圆形，面积约 $50 \sim 90mm^2$，厚度约 0.1mm，它不是一个平面膜，呈顶点朝向中耳的漏斗形。其内侧连锤骨柄，后者位于鼓膜的纤维层和黏膜层之间，自前上方向下，终止于鼓膜中心处。

听骨链由锤骨、砧骨及镫骨依次连接而成。锤骨柄附着于鼓膜，镫骨脚板和卵圆窗膜相接，砧骨居中，将锤骨和镫骨连接起来，使三块听小骨形成一个两壁之间呈固定角度的杠杆。该杠杆系统的特点是支点刚好在整个听骨链的重心上，因而在能量传递过程中惰性最小，效率最高。

（四）咽鼓管的功能

咽鼓管也称为耳咽管，它连通鼓室和鼻咽部，这就使鼓室内空气和大气相通，因而通过咽鼓管，可以平衡鼓室内空气和大气压之间有可能出现的压力差，这对于维持鼓膜的正常位置、形状和振动性能有重要意义。咽鼓管在正常情况下其鼻咽部开口常处于闭合状态，在吞咽、打呵欠或喷嚏时，由于腭帆张肌等肌肉的收缩可使管口暂时开放，有利于气压平衡。

正常时听觉的引起，是由于声波经外耳道引起鼓膜的振动，再经听骨链和卵圆窗膜进入耳蜗，这一条声音传递地途径称为气传导。此外，声波还可以直接引起颅骨的振动，再引起位于颞骨骨质中的耳蜗内淋巴的振动，这称为骨传导。骨传导正常时比气传导不敏感，几乎不能感到它的存在，临床上常通过检查患者气传导和骨传导受损的情况，判断听觉异常的产生部位和原因。

（五）耳蜗的感音换能作用

耳蜗的作用是把传到耳蜗的机械振动转变成听神经纤维的神经冲动。在这一转变过程中，耳蜗基底膜的振动是一个关键因素。

1. 耳蜗的结构　耳蜗是一条骨质的管道围绕一个骨轴盘旋而成。在耳蜗管的横断面上可见到两个分界膜：斜行的前庭膜和横行的基底膜。两膜将管道分为三个腔，分别称为前庭阶、鼓阶和蜗管。前庭附在耳蜗底部与卵圆窗膜相接，内充外淋巴；鼓阶在耳蜗底部与圆窗膜相接，也充满外淋巴，后者在耳蜗顶部和前庭阶中的外淋巴相交通；蜗管是一个盲管，其中内淋巴浸着位于基底膜上的螺旋器的表面。螺旋器的构造极为复杂，这些间隙中的液体在成分上与外淋巴一致，它们和蜗管中的内淋巴不相交通，但可通过基底膜上的小孔与鼓阶中的外淋巴相交通。

2. 耳蜗的感音换能功能　当声波振动通过听骨链到达卵圆窗膜时，压力变化立即传给隔离蜗内液体和膜性结构；如果卵圆窗膜内移，前庭膜和基底膜也将下移，最后是鼓阶的外淋巴压迫圆窗膜外移；相反，当卵圆窗膜外移时，整个耳蜗内结构又作反方向的移动，于是形成振动。将声波振动的机械能转变为微音器电位。当微音器电位经总和达到阈电位时，便触发与其相连接的耳蜗神经产生动作电位。

五、痛觉

痛觉是机体的某处受到伤害性刺激时引起的一种感觉，同时伴有不愉快的情绪反应、自主神经反应。痛觉是人体的报警系统，可引起人的警觉，对机体起保护作用。但过度过久的疼痛会使人难以忍受、备受煎熬，患者的身心造成严重的损伤，所以，痛觉是一种复杂的生理心理反应。疼痛和镇痛的研究也越来越受到医学工作者的关注。

（一）痛觉感受器及其刺激

痛觉感受器是游离的神经末梢，有些传入神经末梢失去髓鞘，成为裸露的分支，就形成痛觉感受器，广泛分布于皮肤、肌肉、关节、内脏等处。当伤害性刺激作用于机体时，受损组织释放出致痛物质，如组胺、前列腺素、5-羟色氨、缓激肽、K^+、H^+等，使游离神经末梢去极化，产生动作电位，神经冲动经传入神经传至神经中枢，产生痛觉。

（二）皮肤痛

皮肤痛是指皮肤受到伤害性刺激时产生的疼痛。皮肤痛有快痛和慢痛两种不同性质的疼痛。快痛是一种尖锐的"刺痛"，特点是产生和消失迅速，定位清楚，快痛可以很快告知人们发生的伤害性影响，并出现保护性反应，如屈肌反射。慢痛是一种"烧灼"样疼痛，一般在刺激后约 0.5 ～ 1.0 秒出现，特点是持久而模糊，定位不清楚，往往伴有情绪反应、心血管和呼吸等活动的改变。当伤害性刺激作用于皮肤时，首先出现快痛，然后出现慢痛。

（三）内脏痛与牵涉痛

1. 内脏痛　　内脏痛是内脏器官受到伤害性刺激时产生的疼痛感觉。和皮肤痛相比较，内脏痛有以下几个特点：①内脏痛发起缓慢、持续时间长；②定位不清楚，对刺激的分辨能力差，如腹痛的患者往往不能说出发生疼痛的明确部位；③对切割、烧灼刺激不敏感，而对缺血、缺氧、痉挛、炎症、机械牵拉等刺激十分敏感，并伴有明显的情绪反应，如肠梗阻时，患者有剧烈的疼痛；④常伴有牵涉痛。内脏痛是临床常见症状之一，可因各种原因引起疼痛，常见的有组织缺血和肌肉痉挛，心绞痛就是一个因心肌缺血而引起疼痛的典型例子。此外，各部组织的损伤和炎性反应，如胃和十二指肠溃疡等都有疼痛产生。了解疼痛的部位、性质和时间等规律对某些疾病的诊断有重要的参考价值。

2. 牵涉痛　　牵涉痛（rcferred pain）是指某些内脏疾患往往引起体表一定部位疼痛或痛觉过敏的现象。例如，胆囊病变时，患者常出现右肩区的疼痛；心绞痛的患者常感到心前区、左肩和左上臂的疼痛；肾结石的患者出现腹股沟区的疼痛；阑尾炎的患者出现脐周和上腹部的疼痛。了解牵涉痛，对临床上诊断某些疾病有一定的意义。

有关牵涉痛的机理目前还不十分清楚，通常用会聚学说和易化学说对牵涉痛的机制加以解释（图9-6）。会聚学说认为，发生牵涉痛的体表部位的传入纤维与患病内脏的传入纤维由同一脊神经的后根进入脊髓后角，即两者通过共同的通路上传，由于生活中的疼痛多来自体表部位，大脑皮层习惯于识别体表的刺激信息，因而把内脏的痛觉信息误认为来自体表，于是产生牵涉痛。易化学说认为，来自躯体和内脏的传入纤维到达脊髓后角同一区域，更换神经元的部位很靠近，由患病内脏的传入冲动可提高邻近的躯体感觉神经元的兴奋性，对体表传入冲动产生易化作用，使平常并不引起体表疼痛的刺激变成了致痛刺激，从而产生牵涉痛。

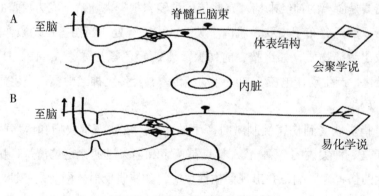

图9-6　牵涉痛的两种产生机制

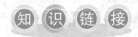

止痛药的应用

由于疼痛对身体健康具有防御和保护意义，临床上在疾病确诊前不应轻率地使用镇痛药，以免影响疾病的诊断。但对于一些长期迁延的慢性疼痛患者，可合理应用。如体表结构的浅表性疼痛，一般用非麻醉性止痛药即可缓解。躯体深部疼痛以及内脏痛常需使用成瘾性较弱的人工合成镇痛药，如哌替啶。晚期癌症所致的顽痛常用止痛作用最强的吗啡，此时不必顾及其成瘾性。

项目三　神经系统对躯体运动的调节

运动是人体重要的功能活动之一，躯体运动是以骨骼肌的收缩和舒张活动为基础的。在整体内，骨骼肌的各种活动受神经系统的调节，从最简单的反射到复杂的随意运动，都是从脊髓到大脑皮质各级中枢的控制下完成的。简单的反射只需低位中枢的控制，而复杂的功能如各种姿势的完成和协调，必须由大脑皮层、皮层下核团和脑干下行传导系统以及脊髓共同配合才能完成。

一、脊髓对躯体运动的调节

（一）运动神经元

脊髓是调节躯体运动的最基本中枢，可完成一些简单的反射活动。在脊髓灰质的前角中，存在大量支配骨骼肌的运动神经元，包括 α 运动神经元和 γ 运动神经元两类，其神经末梢释放的递质都是乙酰胆碱。α 运动神经元既接受来自皮肤、肌肉、关节等外周感受器的传入信息，还接受来自脑干、大脑皮层等高位中枢的下传信息，产生反射活动。因此，α 运动神经元是躯体运动反射的最后公路。

γ 运动神经元的传出纤维较细，分散在 α 运动神经元之间，它支配骨骼肌的梭内肌纤维，可调节肌梭对牵拉刺激的敏感性。

（二）牵张反射

有神经支配的骨骼肌在受到外力牵拉而伸长时，反射性地引起受牵拉的同一块肌肉收缩，此种反射称为牵张反射（stretch reflex）。

1. 牵张反射的类型　根据牵拉形式和肌肉收缩的反应不同，牵张反射可分为两种类型：腱反射和肌紧张。腱反射是指快速牵拉肌腱时发生的牵张反射，表现出被牵拉的肌肉迅速而明显地缩短，又称为位相性牵张反射。例如，当膝关节半屈曲时，叩击股四头肌肌腱，可使股四头肌发生快速的收缩，出现小腿伸直的现象，称为膝跳反射。再叩击跟腱时腓肠肌出现收缩。这类反射是由于叩击肌腱引起的，所以称为腱反射（tendon reflex）。腱反射是单突触反射，它的反射时间很短，约 0.7 毫秒，相当于一次突触传递的中枢延搁时间，故腱反射是单突触反射。它的中枢常只涉及 1～2 个脊髓节段，所以反应的范围仅限于受牵拉的肌肉。正常情况下，腱反射受高位中枢的下行控制。临床上通过检查腱反射来了解神经系统的功能状态，如果腱反射减弱或消失，常提示该反射弧的某个部分损伤；而腱反射亢进，可能是高位脑中枢有病变。

肌紧张（muscle tonus）是指由缓慢而持续地牵拉肌腱所引起的牵张反射，又称为紧张性牵张反射。肌紧张表现为受牵拉的肌肉轻度而持续地收缩，具有一定的张力而没有明显的缩短。肌紧张是由肌肉中的肌纤维轮流收缩产生的，所以不易发生疲劳，产生的收缩力量也不大，不会引起躯体明显的位移。例如，人体直立时，支持体重的关节由于重力作用而趋向弯曲，使伸肌的肌梭受到持续牵拉，伸肌紧张加强以对抗关节屈曲，从而维持直立姿势。肌紧张属于多突触反射，是维持躯体姿势最基本的反射，也是其他姿势反射的基础。

2. 牵张反射的反射弧 牵张反射的感受器是肌梭，肌梭是一种感受牵拉刺激的梭形感受器，能感受肌肉长度的变化，位于肌肉内，属于本体感受器。总之，牵张反射的反射弧比较简单，其显著特点是感受器和效应器都在同一块肌肉中（图 9-7）。

在牵张反射活动中，当牵拉肌肉的力量达到一定程度时，肌肉收缩会突然停止，转为舒张，这种反射有人称之为反牵张反射。当梭外肌收缩张力增大时，腱器官发放的传入冲动增加，通过抑制性中间神经元，使牵张反射受到抑制，以避免被牵拉的肌肉因过度收缩而受损。

（三）脊休克

在临床上，当脊髓与高位中枢之间突然离断后，断面以下的脊髓会暂时丧失反射活动的能力而进入无反应的状态，这种现象称为脊休克（spinal shock）。脊休克的主要表现为在横断面水平以下的脊髓，躯体运动反射活动消失、骨骼肌紧张性下降，外周血管扩张、血压下降，出汗被抑制，大小便潴留等。脊休克是暂时现象，经过一段时间后各种反射活动可逐渐恢

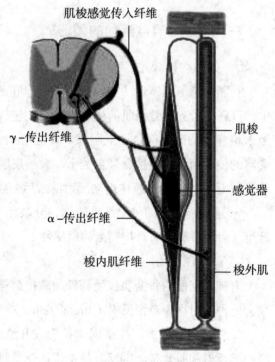

肌梭感觉传入纤维

γ-传出纤维

α-传出纤维

梭内肌纤维

肌梭

感觉器

梭外肌

图 9-7 牵张反射的反射弧示意图

复。最先恢复的是比较简单和原始的屈反射和腱反射。一般情况下，低等动物如蛙在脊髓离断后数分钟内即恢复，狗需要几天时间，而人类恢复最慢，需数周至数月，且恢复的这些反射功能并不完善。例如，排尿反射可以进行，但不受意识的控制，出现尿失禁；一些屈肌反射可能过强；汗腺可过度分泌等。脊休克的产生是由于离断面以下的脊髓突然失去高位中枢的调控，兴奋性极度低下，对任何刺激都不发生反应。脊休克的产生与恢复，说明了脊髓可单独完成一些简单的反射活动，而在正常情况下，是在高位脑中枢的调控下进行的。

二、脑干对肌紧张的调节

脑干对肌紧张的调节主要是通过脑干网状结构的易化区和抑制区的活动来调节的。

（一）脑干网状结构易化区和抑制区

脑干网状结构易化区主要分布在延髓网状结构的背外侧部分、脑桥的被盖、中脑的中央灰质及被盖，以及下丘脑和丘脑中线核群等区域。其作用主要是加强肌紧张和肌运动。脑干网状结构抑制区较小，位于延髓网状结构的腹内侧部分，其主要作用是抑制肌紧张。

（二）去大脑僵直

正常情况下，易化区和抑制区的作用保持动态平衡，以维持正常的肌紧张。在动物中脑的上、下丘之间切断脑干，动物出现四肢伸直、头尾昂起、脊柱挺硬等伸肌紧张亢进的现象，称为去大脑僵直（decerebrate rigidity）（图9-8）。去大脑僵直产生的原因是在中脑上、下丘之间切断脑干，切断了脑干网状结构抑制区与大脑皮质运动区和纹状体之间的联系，抑制区的活动减弱，易化区的活动占优势，导致伸肌紧张亢进，造成了僵直现象。

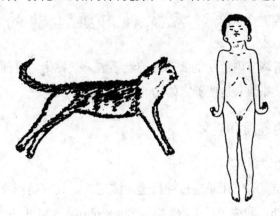

图9-8　去大脑僵直

三、小脑对躯体运动的调节

根据与小脑纤维联系情况不同，将小脑分为前庭小脑、脊髓小脑和皮层小脑三部分。

小脑具有维持身体平衡、调节肌紧张和协调随意运动的作用。临床上小脑出血的患者表现为眩晕、呕吐、一侧性共济失调、眼球震颤等，若出血破入第四脑室，形成枕骨大孔疝，病情凶险，危及生命。

四、基底核对躯体运动的调节

基底神经节是指大脑皮层下一些神经核团的总称。与躯体运动调节有关的主要是纹状体，纹状体是皮层下控制躯体运动的重要回路之一，它与随意运动的稳定、肌紧张的调节、本体感觉传入信息的处理等都有关系，还参与运动的设计和编程。基底神经节损伤表现为两大类：一类表现为运动过少而肌紧张增强，如帕金森病，其产生原因是中脑黑质病变；另一类表现为运动过多而肌紧张降低，如舞蹈病，其产生原因是纹状体病变。

五、大脑皮层对躯体运动的调节

大脑皮层运动区对躯体运动的调节是通过锥体系与锥体外系实现的。

（一）锥体系

锥体系是由大脑皮层神经元及其发出的皮质脊髓束和皮质脑干束组成，大脑皮层通过锥体系发动随意运动。

（二）锥体外系

锥体外系是指锥体系以外所有控制脊髓运动神经元的一切下行通路。锥体外系其功能是调节肌紧张，调整身体姿势，协调肌群运动。

项目四　神经系统对内脏活动的调节

自主神经系统是指调节内脏功能活动的神经系统，又称为内脏神经系统，它们分布在内脏、心血管和腺体，并调节这些器官的功能。

一、自主神经的递质和受体

（一）自主神经的递质

自主神经对内脏器官的作用是通过神经递质实现的。其末梢释放的递质主要有乙酰胆碱（acetylcholine，ACh）和去甲肾上腺素（norepinephrine，NE）。

1. 乙酰胆碱　末梢释放乙酰胆碱的神经纤维，称为胆碱能纤维。胆碱能纤维包括交感神经和副交感神经节前纤维、副交感神经节后纤维、少数交感神经节后纤维（支配汗腺和骨骼肌血管的交感神经节后纤维）、躯体运动神经纤维。

2. 去甲肾上腺素　末梢释放去甲肾上腺素的神经纤维，称为肾上腺素能纤维。肾上腺素能纤维主要包括绝大多数交感神经节后纤维。

（二）自主神经的受体

1.胆碱能受体　能与乙酰胆碱发生特异性结合的受体称为胆碱受体。胆碱能受体包括毒蕈碱受体（muscarinic receptor，M受体）和烟碱受体（nicotinic receptor，N受体）。

（1）毒蕈碱受体　主要分布在副交感神经节后纤维和少数交感神经节后纤维支配的效应器膜上。乙酰胆碱与M受体结合会引起支气管平滑肌、消化管平滑肌、膀胱逼尿肌和瞳孔括约肌收缩，消化腺分泌增加等，心脏活动被抑制，汗腺分泌增多、骨骼肌血管舒张等反应，这些作用统称为毒蕈碱样作用（即M样作用）。M样作用可被M受体阻断剂阿托品阻断。

（2）烟碱受体　N受体包括N_1和N_2受体，N_1分布在自主神经节后神经元上，N_2受体分布于运动终板膜上。乙酰胆碱与N_1结合，使自主神经节后神经元兴奋，与N_2受体结合，引起骨骼肌收缩。该作用称为烟碱样作用（N样作用）。六烃季胺是N_1受体的阻断剂，十烃季胺是N_2受体的阻断剂.筒箭毒是N受体的阻断剂。

2.肾上腺素能受体　能与肾上腺素和去甲肾上腺素结合的受体称为肾上腺素能受体，包括 α 型肾上腺素能受体（简称 α 受体）和 β 肾上腺素能受体（简称 β 受体）。

二、自主神经的功能和意义

（一）自主神经的主要功能

自主神经的功能在于调节内脏平滑肌、心血管和腺体的活动（表9-2）。

表9-2　自主神经系统的主要功能

器官	交感神经	副交感神经
循环器官	心率加快、心肌收缩力加强；皮肤、腹腔内脏、唾液腺、外生殖器的血管收缩；肌肉血管收缩（肾上腺素能纤维）或舒张（胆碱能纤维）	心率减慢、心房收缩力减弱，部分血管（外生殖器的血管）舒张
呼吸器官	支气管平滑肌舒张	支气管平滑肌收缩
消化器官	抑制胃肠运动，抑制消化腺分泌，分泌黏稠唾液，胆囊舒张，括约肌收缩	促进胃肠运动和胆囊收缩，促进消化腺分泌，分泌稀薄唾液，括约肌舒张
泌尿生殖系统	膀胱逼尿肌舒张，尿道内括约肌收缩。有孕子宫收缩，无孕子宫舒张	膀胱逼尿肌收缩，尿道内括约肌舒张
眼	瞳孔开大肌收缩，瞳孔扩大，睫状肌松弛	瞳孔括约肌收缩，瞳孔缩小，睫状肌收缩
皮肤	竖毛肌收缩，促进汗腺分泌	
代谢	促进糖原分解和肾上腺髓质分泌	促进胰岛素分泌

（二）自主神经功能活动的意义

1.交感神经活动的意义　交感神经系统分布较广泛，常以整个系统来参与反应。当人体在遭遇紧急情况（如大失血、缺氧、剧痛或寒冷环境等）时，交感神经系统的活动显著加强，同时肾上腺髓质激素分泌增加，即交感神经－肾上腺髓质系统功能亢进的现象，称为应急反应。

2.副交感神经系统活动的意义　副交感神经活动较局限，常伴有胰岛素的分泌。副交感神经系统活动的意义是促进机体休整恢复、促进消化吸收、蓄积能量、加强排泄。

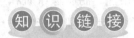

社会心理因素与人体健康

人们在日常生活中，不可避免地会受到来自各方面的心理、社会刺激，产生情绪反应。情绪对人体内脏功能的影响主要通过自主神经及内分泌活动的改变而引起。在不同的情绪状态下，可引起人体循环、呼吸、消化、物质代谢等活动的变化。积极的、愉快的情绪可动员人的各种潜力，提高工作准备效率，有益健康；过于紧张、消极的情绪则可使自主神经功能紊乱而导致疾病。人如果持续处于高度紧张状态，可使交感神经紧张度过强，迷走神经紧张度降低，导致心动过速、心绞痛、心肌梗死、高血压等。尤其是病人更容易受情绪影响，因此医护人员不仅要重视对病人躯体疾病的护理和治疗，同时也要重视对病人的心理护理与治疗。

项目五　脑的高级功能与电活动

人类的大脑皮层高度发达，除了能产生感觉、调节躯体运动和内脏活动外，还有更为复杂的高级功能，如完成复杂的条件反射、学习和记忆、思维、语言等。

一、条件反射

神经调节的基本方式是反射，反射可分为非条件反射和条件反射两种，其中条件反射是脑的高级神经活动。

人和动物一样，都能建立条件反射，巴浦洛夫根据人和动物条件反射的特点不同提出了两个信号系统。第一信号是指客观具体的现实信号，如灯光、铃声、食物的形状、气味等。第二信号是由第一信号抽象出来的语言和文字。巴浦洛夫认为，能对第一信号发生反应的大脑皮层功能系统，称为第一信号系统（first signal systen），是人和动物共有的；能对第二信号发生反应的大脑皮层功能系统，称为第二信号系统（second signal systen），是人所特有的，也是人区别于动物的主要特征。

二、学习与记忆

学习指人和动物从外界环境获取新信息的过程。记忆是大脑将获取信息进行编码、储存及提取的过程。学习与记忆是两个密不可分的过程。学习是记忆的前提，记忆是学习的结果。学习和记忆是脑的高级功能，是一切认知活动的基础。

三、大脑皮层的语言中枢

1. 语言书写区　语言书写区位于额中回后部接近中央前回手部代表区的部位，此区受损，患者能听懂别人的谈话，看懂文字，自己会讲话，手部的其他运动并不受影响，但不会书写，引起失写症。

2. 语言运动区　语言运动区位于中央前回下部的前方（布洛卡区），此区受损，患者能看懂文字，听懂别人谈话，与发音有关的肌肉并不麻痹，但不会讲话，引起运动性失语症。

3. 语言视觉区　语言视觉区位于角回，此处受损，患者其他语言功能正常，但看不懂文字的含义，引起失读症。

4. 语言听觉区　语言听觉区位于颞上回后部，此区损伤，患者能讲话、书写、看懂文字、能听到别人和自己谈话，但听不懂其含义，引起感觉性失语。

四、大脑皮层的电活动

大脑皮层的脑电活动包括自发脑电活动和皮层诱发电位。自发脑电活动是无明显外来刺激时，大脑皮层自发产生节律性电变化；皮层诱发电位是指刺激感觉传入系统，在大脑皮层的一定部位引出电位变化，称为皮层诱发电位。用脑电图机在头皮表面用电极描绘出脑细胞自发性电位变化的波形，称为脑电图。脑电图对癫痫、脑炎、颅内占位性病变等，有一定的诊断价值。癫痫患者脑电图可出现棘波、尖波、棘慢综合征波等异常波形，即或在发作间歇期，亦有异常脑电波活动出现，故脑电图对癫痫有较重要的诊断意义。正常人脑电图的几种基本波形（表9-3）。

表9-3　正常人脑电图的几种基本波形

	频率（次/秒）	波幅（μV）	出现时状态
α 波	8～13	20～100	安静闭目清醒时，在枕叶明显
β 波	14～30	5～20	紧张活动时，在额，顶叶明显
θ 波	4～7	100～150	疲倦时
δ 波	0.5～3	20～200	睡眠时

五、觉醒和睡眠

觉醒与睡眠是正常人体生活中两个必不可少的生理过程。觉醒时，人体从事各种体力和脑力劳动；通过睡眠可使精力和体力得以恢复。

✎ 考纲摘要

1. 突触传递过程：当突触前神经元兴奋传到神经末梢时，突触前膜对 Ca^{2+} 通透性增强，Ca^{2+} 进入末梢，引起突触前膜以出胞方式释放神经递质。如果前膜释放的是兴奋性递质，与突触后膜对应受体结合，可使突触后神经元兴奋，如果前膜释放的是抑制性递质，与突触后膜对应受体结合，使后膜对 Cl^- 的通透性最大，Cl^- 内流，使突触后膜发生超极化，使突触后神经元抑制。

2. 突触传递的特征：单向传布；突触延搁；总和；兴奋节律的改变；对内环境变化敏感和易疲劳性。

3. 末梢释放乙酰胆碱作为递质的神经纤维称为胆碱能纤维。胆碱能纤维主要包括：①全部交感和副交感节前纤维；②大多数副交感节后纤维（除去少数肽能纤维）；③少数交感节后纤维，如支配汗腺的交感神经和支配骨骼肌血管的交感舒血管纤维；④躯体运动神经纤维。胆碱能受体包括两种：M 受体和 N 受体，M 受体阻断剂为阿托品；N 受体阻断剂为筒箭毒。

4. 肾上腺素能受体包括：α 受体、β 受体。α 受体阻断剂是酚妥拉明；β 受体阻断剂是普萘洛尔。

5. 神经调节的基本方式是反射，反射是指在中枢神经系统参与下，机体对内外环境刺激的规律性应答。反射的结构基础为反射弧。反射弧包括感受器、传入神经、神经中枢、传出神经和效应器五部分。

6. 反馈调节分为负反馈和正反馈。负反馈指调节结果反过来使调节原因或调节过程减弱的调节方式，如内环境稳态的维持，降压反射等。正反馈指调节结果反过来使调节原因或调节过程加强的调节方式。

7. 特异投射系统的功能是引起特定的感觉，并激发大脑皮层发出神经冲动。特点是点对点投射。非特异投射系统不具有点对点的投射。其主要功能是维持与改变大脑皮层的兴奋状态。

8. 内脏病的特征：①发生缓慢、疼痛持久、定位不精确；②对切割、烧灼不敏感，对机械性牵拉、缺血、痉挛和炎症等刺激敏感；③常伴有不愉快或不安等精神感觉和出汗、恶心、血压降低等自主神经反应。

9. 正常脑电波有 α 波、β 波、θ 波和 δ 波四种。α 波在清醒、安静、闭目时出现；

β 波在睁眼和接受其他刺激时出现；θ 波在困倦时出现；δ 波在睡眠时出现。

10. 牵张反射是骨骼肌受外力牵拉而伸长时，可反射性地引起受牵拉的同一肌肉收缩。有腱反射和肌紧张两种。肌紧张是维持姿势最基本的反射活动。牵张反射的感受器是肌梭，效应器是梭外肌，牵张反射的特点是感受器和效应器均在同一块肌肉内。

11. 脑干网状结构抑制区的作用是抑制肌紧张。大脑皮层运动区、纹状体兴奋抑制区。脑干网状结构易化区的作用是加强肌紧张。平时，易化区的活动略占优势。当在中脑上、下丘之间切断脑干，运动区和纹状体不能再兴奋抑制区，结果抑制区活动减弱，而易化区活动相对增强，使肌紧张增强，引发去大脑僵直。

12. 小脑的主要功能：维持身、体平衡（前庭小脑）；调节肌紧张（脊髓小脑）；协调随意运动（皮层小脑）。

13. 震颤麻痹的病变部位在黑质，是多巴胺能递质系统受损，导致纹状体内乙酰胆碱递质系统功能亢进所致。舞蹈病的主要病变部位在纹状体，其中的胆碱能神经元和 γ - 氨基丁酸能神经元功能减退，而黑质多巴胺能神经元功能相对亢进。

14. 自主神经系统的特征：双重神经支配；持久的紧张性；其外周作用与效应器的功能状态有关；交感神经作用广泛，副交感神经作用范围比较局限。

15. 左侧大脑半球因在语言功能方面占优势，因此称为优势半球。①书写中枢：位于额中回后部，损伤出现失写症；②运动性语言中枢：位于额下回后部，损伤时 发生运动失语症；③听觉语言中枢：位于颞上回后部，损伤引起感觉失语症；④视觉语言中枢：位于角回，受损时出现失读症。

复习思考题

一、名词解释

1. 神经递质

2. 受体

3. 突触

4. 化学突触

5. 电突触

6. 反射

7. 瞳孔对光反射

二、单项选择题

1. 有髓神经纤维的传导速度（　　　）

  A. 不受温度的影响   B. 与直径成正比

  C. 与刺激强度有关   D. 与髓鞘的厚度无关

2. 神经细胞兴奋阈值最低，最易产生动作电位的部位是（　　　）

  A. 胞体   B. 树突

  C. 轴丘   D. 轴突末梢

3. 哺乳动物神经细胞间信息传递主要靠（　　　）

  A. 单纯扩散   B. 化学突触

  C. 电突触   D. 非突触性化学传递

4. 中枢神经系统内，化学传递的特征不包括（　　　）

  A. 单向传递   B. 中枢延搁

  C. 兴奋节律不变   D. 易受药物等因素的影响

5. EPSP 的产生是由于突触后膜提高了对下列哪种离子的通透性（　　　）

  A. Na^+、K^+、Cl^-，尤其是 Na^+ B. Ca^{2+} 和 K^+

  C. Na^+、K^+、Cl^-，尤其是 K^+ D. Na^+、K^+、Cl^-，尤其是 Cl^-

6. IPSP 的产生，是由于突触后膜对下列哪种离子通透性的增加（　　　）

  A. Na^+ B. Ca^{2+}

  C. K^+ 和 Cl^-，尤其是 Cl^- D. Na^+、K^+ 和 Cl^-，尤其是 K^+

7. EPSP 是（　　　）

  A. 动作电位   B. 阈电位

  C. 静息电位   D. 局部去极化电位

8. 缝隙连接是神经元间电突触传递的结构基础，它普遍存在于（　　　）

  A. 外周神经内   B. 交感神经内

  C. 中枢神经内   D. 副交感神经内

9. 兴奋性与抑制性突触后电位相同点是（　　　）

  A. 突触后膜膜电位去极化 B. 是递质使后膜对某些离子通透性改变的结果

  C. 都可向远端不衰减传导 D. 都与后膜对 Na^+ 通透性降低有关

10. 为保证神经冲动传递的灵敏性，递质释放后（　　　）

  A. 不必移除或灭活   B. 保持较高浓度

  C. 必须迅速移除或灭活   D. 保持递质恒定

11. 副交感神经节后纤维的递质是（　　　）

  A. 乙酰胆碱   B. 去甲肾上腺素

C. 5- 羟色胺　　　　　　　D. 多巴胺

12. 去甲肾上腺素存在于（　　　）

　　A. 自主神经节前纤维　　　　　B. 神经 – 肌肉接头

　　C. 副交感神经节后纤维末梢　　D. 大部分交感神经节后纤维末梢

三、简答题

1. 何为突触？试述突触传递的基本过程.

2. 试比较特异性和非特异性投射系统结构和功能特点。

3. 简述兴奋性突触和抑制性突触传递的过程。

4. 牵张反射有几种类型？各有何生理意义？

5. 简述交感神经和副交感神经的区别？

6. 神经纤维传导兴奋的特征有哪些？

7. 试述内脏痛的特点。

8. 简述脊休克及其产生机制。

扫一扫，知答案

扫一扫，看课件

内分泌

【学习目标】

1. 掌握激素的概念；生长激素、甲状腺激素、糖皮质激素和胰岛素的生理作用。

2. 熟悉激素的分类；下丘脑、腺垂体分泌的激素种类以及下丘脑与垂体的功能联系；甲状腺激素、糖皮质激素、胰岛素分泌的调节；肾上腺髓质激素，甲状旁腺激素、降钙素的生理作用；应激反应与应急反应的区别与联系。

3. 了解激素作用的原理；胰高血糖素、维生素 D_3、松果体激素、胸腺素、前列腺素的生理作用。

案例导入

郑某，16 岁，男性，身材矮小，智力低下，诊断为呆小症（克汀病）。此病是由于胚胎或婴幼儿时期，缺乏甲状腺激素，导致脑和长骨发育障碍引起的。

问题：

如何防治呆小症？

项目一 概 述

一、内分泌系统和激素

内分泌系统是由内分泌腺和散在分布的内分泌细胞组成。人体主要的内分泌腺包括垂体、甲状腺、肾上腺、胰岛、性腺、胸腺和松果体等，散在的内分泌细胞分布比较广泛，如胃肠道、下丘脑、心血管、肺、肾、胎盘和皮肤等器官组织中均存在各种内分泌细胞（见图 10-1）。

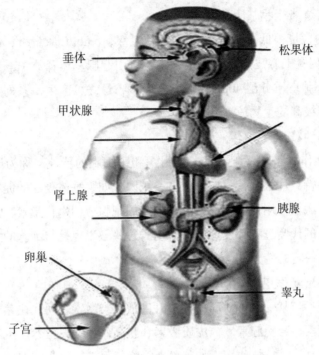

图 10-1　人体内分泌腺的分布

由内分泌腺或内分泌细胞分泌的高效能生物活性物质称为激素（hormone），它们是通过体液来传递信息的化学信使。内分泌系统的调节功能都是通过激素实现的。接受激素信息的器官、组织和细胞则分别称为该激素的靶器官、靶组织和靶细胞。

内分泌系统是机体的重要调节系统，对机体的新陈代谢、生长发育、生殖、内环境稳态的维持等基本生命活动发挥重要的调节作用。在整体情况下，许多内分泌腺都直接或间接地接受神经系统的调节，同时激素也能影响中枢神经系统的功能。因此，内分泌系统与神经系统之间存在着密切的联系和相互作用，共同调节机体的功能活动，使机体更好地适应内外环境的变化。

二、激素作用的一般特征

尽管激素的种类繁多，化学结构各异，但在发挥调节作用过程方面，具有如下共同的特征。

（一）激素的信息传递作用

激素作为传递信息的化学物质，既不能使靶细胞产生新的功能，也不能额外提供能量。只能增强或减弱靶细胞原有的生理、生化过程。激素在完成信息传递后，被分解失活。

（二）激素的高效能生物放大作用

激素在血液中的含量很低，一般在 nmol/L 数量级，pmol/L 数量级，但激素的作用显著。例如，0.1μg 的促肾上腺皮质激素释放激素，可引起腺垂体释放 1μg 促肾上腺皮质激素，后者能引起肾上腺皮质分泌 40μg 的糖皮质激素，最终可产生一系列酶促反应，逐级放大，形成一个效能极高的生物放大系统。

（三）激素作用的特异性

某种激素选择地作用于某些靶器官、靶组织和靶细胞的特性，称为激素作用的特异性。有些激素作用的特异性很强，只作用于某一靶腺，如腺垂体分泌的促甲状腺激素只作用于甲状腺；但有些激素作用比较广泛，没有特定的靶腺，如生长激素、性激素等，它们几乎对全身组织细胞的代谢过程都发挥调节作用，这些激素也是与细胞的相应受体结合而起作用的，同样具有一定的特异性。

（四）激素间的相互作用

当多种激素共同参与某一生理活动的调节时，激素与激素之间往往存在三种作用：①协同作用，如生长激素、肾上腺素、糖皮质激素和胰高血糖素，虽然作用于代谢的不同环节，但都可使血糖升高；②拮抗作用，如胰岛素能降低血糖，这与胰高血糖素升高血糖的效应相拮抗；③允许作用，是指某激素本身并不能对某器官或细胞直接产生作用，但它的存在却是另一激素能产生效应的必备条件，这种现象称为允许作用（permissive action）。例如，糖皮质激素本身并不能引起血管平滑肌收缩，但只有它存在时，去甲肾上腺素才能更有效地发挥缩血管作用。

三、激素的分类

根据分子结构和化学性质不同，将激素分为两类：一类是含氮类激素，该激素分子结构中含有氮元素，包括蛋白质类、肽类和胺类激素。如胰岛素、甲状旁腺素、腺垂体激素和胃肠激素属于蛋白质类激素，下丘脑调节性多肽、抗利尿激素、降钙素和胰高血糖素属于肽类激素，肾上腺素、去甲肾上腺素和甲状腺激素属于胺类激素。含氮类激素易被消化酶破坏（甲状腺激素例外），作为药物使用时不宜口服。另一类是类固醇激素（甾体激素），主要包括肾上腺皮质激素（如皮质醇、醛固酮）和性激素（如雌激素、孕激素以及雄激素）。类固醇激素不易被消化酶破坏，作为药物使用时可以口服。此外尚有属于固醇类激素的胆钙化醇（如维生素 D_3）。

四、激素的作用原理

（一）含氮激素的作用机制——第二信使学说

第二信使学说认为，激素与靶细胞膜上的特异性受体结合；激活细胞膜上的鸟苷酸结合蛋白（简称G蛋白），后者进一步激活腺苷酸环化酶；在Mg^{2+}存在的条件下，腺苷酸环化酶催化ATP转变为环磷酸腺苷（cAMP）；cAMP将蛋白激酶（PK）激活，活化的蛋白激酶使细胞内的蛋白质磷酸化，引起靶细胞各种生理效应，cAMP发挥作用后，被细胞内的磷酸二酯酶降解为$5'-AMP$而失去活性。激素是第一信使，cAMP是第二信使（图10-2）。

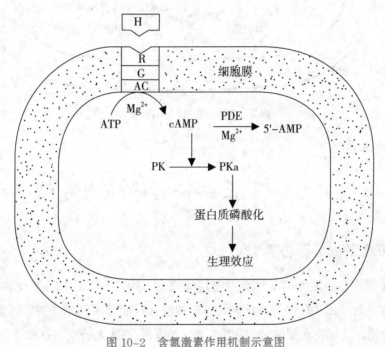

图 10-2　含氮激素作用机制示意图

（二）类固醇激素的作用机制——基因表达学说

类固醇激素分子小、脂溶性高，通过单纯扩散进入细胞，与胞浆受体结合，形成激素-胞浆受体复合物，激素-胞质受体复合物进入细胞核，与核受体结合，形成激素-核受体复合物，激素-核受体复合物结合在染色质的特异性位点上，从而启动或抑制DNA的转录过程，促进或抑制mRNA的生成，诱导或减少某种蛋白质（主要是酶）的合成，产生相应的生理效应（图10-3）。

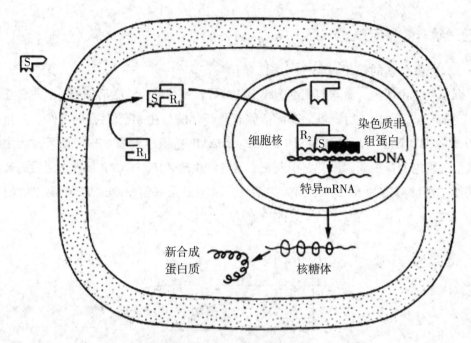

S.激素　　R₁胞质受体　　R₂核受体

图 10-3　类固醇激素作用意图

项目二　下丘脑和垂体的内分泌

一、下丘脑的内分泌功能

下丘脑在结构和功能上与垂体有着密切的联系，构成了下丘脑-腺垂体系统和下丘脑-神经垂体系统（图 10-4）。下丘脑的一些神经元既能分泌激素（神经激素），具有内分泌细胞的作用，又保持典型的神经细胞功能。它们可将从大脑或中枢神经系统其他部位传来的神经信息，转变为激素的信息，起着换能神经元的作用，以下丘脑为枢纽，将神经调节与体液调节紧密地联系起来。

二、腺垂体激素

腺垂体是体内最重要的内分泌腺，它与下丘脑组成一个紧密联系的功能单位，起着上接中枢神经系统，下连靶腺的（桥梁）作用。腺垂体共分泌七种蛋白质类的激素：生长激素（GH）、催乳素（PRL）、促黑激素（MSH）、促甲状腺激素（TSH）、促肾上腺皮质激素（ACTH）、卵泡刺激素（FSH）和黄体生成素（LH）。后四种都有各自的靶腺，能促进靶腺激素的合成，通常将这四种激素称为"促激素"。

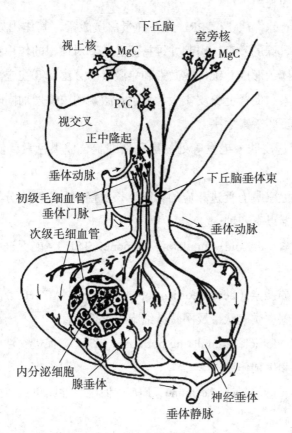

图 10-4　下丘脑 – 垂体功能单位示意图

（一）腺垂体激素及其作用

1. 生长激素（growth hormone，GH）　GH 是腺垂体中分泌量最大的一种激素，具有显著的种属特异性，除了猴的 GH 外，其他动物的 GH 对人无效。人在慢波睡眠期，GH 分泌量增多。

GH 的生理作用有以下几种。

（1）促生长作用　主要是促进骨骼、肌肉和内脏器官的生长。人幼年时若生长激素分泌不足，将出现生长停滞、身材矮小，但智力正常，称为侏儒症；若幼年时生长激素分泌过多，则身材过于高大，称为巨人症。人成年后生长激素分泌过多，由于长骨骨骺已经钙化，长骨不再生长，只能使软骨成分较多的手足肢端短骨、面骨及其软组织生长异常，以致粗大、鼻大唇厚、下颌突出及内脏器官肥大的现象，称为肢端肥大症。

（2）对代谢的作用　生长激素可促进氨基酸进入细胞，并加速 DNA 和 RNA 合成，促进蛋白质合成。生理水平的生长激素可刺激胰岛素分泌，加强糖的利用；但过量的生长激素则抑制糖的利用，使血糖水平升高。生长激素可促进脂肪的分解。由于脂肪分解提供

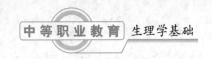

了能量，也减少了糖的利用。

2. 催乳素（prolactin，PRL） PRL 是一种蛋白质激素，其作用如下：①对乳腺与泌乳的作用：PRL 促进乳腺的发育，引起并维持泌乳；②对性腺的作用：催乳素与黄体生成素相互配合，促进黄体的形成并维持孕激素和雌激素的分泌；③在应激反应中的作用：应激状态下，血中催乳素、促肾上腺皮质激素和生长激素的浓度增加同时出现，是机体应激反应中腺垂体分泌的重要激素之一。

3. 促黑激素 促进皮肤、毛发等处的黑色素细胞合成黑色素，使皮肤、毛发的颜色加深。

4. 促激素 这类激素具有促进相应的靶腺生长发育和促进靶腺分泌的双重功能，因而得名促激素，主要包括以下四种。

（1）促甲状腺激素（thyroid-stimulating hormone，TSH） 能促进甲状腺激素的合成与释放。

（2）促肾上腺皮质激素（adrenoeorticotropic hormone，ACTH） 促进糖皮质激素的合成与释放，刺激肾上腺皮质束状带及网状带细胞的生长发育。

（3）卵泡刺激素（follicle-stimulating hormone，FSH） 促进女性卵泡发育成熟，在男性则促进生精管形成和生精作用。

（4）黄体生成素（luteinizing hormone，LH） 促进女性卵巢黄体生成与排卵，促进男性睾酮的合成。

（二）腺垂体激素的分泌调节

腺垂体的分泌活动既受下丘脑的调节，又受外周靶腺激素对下丘脑和腺垂体的反馈调节。

1. 下丘脑对腺垂体分泌功能的调节 下丘脑促垂体区的肽能神经元分泌的九种调节性多肽，经垂体门脉系统运输到腺垂体，调节腺垂体激素的分泌。

2. 外周靶腺激素对下丘脑和腺垂体的反馈调节 腺垂体分泌的促激素作用于外周靶腺（甲状腺、肾上腺皮质束状带、性腺），以刺激靶腺的生长发育，刺激靶腺激素（甲状腺激素、糖皮质激素、性激素）的合成和分泌。

三、神经垂体激素

神经垂体不含腺细胞，不能合成和分泌激素，只是贮存和释放激素的部位。神经垂体贮存并释放的激素有抗利尿激素（ADH）和催产素（OXT）。

（一）抗利尿激素

生理剂量的抗利尿激素（antidiuretic hormone，ADH）能提高远曲小管和集合管对水的通透性，对水的重吸收增加，尿量减少。大剂量的抗利尿激素，可引起皮肤、肌肉和内脏的血管收缩，使血压升高，故又称血管升压素（vasopressin, VP）。在生理情况下，血中的 ADH 浓度很低，抗利尿作用十分明显。在失血时，ADH 释放明显增多，才具有缩血管作用，对维持动脉血压起一定的作用。临床主要将大剂量 ADH 作为内脏出血时的紧急止血剂来使用。

（二）催产素

催产素（oxytocin, OXT）的主要生理作用是在分娩时，促进子宫收缩；在哺乳时促进乳汁的排放。

项目三 甲状腺的内分泌

甲状腺是人体最大的内分泌腺，是由甲状腺腺泡和滤泡旁细胞构成。甲状腺腺泡上皮细胞能分泌甲状腺激素，滤泡旁细胞（又称甲状腺 C 细胞）分泌降钙素。甲状腺激素包括三碘甲腺原氨酸（T_3）和四碘甲腺原氨酸（T_4）两种，四碘甲腺原氨酸又称为甲状腺素，二者均为酪氨酸碘化物。甲状腺分泌的 T_4 较 T_3 多，约占总量的 90%，但 T_3 的生物活性较 T_4 强约 5 倍。合成甲状腺激素的基本原料是碘和甲状腺球蛋白。

一、甲状腺激素的生理作用

甲状腺激素的作用主要是促进物质代谢与能量代谢，促进生长发育，其作用特点是广泛、缓慢而持久。

（一）对代谢的作用

1. 能量代谢　甲状腺激素可提高绝大多数组织的耗氧量，增加产热量。甲状腺功能亢进的病人，因产热量增多而喜凉怕热，体温常偏高，多汗，基础代谢率显著增高；相反，甲状腺功能减退的病人则因产热量减少，喜热畏寒，体温也常偏低，基础代谢率降低。故测定基础代谢率（BMR），有助于诊断甲状腺功能正常与否。

2. 物质代谢　甲状腺激素对三大营养物质的代谢均有作用，但其作用可因血中浓度的不同而产生不同的效应。一般来讲，生理水平的 T_3、T_4 对合成代谢和分解代谢均起促进作用，而大剂量时促分解代谢作用更为突出。

（1）蛋白质代谢　生理剂量的甲状腺激素可促进蛋白质合成，从而有利于机体的生长发育。如果分泌过多，则加速蛋白质分解，特别是骨骼和肌肉蛋白的分解，导致血钙升高、骨质疏松、肌肉消瘦无力。

（2）糖代谢　生理剂量的甲状腺激素促进小肠黏膜对糖的吸收，增加糖原分解，并能增强肾上腺素、胰高血糖素、皮质醇和生长激素的生糖作用，使血糖升高；同时，甲状腺激素还可加强外周组织对糖的摄取和利用，使血糖降低。总的来说，甲状腺激素升高血糖作用强于降血糖作用，故甲亢病人会出现血糖升高，甚至出现糖尿。

（3）脂肪代谢 甲状腺激素既能促进脂肪和胆固醇的合成，又能加速脂肪的动员、分解，促进肝将胆固醇变为胆酸盐排出，但总的效应是分解大于合成。因此，甲状腺功能亢进的患者血胆固醇低于正常；反之，甲状腺功能减退的患者血胆固醇高于正常，易导致动脉粥样硬化。

（二）对生长与发育的影响

甲状腺激素是维持机体正常生长发育必不可缺少的激素，它主要促进脑和长骨的生长发育，特别是在出生后头 4 个月内最为重要。如果胚胎时期摄入碘不足，引起甲状腺激素合成减少，或者婴幼儿时期甲状腺功能低下，出现骨骼和脑发育迟滞，患儿表现出智力低下，身材矮小，称为呆小症或克汀病。如果在出生后 3 个月内如及时补充甲状腺激素，其生长发育可完全正常，超过 3 个月则很难避免呆小病的出现。

（三）其他作用

1. 对神经系统的影响 甲状腺激素能提高中枢神经系统的兴奋性。因此，甲状腺功能亢进的患者，常出现烦躁不安、多愁善感、喜怒无常、失眠、多梦、肌肉纤颤等；甲状腺功能减退的患者，常出现言行迟缓、记忆力减退、表情淡漠、嗜睡等症状。

2. 对心血管系统的影响 甲状腺激素可直接作用于心肌，使心脏活动增强。因此，甲状腺功能亢进的患者，心肌收缩力增强，心率加快，心输出量增加，收缩压升高。同时，由于组织耗氧量增加，致使小血管扩张，外周阻力下降，故舒张压降低，脉压增大。

二、甲状腺功能的调节

甲状腺功能活动主要受下丘脑－腺垂体－甲状腺轴的调节（图 10-5）。此外，甲状腺还可进行一定程度的自身调节及受自主神经系统的调节。

下丘脑促垂体区的肽能神经元合成和分泌的促甲状腺激素释放激素（TRH）经垂体门脉系统运至腺垂体，促进腺垂体合成和分泌促甲状腺激素（TSH）。TSH 作用于甲状腺，使其腺泡细胞增生，促进甲状腺合成和分泌 T_4、T_3。

当血液中 T_3、T_4 浓度升高时，将负反馈于腺垂体，使腺垂体合成和分泌的 TSH 减少，从而使 T_3、T_4 的合成和分泌减少，使其在血中浓度降至正常水平。T_3、T_4 对

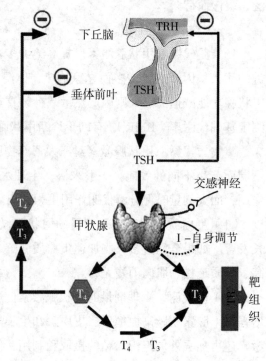

图 10-5 甲状腺激素分泌的调节示意图

下丘脑是否有负反馈作用，目前尚无定论。甲状腺功能也受中枢神经系统的间接控制，机体内、外环境条件变化可作用于感受器，通过该功能轴反射性地调节甲状腺的功能。例如，寒冷刺激可促进 T_4、T_3 分泌，使机体产热增多，利于御寒。

若食物中长期缺碘，超出自身调节限度，就会造成 T_4、T_3 合成和分泌减少，血液中 T_4 和 T_3 浓度降低，对腺垂体的负反馈作用减弱，造成 TSH 分泌增多，甲状腺细胞增生、甲状腺肿大。这称为单纯性甲状腺肿或地方性甲状腺肿。

项目四 肾上腺的内分泌

肾上腺包括皮质和髓质两个部分，两者在发生、结构与功能上均不相同，实际上是两种内分泌腺。肾上腺皮质是腺垂体的重要靶腺，肾上腺髓质接受交感神经节前神经纤维的直接支配。

一、肾上腺皮质激素

肾上腺皮质由外向内可分为球状带、束状带和网状带。球状带分泌盐皮质激素，以醛固酮为代表；束状带分泌糖皮质激素，以皮质醇为代表；网状带分泌少量的性激素，如脱氢异雄酮和雌二醇。

（一）糖皮质激素的生理作用

糖皮质激素（corticosteroid）的作用广泛而复杂，是维持生命所必需的激素。人体血浆中糖皮质激素主要为皮质醇。

1. 对物质代谢的作用

（1）糖代谢 糖皮质激素是调节机体糖代谢的重要激素之一，它促进糖异生，增加肝糖原的贮存。此外，糖皮质激素还能减少外周组织对糖的摄取和利用，使血糖升高。如果糖质激素分泌过多（或大量服用此类激素），可使血糖升高，甚至出现糖尿；反之，肾上腺皮质功能低下如（阿狄森病）的患者则可出现低血糖。因此糖尿病患者应慎用糖皮质激素。

（2）蛋白质代谢 糖皮质激素可促进肝外组织，特别是肌肉组织蛋白质分解，抑制肝外组织对氨基酸的摄取，减少蛋白质合成。糖皮质激素分泌过多时，将出现肌肉消瘦、骨质疏松、皮肤变薄、伤口愈合延迟等现象。

（3）脂肪代谢 糖皮质激素一方面促进脂肪分解（尤其是四肢），使血液中游离脂肪酸浓度升高，增加脂肪酸在肝内氧化；另一方面可使脂肪重新分布，使四肢脂肪减少，面部和躯干的脂肪增多。当肾上腺皮质功能亢进或长期大量服用糖皮质激素时，患者会出现满月脸、水牛背、将军肚，而四肢消瘦，这一特殊体型称为"向心性肥胖"。

（4）对水盐代谢的影响 糖皮质激素还有较弱的保钠排钾作用。另外，糖皮质激素还能降低入球小动脉阻力，增加肾血浆流量使肾小球滤过率增加，有利于水的排出。

肾上腺皮质功能不全的患者，肾脏排水能力降低，严重时可出现"水中毒"。此时，补充糖皮质激素可使病情得到缓解。需要指出的是，盐皮质激素不能替代糖皮质激素对水盐代谢的调节作用。

2. 对其他组织、器官的作用

（1）对血细胞的作用　糖皮质激素可使血液中红细胞、血小板和中性粒细胞数量增加；而使淋巴细胞、嗜酸性粒细胞数量减少。糖皮质激素可抑制胸腺和淋巴组织的细胞分裂，故可用于治疗淋巴肉瘤及淋巴细胞性白血病。

（2）对心血管系统的作用　糖皮质激素对血管没有直接的收缩效应，但它能增强血管平滑肌对去甲肾上腺素的敏感性（允许作用），有利于提高血管的张力和维持血压。另外，它还可降低毛细血管壁的通透性，减少血浆的渗出，有利于维持血容量。

（3）对消化系统的作用　糖皮质激素能促进胃酸及胃蛋白酶原的分泌，并使胃黏膜的保护和修复功能减弱。长期大量服用糖皮质激素，可诱发或加剧溃疡，因此，消化道溃疡患者应慎用。

（4）对神经系统的作用　糖皮质激素有提高中枢神经系统兴奋性的作用。肾上腺皮质功能亢进患者，可出现思维不能集中、烦躁不安和失眠等症状。

3. 在应激反应中的作用　当机体受到创伤、失血、感染、中毒、缺氧、剧烈的环境温度变化以及精神紧张等意外刺激时，将立即引起 ACTH 和糖皮质激素增多，这一反应称为应激反应（stress）。能引起 ACTH 与糖皮质激素分泌增加的各种刺激，称为应激刺激。通过应激反应可增强机体对有害刺激的抵抗能力，对于维持生存起重要的作用。

大剂量的糖皮质激素还具有抗炎、抗毒、抗过敏、抗休克等药理作用。

（二）糖皮质激素分泌的调节

糖皮质激素的分泌主要受下丘脑–腺垂体–肾上腺皮质轴的调节。

下丘脑促垂体区的肽能神经元合成和分泌的促肾上腺皮质激素释放激素（CRH），通过垂体门脉系统作用于腺垂体，促进 ACTH 的合成和分泌。ACTH 不仅能刺激肾上腺皮质束状带分泌糖皮质激素，而且能刺激束状带与网状带细胞的增生。当血液中的糖皮质激素浓度升高时，将负反馈于下丘脑和腺垂体，使 CRH 和 ACTH 的合成和分泌减少，从而使糖皮质激素合成和分泌减少，维持体内糖皮质激素水平的相对恒定。此外，ACTH 对CRH 的分泌也有负反馈调节作用。但是，当机体受到各种有害刺激时，血中糖皮质激素升高所产生的负反馈作用将暂时失效，ACTH 和糖皮质激素继续分泌，以利于增强机体对有害刺激的抵抗力（图 10–6）。

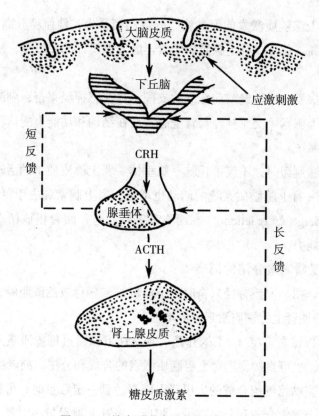

图 10-6 糖皮质激素分泌的调节示意图

二、肾上腺髓质激素

肾上腺髓质含有嗜铬细胞，能分泌肾上腺素（epinephrine，E）和去甲肾上腺素（norepinephrine，NE），二者都是儿茶酚胺类激素。

（一）肾上腺髓质激素的生理作用

肾上腺素和去甲肾上腺素对心血管、内脏平滑肌的作用已在有关章节中讨论，现讨论对代谢和神经系统的作用（表 10-1）。

表 10-1 肾上腺素与去甲肾上腺素的主要生理作用

器官组织	肾上腺素	去甲肾上腺素
心脏	心率加快，收缩力明显增强，心输出量增加	心率减慢（减压反射的作用）
血管	皮肤、胃肠、肾血管收缩，冠状动脉、骨骼肌血管舒张	冠状动脉舒张，其他血管均收缩
血压	升高（心输出量增加为主）	明显升高（外周阻力增大为主）
支气管平滑机	舒张	稍舒张
代谢	增强	稍增强

肾上腺髓质激素可提高中枢神经系统的兴奋性，使机体反应灵敏、警觉性提高。对物

质代谢的作用：肾上腺髓质激素能促进糖原分解和糖异生，使血糖升高；加速脂肪分解，使血中的脂肪酸升高。此外，肾上腺髓质激素还能增加机体的耗氧量，使产热量增加，提高基础代谢率。

肾上腺髓质直接受交感神经节前纤维的支配，当交感神经兴奋，刺激肾上腺髓质分泌肾上腺素和去甲肾上腺素。交感神经与肾上腺髓质在结构和功能上的这种密切联系，构成交感－肾上腺髓质系统。

当机体受到应激刺激时，不仅下丘脑－腺垂体－肾上腺皮质轴的活动增强，产生应激反应；此时，交感－肾上腺髓质系统的活动也增强，肾上腺素和去甲肾上腺素分泌增多，引起应急反应（emergency reaction）。在面临有害刺激时，两者相辅相成，共同提高人体对有害刺激的适应能力。

（二）肾上腺髓质激素分泌的调节

1. 交感神经的作用 交感神经兴奋时，节前纤维末梢释放乙酰胆碱，作用于髓质嗜铬细胞上的 N_1 受体，使肾上腺髓质激素分泌增加。

2. 促肾上腺皮质激素（ACTH）的作用 ACTH 可以通过糖皮质激素促进肾上腺髓质激素的合成和分泌，也可直接促进肾上腺髓质激素的合成和分泌，前者的作用最主要。

3. 反馈作用 当嗜铬细胞合成的去甲肾上腺素达到一定数量时，可抑制酪氨酸羟化酶的活性，使去甲肾上腺素合成和分泌减少；相反，当肾上腺素与去甲肾上腺素从细胞内释放入血液后，胞浆内含量减少，解除了上述的负反馈抑制，肾上腺髓质激素的合成和分泌增加。

项目五 胰 岛

胰腺兼有外分泌和内分泌双重功能。胰腺的内分泌功能主要由胰岛来完成。胰岛是散在分布于胰腺腺泡之间的一些如同岛屿状的内分泌细胞群。人类胰岛有五类细胞，分别是：A 细胞，占 20%，分泌胰高血糖素；B 细胞，占 70%，分泌胰岛素；D 细胞，占 5%，分泌生长抑素；D_1 细胞，可能分泌血管活性肠肽；PP 细胞（也称 F 细胞），分泌胰多肽。最重要的为 A、B 两类。

一、胰岛素

胰岛素（insulin）是由 51 个氨基酸组成的小分子蛋白质，分子量为 6000。正常人空腹状态下血清胰岛素浓度为 35～145pmol/L。胰岛素在血中的半衰期只有 5 分钟，主要在肝灭活，肌肉与肾等组织也能使胰岛素失活。1965 年，我国科学家首先用化学方法，人工合成了具有生物活性的胰岛素分子，为人工合成蛋白质开创了先例，为揭示生命的本质做出了巨大贡献。

（一）胰岛素的生理作用

胰岛素是促进机体合成代谢的激素。

1. **糖代谢**　胰岛素是生理状态下唯一能降低血糖的激素，也是调节血糖浓度的关键激素。胰岛素一方面能促进全身组织对葡萄糖的摄取和利用，加速肝糖原和肌糖原的合成，促使葡萄糖转变为脂肪，即增加血糖的去路；另一方面则抑制糖原分解和糖异生，即减少血糖的来源，从而使血糖降低。当胰岛素分泌不足时，血糖浓度升高，常超过肾糖阈，糖随尿排出，引起糖尿病。

2. **脂肪代谢**　胰岛素能促进脂肪的合成与贮存，并抑制脂肪分解氧化。当胰岛素分泌不足，将引起脂肪代谢紊乱，脂肪贮存减少，分解增强，血脂升高，易造成心、脑血管疾病。又因脂肪酸在肝内分解氧化增多，产生大量酮体而导致酮症酸中毒。

3. **蛋白质代谢**　胰岛素能促进氨基酸进入细胞，并促进 DNA、RNA 及蛋白质合成，抑制蛋白质分解。胰岛素因能增强蛋白质的合成，因而有利于机体的生长。但胰岛素对生长的促进作用，只有与生长激素共同作用时才能发挥明显的效应。

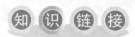

消渴病

《素问，奇病论》中就有消渴病的记载："多饮而渴不止，为上消；多食而饥不止，为中消；多溲（尿）而膏浊不止，为下消。"根据消渴病的临床特征，主要是指西医学的糖尿病。

糖尿病是机体分泌的胰岛素绝对或相对不足，引起以糖代谢紊乱、血糖升高为主要症状群的代谢性疾病。患者血糖升高当超过肾糖阈时，出现糖尿，并引起渗透性利尿；由于体内丢失过多的水分，使血浆晶体渗透压升高，引起口渴而多饮；由于蛋白质分解增强，患者身体消瘦，体重减轻，伤口不易愈合；由于脂肪的贮存减少，分解增强，血脂升高，引起动脉硬化，进而导致心、脑血管疾病；由于脂肪分解增多，生成大量酮体，严重时可出现酮血症和酸中毒，甚至昏迷；由于糖代谢障碍，细胞内能量供应不足，可产生饥饿感而多食。

二、胰高血糖素

胰高血糖素（glucagon）是由 29 个氨基酸形成的多肽，是促进机体分解代谢的激素。胰高血糖素的靶器官主要是肝，它能促进糖原分解和糖异生，使血糖升高。胰高血糖素还能促进脂肪分解，同时又能加强脂肪酸氧化，使酮体生成增多。

项目六 其他激素

一、甲状旁腺激素、降钙素和维生素D₃

（一）甲状旁腺激素

甲状旁腺激素是甲状腺主细胞合成和分泌的多肽激素，它通过骨和肾来实现升高血钙和降低血磷作用。

（二）降钙素

降钙素是甲状腺腺泡旁细胞（又称C细胞）分泌的多肽激素。降钙素的主要作用是降低血钙和血磷，其主要靶器官是骨，对肾也有一定的作用。降钙素抑制破骨细胞活动，减弱溶骨过程，使成骨细胞活动增强，使骨组织释放的钙、磷减少，钙、磷沉积增加，因而血钙与血磷含量下降。

（三）胆钙化醇（维生素D₃）

人体内的胆钙化醇有两个主要来源：①由人皮肤中7-脱氢胆固醇经日光中紫外线照射转化而来；②食物中摄入的胆钙化醇，它主要来自动物性食品，如肝、蛋、乳等。缺乏维生素D₃，在儿童可引起佝偻病，成人则可引起骨软化症。甲状旁腺激素（parathyroid hormone，PTH）可促进1,25-二羟维生素D₃的生成，降钙素则有抑制其生成。

二、松果体激素、胸腺素、前列腺素

（一）松果体激素

松果体细胞分泌的激素主要有两类：吲哚类和多肽类。前者以褪黑素为代表，后者以8-精催产素为代表。

（二）胸腺素

青春期前，人的胸腺较发达，青春期后逐渐退化。胸腺为淋巴器官，兼有内分泌功能。胸腺素在治疗胸腺发育不良等免疫缺陷症和辅助治疗恶性肿瘤上都有一定的效果。

（三）前列腺素

前列腺素是广泛存在于人和哺乳动物体内的一组重要的组织激素。最初在人的精液和绵羊的精囊中发现，当时推测它来自前列腺，故命名为前列腺素。其作用复杂，几乎对机体各器官组织的功能活动均有影响。

✎ **考纲摘要**

1.内分泌系统由内分泌腺和内分泌细胞组成。由内分泌腺或内分泌细胞分泌的高效能生物活性物质，称为激素。

2. 激素作用的一般特征有：信息传递作用，高效能生物放大作用，特异性、激素间的相互作用。

3. 激素按化学性质分为含氮激素和类固醇激素两类。

4. 下丘脑与垂体在结构和功能上联系非常密切，构成下丘脑－腺垂体系统和下丘脑－神经垂体系统两部分。下丘脑分泌的调节性多肽对腺垂体起重要的调节作用。

5. 腺垂体主要分泌七种激素：生长激素、催乳素、促黑激素、腺垂体促激素（促甲状腺激素、促肾上腺皮质激素、卵泡刺激素、黄体生成素）。生长激素的生理作用是：促进机体生长，促进物质代谢。腺垂体促激素对各自的靶腺均有促分泌和促增生的双重作用。

6. 神经垂体不能合成激素，只是贮存和释放抗利尿激素和催产素的部位。

7. 甲状腺激素的作用十分广泛，其主要作用是促进物质代谢与能量代谢，促进生长发育。

8. 肾上腺皮质分泌的盐、糖皮质激素分别调控机体的水、盐代谢及物质代谢，并在机体应激反应中起重要作用；肾上腺髓质分泌的肾上腺素和去甲肾上腺素，主要作用于心血管。

9. 胰岛分泌胰岛素和胰高血糖素，两者共同维持机体血糖的稳定。

10. 甲状旁腺激素、降钙素和维生素 D_3 维持正常的 钙、磷代谢。

复习思考题

一、名词解释

1. 激素

2. 允许作用

3. 下丘脑调节肽

4. 应激反应

5. 应急反应

二、单项选择题

1. 不属于腺垂体分泌的激素是（　　）

  A. 生长激素   B. 催乳素   C. 催产素

  D. 黄体生成素   E. 促甲状腺激素

2. 幼年时生长激素缺乏会导致（　　）

  A. 呆小症   B. 侏儒症   C. 黏液性水肿

D. 肢端肥大症　　　　　　　　E. 糖尿病

3. 神经垂体激素是（　　　）

    A. 催乳素与生长激素　　　　　B. 催乳素与抗利尿激素

    C. 催产素与催乳素　　　　　　D. 催产素与抗利尿激素

    E. 醛固酮与抗利尿激素

4. 合成甲状腺激素的原料是（　　　）

    A. 碘和铁　　　　　　　　　　B. 铁和球蛋白

    C. 球蛋白和维生素 A　　　　　D. 碘和甲状腺球蛋白

    E. 甲状腺球蛋白和维生素 B_{12}

5. 影响神经系统发育最重要的激素是（　　　）

    A. 生长激素　　　　　B. 肾上腺素　　　　　C. 去甲肾上腺素

    D. 胰岛素　　　　　　E. 甲状腺激素

6. 地方性甲状腺肿的主要发病原因是（　　　）

    A. 由于促甲状腺激素分泌过少　B. 甲状腺合成的甲状腺激素过多

    C. 食物中缺少钙和蛋白质　　　D. 食物中缺少酪氨酸

    E. 食物中缺少碘

7. 切除肾上腺引起动物死亡的原因，主要是由于缺乏（　　　）

    A. 醛固酮　　　　　　B. 糖皮质激素　　　　C. 性激素

    D. 醛固酮和糖皮质激素　　　　E. 肾上腺素和去甲肾上腺素

8. 对去甲肾上腺素的缩血管作用具有允许作用的激素是（　　　）

    A. 糖皮质激素　　　　B. 甲状腺激素　　　　C. 甲状旁腺激素

    D. 肾上腺素　　　　　E. 胰岛素

9. 向心性肥胖是由于下列哪种激素分泌增多所致（　　　）

    A. 甲状腺激素　　　　B. 甲状旁腺激素　　　C. 糖皮质激素

    D. 肾上腺素　　　　　E. 胰岛素

10. 能降低血糖水平的激素是（　　　）

    A. 生长激素　　　　　B. 甲状腺激素　　　　C. 糖皮质激素

    C. 肾上腺素　　　　　E. 胰岛素

11. 糖皮质激素对代谢的作用是（　　　）

    A. 促进葡萄糖的利用，促进蛋白质合成

    B. 促进葡萄糖的利用，促进蛋白质分解

    C. 促进葡萄糖的利用，抑制蛋白质分解

    D. 抑制葡萄糖的利用，抑制蛋白质分解

E. 抑制葡萄糖的利用，促进蛋白质分解

12. 降钙素的主要靶器官是（　　　　）

    A. 肾脏   B. 骨   C. 胃肠道

    D. 腺垂体   E. 甲状旁腺

三、填空题

1. 激素按化学性质可分为_____和_____两类。

2. 甲状腺激素主要有两种，即_____和_____；其中分泌量多的是_____，生物活性高的是_____。

3. 应急反应和应激反应的主要区别在于，前者主要是_____系统活动增强；而后者则主要是_____系统活动增强。

4. 应激反应时，血液中_____和_____浓度增高。

5. 调节胰岛素分泌最重要的因素是_____。

6. 甲状腺激素的分泌主要受_____轴活动的调节。

四、简答题

1. 简述生长激素的生理作用。

2. 试述甲状腺激素的生理作用及分泌的调节。

3. 简述胰岛素的生理作用。

4. 长期大剂量使用糖皮质激素的病人，为何不能骤然停药？

扫一扫，知答案

扫一扫，看课件

模 块 十 一

生 殖

【学习目标】

1. 掌握睾丸的生精和内分泌功能；卵巢的生卵和内分泌功能。

2. 熟悉雄激素、雌激素、孕激素的生理作用。

3. 了解生殖、副性征、月经、受精、着床、避孕的概念；月经周期的概念；月经周期中卵巢和子宫内膜的变化。

案例导入

王某，女性，18 岁，阴道不规则流血 12 天来院就诊。王某 14 岁月经初潮，月经周期 2～4 个月不等，经期持续时间 8～12 天，经量多，伴血块，有时伴痛经。体检除精神萎靡，贫血貌外，其余无异常。拟诊为"无排卵性青春期功血"。

问题：

诊断的依据是什么？

项目一 概 述

生物体生长、发育到一定阶段后，能产生与自己相似的子代个体，称为生殖（reproduction）。生殖是生物绵延和种系繁殖的重要生命活动。人和高等动物的生殖是通过两性生殖器官活动实现的，它包括生殖细胞的形成、交配、受精、着床、胚胎发育以及分娩等重要环节。生殖器官包括主性器官和副性器官。能够产生生殖细胞的器官称为主性器官（即性腺），其余的生殖器官为副性器官。

从青春期开始所出现的一系列与性别有关的特征称为第二性征（副性征）。男性表现为胡须生长、喉结突出、声音低沉、骨骼粗壮等；女性表现为乳腺发育、骨盆宽大、臀部脂肪沉积、音调较高等。

项目二 男性生殖

男性的主性器官是睾丸，具有产生精子和分泌雄激素的功能。附性器官有附睾、输精管、前列腺、精囊、尿道球腺和阴茎等。男性生殖功能主要包括睾丸的生精功能、内分泌功能和进行性活动三个方面（图 11-1）。

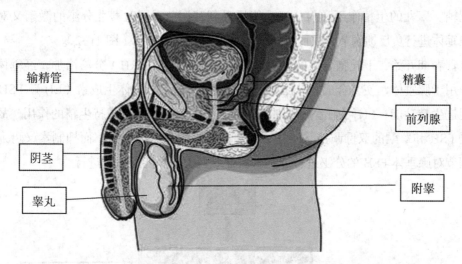

图 11-1　男性生殖器官剖面图

一、睾丸的功能

睾丸主要由生精小管和间质细胞组成，其主要生理功能是生精和内分泌。

（一）睾丸的生精功能

精子（sperm）是在睾丸的生精小管内生成的。生精小管内有两种细胞，即生精细胞和支持细胞。精子由生精细胞发育而成，原始的生精细胞为精原细胞。从青春期开始，在腺垂体分泌的促性腺激素的作用下，精原细胞分阶段发育成精子，其过程为：精原细胞→初级精母细胞→次级精母细胞→精子细胞→精子，从精原细胞发育成为精子平均需要约74天。精子形似蝌蚪，分头、尾两部分。头的前部覆盖有顶体，顶体内含有多种水解酶，在受精中起着重要作用；尾细长，能使精子快速向前运动。支持细胞有支持和营养生精细胞的作用，还能分泌抑制素。

（二）睾丸的内分泌功能

1. 雄激素（androgen）　睾丸的间质细胞具有合成和分泌雄激素等功能，主要是睾酮。其主要生理作用有：①刺激男性生殖器官的生长发育，促进男性副性征出现并维持其正常状态；②促进精子生成；③维持正常的性欲；④促进蛋白质的合成，特别是肌肉和生殖器官的蛋白质合成，同时还能促进骨骼生长与钙磷沉积；⑤促进红细胞的生成。

2. 抑制素　睾丸的支持细胞能分泌抑制素，它能抑制腺垂体合成和分泌 FSH。

二、睾丸功能的调节

下丘脑、腺垂体、睾丸三者在功能上有密切的联系，构成下丘脑－腺垂体－睾丸轴。睾丸的生精作用和内分泌功能均受到其调节，同时睾丸分泌的激素又对下丘脑－腺垂体进行负反馈调节，从而维持生精和激素分泌的稳态（图 11-2）。

从青春期开始，下丘脑分泌的促性腺激素释放激素（GnRH）分泌增加，经垂体门脉系统作用于腺垂体，使其合成和分泌卵泡刺激素（FSH）和黄体生成素（LH）。FSH 可启动并促进生精功能；LH 可刺激间质细胞分泌睾酮，而睾酮具有维持生精的作用。故生精过程受 FSH 和睾酮的双重调控。FSH 可促使支持细胞分泌抑制素，而抑制素又可通过负反馈调节对腺垂体 FSH 的分泌进行抑制，保证睾丸生精功能的正常进行。

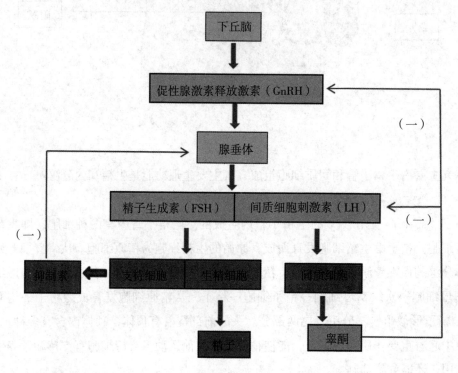

图 11-2　下丘脑－腺垂体－睾丸功能调节示意图

项目三 女性生殖

女性主性器官是卵巢，具有产生卵子和分泌性激素的功能。附性器官有输卵管、子宫、阴道和外生殖器等，其功能主要是接纳精子、输送精子与卵子结合以及孕育新个体等（图11-3）。

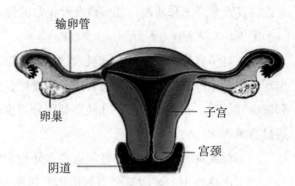

图 11-3 女性生殖器官剖面图

一、卵巢的功能

（一）卵巢的生卵功能

卵子由卵巢内的原始卵泡发育而成。新生儿两侧卵巢内约有70～200万个原始卵泡，到青春期减少到30～40万个。卵泡在青春期以前处于静止状态，自青春期起，在腺垂体分泌的促性腺激素的作用下，原始卵泡开始生长发育，发育的次序为：原始卵泡→生长卵泡→成熟卵泡。生育期的女性，除妊娠外，卵巢内每月有几个甚至十几个原始卵泡同时生长发育，但通常只有一个发育为成熟卵泡，其余的先后退化为闭锁卵泡。成熟卵泡破裂，卵细胞和卵泡液排至腹腔的过程，称为排卵（ovulation）。排出的卵子进入输卵管内。

排卵后，残存的卵泡壁塌陷，其腔内由卵泡破裂时流出的血液所填充，称为血体。残存卵泡内的颗粒细胞增生变大，胞质中含有黄色颗粒，这种细胞称为黄体细胞，黄体细胞聚集成团，形成黄体。排卵后7～8天黄体发育达到顶峰，若排出的卵未受精，黄体在排卵后第9～10天开始变性，这种黄体称为月经黄体，月经黄体退化后，逐渐被结缔组织所取代，称为白体而萎缩、溶解。若排出的卵受精，黄体则继续生长，成为妊娠黄体，以适应妊娠的需要。

卵巢平均28天排卵1次，一般左右卵巢交替排卵，每次只排出1个卵子，排出两个或多个的较少见。女性一生中，两侧卵巢共能排出300～400个卵子。

（二）卵巢的内分泌功能

卵巢能分泌雌激素和孕激素，还能分泌少量雄激素。雌激素由卵泡的颗粒细胞和黄体细胞所分泌，有雌二醇、雌酮、雌三醇等，其中雌二醇分泌量最大、活性最强；孕激素主要由黄体细胞分泌，以黄体酮（孕酮）的作用最强。

1. 雌激素的作用 雌激素（estrogen）的生理作用主要是促进女性生殖器官的生长发育和副性征的出现。

（1）对女性生殖器官的作用 ①促进子宫内膜发生增殖期变化并使其中的血管和腺体

增生，但腺体不分泌；②促进输卵管的运动，有利于精子和卵子的运行；③刺激阴道上皮细胞增生、角化并合成大量糖原，使阴道分泌物呈酸性，增强阴道抗菌能力。

（2）激发女性副性征的出现并维持　①刺激乳腺导管和结缔组织增生，促进乳腺发育并维持其正常形态和功能；②维持女性正常的性欲。

2. 孕激素（progesterone）的作用

（1）对子宫的作用　①在雌激素作用的基础上，使增殖期的子宫内膜进一步增生，并出现分泌期的改变，即腺体和血管进一步增生，腺体分泌，有利于孕卵着床；②抑制子宫和输卵管运动，有安胎作用；③使宫颈腺分泌少而黏稠的黏液，形成黏液栓，不利于精子通过宫颈管。

（2）对乳腺的作用　促进乳腺腺泡和导管的发育，为产后泌乳做准备。

（3）产热作用　孕激素会引起机体产热增多，使基础体温升高 0.5℃左右。女性基础体温在卵泡期较低，排卵日最低，排卵后基础体温升高直至下次月经来临。临床上常将这一基础体温的变化作为判断排卵的标志之一。

二、卵巢功能的调节

（一）下丘脑 – 腺垂体对卵巢活动的调节

卵巢功能受下丘脑 – 腺垂体 – 卵巢轴的调节，三者在功能上具有密切联系，形成了下丘脑 – 腺垂体 – 卵巢轴。

实验证明，下丘脑释放的 GnRH 呈脉冲式分泌，随着垂体门脉系统血液到达腺垂体后，对垂体的作用是通过产生三磷酸肌醇（IP_3）和二酰甘油（DG）发挥的，在 GnRH 脉冲式作用下，LH 和 FSH 也呈脉冲式分泌。FSH 是卵泡生长发育的始动激素，颗粒细胞和内膜细胞均有 FSH 受体。FSH 可促使这些细胞的有丝分裂，使细胞数目增多，卵泡发育和成熟；同时也能增加颗粒细胞芳香化酶活性，促进雌激素的生成和分泌。

（二）卵巢激素对下丘脑 – 腺垂体的反馈作用

雌激素和孕激素都可以反馈性地调节下丘脑和腺垂体的分泌，因下丘脑和腺垂体均存在雌激素和孕激素的受体。雌激素对下丘脑和垂体激素分泌既有负反馈作用又有正反馈作用，其作用性质与血浆中雌激素的浓度有关。

三、月经周期及其形成机制

（一）月经周期及分期

女性从青春期起，在整个生育期内（除妊娠和一段哺乳期外），每月一次子宫内膜剥落出血，经阴道流出的现象，称为月经（menstruation）。月经形成的周期性变化称为月经周期

（menstrual cycle）。月经周期历时 20 ～ 40 天，成年女性月经周期平均为 28 天。女性一般从 12 ～ 14 岁开始出现第一次月经，称为月经初潮。月经初潮后一段时间，月经周期可能不规则，一般 1 ～ 2 年后便逐渐规则起来。45 ～ 50 岁月经周期逐渐停止，进入更年期，最后绝经。

根据卵巢激素的周期性分泌和子宫内膜的周期性变化，可将月经周期分为三期。

1. 增殖期（排卵前期、卵泡期）　从月经结束至排卵为止，即月经周期第 5 ～ 14 天，称为增殖期。此期卵巢中卵泡生长发育成熟，并不断分泌雌激素。雌激素使子宫内膜增殖变厚，其中血管、腺体增生，但腺体不分泌。此期末卵巢内有 1 个卵泡发育成熟并排卵。

2. 分泌期（排卵后期、黄体期）　从排卵后到下次月经前，即月经周期第 15 ～ 28 天，称为分泌期。此期卵巢排卵后的残余卵泡形成黄体，黄体继续分泌雌激素和大量孕激素，这两种激素，特别是孕激素使子宫内膜进一步增殖变厚，血管扩张充血，腺体迂曲并分泌黏液，子宫内膜变得松软并富含营养物质，为受精卵的着床和发育做好准备。在此期内，如果受孕，黄体则发育成妊娠黄体，继续分泌孕激素和雌激素；如果未受孕，则黄体萎缩，孕激素和雌激素的分泌急剧减少，到此期末处于低水平，随后进入月经期。

3. 月经期　从月经开始至出血停止，即月经周期第 1 ～ 4 天，称为月经期。此期由于排出的卵子未受孕，黄体于排卵后 9 ～ 10 天开始退化、萎缩，孕激素与雌激素分泌急剧减少，子宫内膜失去了这两种激素的支持而脱落、出血，即月经来潮。月经血量一般为 50 ～ 100mL，脱落的子宫内膜混于月经血中。月经血内含纤溶酶原激活物和纤维蛋白溶解酶，故经血不凝固。月经期内，因子宫内膜脱落形成创面容易感染，应注意经期卫生和避免剧烈运动。

（二）月经周期的形成原理

月经周期的形成主要是下丘脑 – 腺垂体 – 卵巢轴作用的结果（图 11-4）。

1. 增殖期的形成　女性随着青春期的到来，下丘脑分泌 GnRH 增多，GnRH 使腺垂体分泌 FSH 和 LH 也增多。FSH 促使卵泡生长发育成熟，并与 LH 配合，使卵泡分泌雌激素，雌激素使子宫内膜呈增殖期变化。至排卵前约 1 周，血中雌激素浓度明显上升，到排卵前 1 ～ 2 天达高峰。高浓度的雌激素通过正反馈，触发腺垂体对 FSH 特别是 LH 的分泌，从而形成血中 LH 的高峰，血中高浓度的 LH 导致卵巢排卵，并促使黄体形成。

2. 分泌期的形成　此期在 LH 的作用下，排卵后的残余卵泡形成黄体，黄体继续分泌雌激素和大量孕激素，这两种激素特别是孕激素使子宫内膜发生分泌期的变化。此期血中雌激素和孕激素浓度较高。

3. 月经期的形成　若卵子未受精，高浓度的雌激素、孕激素对下丘脑 – 腺垂体起负反馈作用，抑制 GnRH、FSH 和 LH 的分泌。LH 分泌减少，黄体便退化、萎缩，雌激素、孕激素分泌急剧减少，至排卵末期降到低水平。子宫内膜失去这两种激素的维持脱落、出血，形成月经。

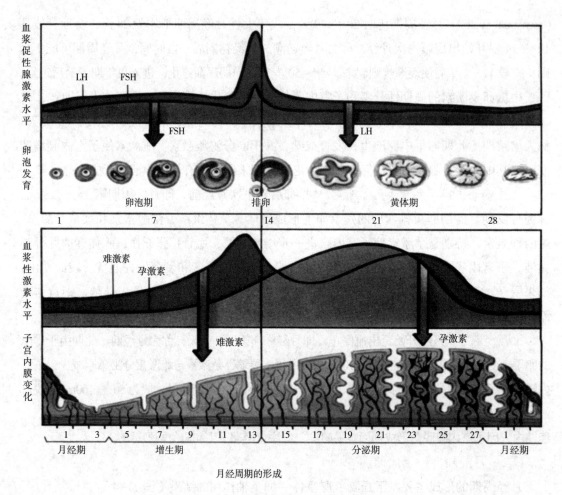

图 11-4　月经周期形成机制示意图

随着血中雌激素、孕激素浓度的降低，对下丘脑-腺垂体的负反馈抑制作用解除，卵泡又在 FSH 的作用下生长发育，新的月经周期又开始。

项目四　妊娠和分娩

一、妊娠

妊娠（pregnancy）是指卵子与精子结合形成新个体的过程。它包括受精、着床、妊娠的维持、胎儿的生长及分娩。

（一）受精与着床

1. 受精（fertilization）　受精是精子与卵子结合的过程，包括：①精子与卵子的运行：

受精一般在输卵管的壶腹部发生。精子射入阴道后，精子靠尾部的活动和女性生殖道平滑肌的收缩以及输卵管上皮细胞纤毛的摆动而运行，穿过子宫颈、子宫进入输卵管。排卵后，卵子落入输卵管伞部，由输卵管的蠕动及其上皮细胞纤毛摆动，逐渐向子宫方向运送。②精子获能：精子需在女性生殖道停留一段时间，才能获得使卵子受精的能力，称为精子获能。精子获能的主要部位是子宫腔，其次是输卵管。③受精过程：每次射入阴道的精子数以亿计，但受精只需 1 个精子进入卵子。当精子与卵子相遇时，精子头部释放顶体酶系，协助精子穿透卵子外各层障碍进入卵细胞内。进入卵子内的精子头部形成雄性原核，卵细胞核形成雌性原核，随即两性原核融合，形成受精卵。当 1 个精子进入卵细胞后，卵细胞表面的性质随即发生改变，使其他精子不能进入。

2. 着床（implantation）　受精卵在运行至子宫腔的途中，边移动边进行细胞分裂形成胚泡。在输卵管的蠕动和上皮纤毛的摆动下，在排卵后的 7～8 天胚泡进入子宫，并与子宫内膜相互作用而植入内膜，此过程为着床。着床历时 2～5 天。

（二）胎盘激素与妊娠的维持

胎盘分泌的激素主要有人绒毛膜促性腺激素（HCG）、雌激素、孕激素等。这些激素的分泌能不失时机地保持妊娠期血中雌激素、孕激素处于高浓度状态，否则子宫内膜将脱落，引起流产。因此，胎盘的内分泌功能对妊娠的维持起关键性地作用。

1. 人绒毛膜促性腺激素（HCG）　HCG 是一种糖蛋白，它的作用有两方面：①与 LH 相似，在妊娠早期能代替 LH 刺激月经黄体转变为妊娠黄体，使其分泌大量雌激素和孕激素；②HCG 能使淋巴细胞的活性降低，防止母体产生对胎儿的排斥反应，具有安胎的作用。

受精卵着床后，母体血中就出现 HCG，随后浓度迅速升高，至妊娠 2 个月左右达顶峰，接着又迅速下降，至妊娠 3 个月左右达低水平，以后维持此水平至分娩。HCG 从尿排出。测定尿中或血中的 HCG，可用于早期妊娠诊断。

2. 雌激素和孕激素　胎盘分泌的雌激素、孕激素能及时接替妊娠黄体（10 周左右退化）的功能，进一步促进子宫、乳腺的发育，维持妊娠，直到分娩。妊娠期，孕妇尿中排出大量雌三醇，它是胎盘分泌的。当胎儿死于子宫内，孕妇尿中雌三醇突然减少，可作为判断死胎的依据之一。

二、分娩

分娩（parturition）是成熟胎儿自子宫娩出母体的过程。人类的妊娠时间持续约 280 天（从末次月经周期第一天算起）。

项目五　性生理和避孕

一、性成熟

青春期是从少年到成年的过渡阶段，也是从性不成熟到发育成熟的时期。进入青春期后，在下丘脑－腺垂体－性腺轴的活动及其他内分泌腺激素的作用下，性器官迅速发育成熟，并开始具备生育能力。性成熟主要表现为个体的体格形态、性器官及第二性征等方面的改变。

二、性兴奋和性行为

当人在精神或肉体上受到有关性的刺激时，性器官和其他一些部位会出现一系列生理变化，称为性兴奋（sexual excitation）。男性性兴奋反应除了心理性活动外，主要表现为阴茎勃起和射精。女性的性兴奋主要包括阴道湿润、阴蒂勃起和性高潮。

广义性行为（sexual behavior）的概念泛指和性活动有关的行为；狭义的性行为专指性交（sexual intercourse）。性行为的功能是繁殖后代、维护健康和获得愉悦。

三、避孕

避孕是指使用科学手段使妇女暂时不受孕。避孕主要是控制生殖过程中的三个环节：①抑制精子与卵子的产；。②阻止精子与卵子的结合；③使子宫环境不利于精子获能、生存或者不适宜受精卵着床与发育。

考纲摘要

1. 从青春期开始所出现的一系列与性别有关的特征称为第二性征（副性征）。

2. 男性的主性器官是睾丸，具有产生精子和分泌雄激素的功能。精子是在睾丸的生精小管内生成的。睾丸的间质细胞具有合成和分泌雄激素等功能，主要是睾酮。

3. 女性主要性器官是卵巢，具有产生卵子和分泌性激素的功能。卵子由卵巢内的原始卵泡发育而成。

4. 成熟卵泡破裂，卵细胞和卵泡液排至腹腔的过程，称为排卵。

5. 女性从青春期起，在整个生育期内（除妊娠和一段哺乳期外），每月一次子宫内膜剥落出血，经阴道流出的现象，称为月经。

6. 月经形成的周期性变化称为月经周期。根据卵巢激素的周期性分泌和子宫内膜的周期性变化，可将月经周期分为增殖期、分泌期、月经期三个时期。

7. 月经期是雌激素、孕激素分泌急剧减少，子宫内膜失去这两种激素的支持而脱落、出血，形成月经。

8. 测定尿中或血中的 HCG，可用于早期妊娠诊断。当胎儿死于子宫内，孕妇尿中雌三醇突然减少，可作为判断死胎的依据之一。

9. 受精是精子与卵子结合的过程。

复习思考题

一、名词解释

1. 副性征

2. 月经

3. 月经周期

4. 排卵

5. 受精

二、单项选择题

1. 分泌突然增加而诱发排卵的激素是（　　　）

A. 卵泡刺激素　　　　　　　　B. 黄体生成素　　　　　　　　C. 孕激素

D. 雌激素　　　　　　　　　　E. 催乳素

2. 月经的发生是由于（　　　）

A. 血液中雌激素和孕激素浓度升高

B. FSH 和 LH 浓度升高

C. GnRH 分泌增多

D. 血液中雌激素和孕激素浓度降低

E. 血液中雌激素浓度高，孕激素浓度低

3. 结扎输卵管的妇女（　　　）

A. 不排卵、有月经　　　　　　B. 不排卵、无月经

C. 仍排卵、有月经　　　　　　D. 副性征存在，附性器官萎缩

4. 排卵前血液中黄体生成素出现高峰的原因是（　　　）

A. 血内孕激素对腺垂体的正反馈作用

B. 血中高水平雌激素对腺垂体的正反馈作用

C. 血中雌激素和孕激素共同作用

D. 卵泡刺激素的作用

E. 少量黄体生成素本身的短反馈作用

5. 月经周期中，雌激素分泌出现第二次高峰的直接原因是（　　　）

    A. 促卵泡激素的作用　　　　　　　　　　B. 黄体生成素的作用

    C. 雌激素的作用　　　　　　　　　　　　D. 雌孕激素的共同作用

    E. 孕激素的作用

6. 排卵前血中黄体生成素高峰的出现是由于（　　　）

    A. 孕激素的正反馈作用　　　　　　　　　B. 雌激素的负反馈作用

    C. 血中雌激素和孕激素共同作用　　　　　D. 卵泡刺激素的作用

    E. 雌激素的正反馈作用

7. 有关雄激素的作用叙述，错误的是（　　　）

    A. 抑制蛋白质的合成，促进其分解　　　　B. 刺激男性副性征的出现

    C. 刺激男性附性器官的生长发育　　　　　D. 维持正常性欲

    E. 刺激红细胞生成

8. 检测孕妇血液或尿液中哪种激素的含量，有助于了解胎儿的存活状态（　　　）

    A. 孕激素　　　　　　　　　　B. 雌激素　　　　　　　　C. 黄体生成素

    D. 卵泡刺激素　　　　　　　　E. 雌三醇

9. 测定血中或尿中的哪个激素浓度，可作为诊断早期妊娠的最敏感方法之一（　　　）

    A. 人绒毛膜促性腺激素　　　　B. 雌激素　　　　　　　　C. 黄体生成素

    D. 卵泡刺激素　　　　　　　　E. 雌三醇

10. 关于雌激素的生理作用，下列哪一项是错误的（　　　）

    A. 促进阴道上皮增生、角化　　　　　　　B. 增强输卵管平滑肌运动

    C. 促进子宫内膜增生　　　　　　　　　　D. 刺激乳腺导管和结缔组织增生

    E. 促进水和钠由体内排出

三、简答题

1. 简述雌激素和孕激素的生理作用。

 2. 简述月经周期根据子宫内膜的变化分为几个时期？每个时期主要发挥作用的激素是什么？

扫一扫，知答案

实验一　实验要求、急性动物实验基本操作

生理学是研究正常机体功能活动规律的一门学科，它是一门实验性科学，所含知识都来自临床实践和实验研究。生理学实验是在人工控制的条件下，对某些实验对象的生理活动及其影响因素进行客观地观察和分析，解释生命现象发生、发展的原因和机制。实验教学是整个生理学教学过程的一个重要环节，通过实验不仅可以让学生去验证、巩固课堂上学习的理论知识，更重要的是通过实验培养学生对各种生理现象的观察能力、分析能力、独立思考和解决问题的能力。

一、生理学实验课的目的

（一）科学素质的培养

根据生理学的基本理论，通过对学生严格的要求和引导，启迪学生独立思考，使学生了解生理学实验设计的基本原则和方法，设计生理学实验任务，提高学生分析问题和解决问题的能力，有助于培养学生科学的思维方法和严谨求实的科学工作态度。

（二）提高理论联系实际的能力

在实验课中，使学生逐步掌握生理学实验的基本操作技术，通过具体实践，让学生对一些基本的生理学理论进行简单的验证和巩固，提高学习生理学的兴趣，提高理论联系实际的能力。

（三）科学研究能力的培养

在生理学实验课中，使学生掌握实验仪器设备和手术器械的使用，动物实验的具体操作和观察，可以独立对实验结果进行整理、归纳、统计、总结和分析，实验报告和实验论文的撰写等，培养学生严肃认真、严格细致、实事求是的实验态度。

总之，学生通过生理学实验课的学习，不但可以巩固理论知识，还可以掌握常用实验仪器的使用方法、实验基本操作技能，为后续课程的学习及研究工作奠定了良好的基础。

二、生理学实验课的要求

（一）实验前

1. 课前须认真阅读生理学实验教导，了解实验目的、实验原理、实验用品与器材、实验方法、实验过程和实验指导中的注意事项，关系到实验成败的关键条件及影响因素。

2. 复习实验相关的理论知识，根据所学理论知识对实验结果做出预测。

3. 检查实验用品和实验仪器。

（二）实验中

1. 学生应自觉遵守实验室各项规章制度，听从实验教师的指导与安排，不得进行与实验无关的活动。学生应上课态度严肃认真，不要大声喧哗和嬉笑，保持实验室的整洁和安静。未经实验教师的允许不得随意触摸实验室内的仪器设备，尤其是电器设备、玻璃器皿和手术器械等，以确保安全。

2. 学生以实验预习为基础，带着问题认真地听取实验教师的讲解，仔细观察实验老师的示范操作，牢记实验教师提出的注意事项，并对关键点做相应的记录。

3. 学生严格按照实验指导中的实验步骤和具体要求进行操作，仔细观察实验中出现的现象，既能保证实验顺利进行，也有利于学习规范的操作技术和实验方法。

4. 学生要以严谨、实事求是的科学态度，仔细、耐心地观察实验过程中的每一个实验现象、变化和结果，并如实记录。由于实验现象、变化和结果都具有时效性，要及时地做好时间标记，避免实验后追记，养成及时记录的好习惯。

5. 学生要珍惜实验动手操作的机会，积极参与实验，发扬团结协作的精神，既要明确分工、各尽其责，又要互相帮助，使实验有序地进行。

6. 学生在动物实验过程中要爱护实验动物，切忌手术动作粗暴，否则容易损伤血管和重要组织，导致实验失败。实验仪器设备要按操作指导进行，正确使用手术器械，养成动作规范、手法轻巧的良好习惯。

（三）实验后

1. 实验结束后，学生要进行实验仪器设备检查和基础状态还原过程，按操作顺序要求关闭实验用电源，罩好仪器防尘罩。

2. 将实验用器械，如手术器械和玻璃器皿等，清洗与擦拭，根据要求放置好。实验用品如有损坏或缺少，应立即报实验教师。

3. 妥善处理实验动物，急性实验后，动物要处死，并严格按照有关规定送到指定地点。

4.学生应做好实验操作台、实验室的清洁卫生工作，关闭水、电、门窗，清倒垃圾。

5.学生应整理实验中记录的数据和资料，进行归纳和分析，对难以解释的"非预期结果"可进行小组讨论，找出可能的原因。

6.学生应独立撰写实验报告，按时交实验教师评阅。

三、急性动物实验基本操作

（一）急性动物实验

急性动物实验是指选择适宜动物的整体或离体标本，或将动物机体按一定要求造成损伤，然后在短期间内观察机体或器官发生的变化。通常要将动物固定，在全身麻醉或局部麻醉下，按实验需要打开胸腔或腹腔，分离出血管或神经，纪录各器官的功能活动。急性动物实验是教学实验中常用的方法，可分急性在体动物实验和急性离体实验，可在短时间内观察到实验结果，较易阐明某些生理现象和理论知识。

1.**急性在体动物实验** 急性在体动物实验法是在近似生理条件下进行的，是生理科学实验中常用的实验方法，主要在整体水平上研究心血管、呼吸、泌尿和消化功能及其神经体液的调节。急性在体动物实验适用于综合性的研究，所得结果较为全面，但整体的实验会受到体内神经－体液调节和各种复杂因素的干扰，较难深入了解各种细节的变化与内在规律。急性在体动物实验通常是在麻醉条件下，对动物某一器官或功能系统进行实验，以研究其功能对某种外加因素的反应及作用机制。这种实验方法简单，实验条件易于控制，有利于观察和分析某一器官功能活动的过程与特点以及器官与器官之间的具体关系。但是，在麻醉条件下动物失去知觉，破坏了机体与外界的相互作用，这与正常生理情况下的功能活动仍然是有差别的。

常用的急性在体动物实验有哺乳动物动脉血压的调节、呼吸运动的调节、尿生成的调节等。

2.**急性离体实验** 急性离体实验是将动物的某些器官或组织从体内取出置于特定的生理代用液中，根据不同的实验目的和不同的体外特点进行恒温、通氧或恒温灌流及建立与动物机体内环境基本相似的人工环境，以保证器官或组织维持正常生理活动状态，并通过一定的检测手段观察并记录其生理活动、病理变化以及施加因素（各种试剂和药物等）对其生理生化、形态变化及功能的影响。

急性离体实验可直接观测离体标本的各项指标，排除了在整体情况下机体内各种复杂因素的干扰。急性离体实验可人为地调节各种施加因素，可严格控制和调整实验环境，其实验方法精确，研究深入，有利于研究其器官、组织的作用机制及对药物药效的定量分析，以获取可靠、准确的结果。

急性离体实验方法也存在一定局限性的缺点，它失去了机体完整统一的内环境和神经－体液调节作用，失去了体内各种组织、细胞之间的相互关系，与正常整体情况相比，有较大的差异，且容易受到外环境各种因素的干扰。比如药物对精神状态方面影响的研究就不能用这种方法。因为有些药物会在体内经代谢过程转化成有活性的形式才能发挥药理作用，在离体实验中有时是得不到正确结果的。

此外，体外实验所用的试剂，其浓度、酸碱度、离子含量、药物剂量等，都会影响到实验结果。因此，通过急性离体实验方法得到的论证，必须再结合整体实验结果加以阐明和真实。急性离体实验常用的方法有离体骨骼肌、离体平滑肌、离体心脏实验法等。

在处死动物进行离体器官、组织实验时，要避免使用化学刺激、药物及其他影响机体内环境的方法，同时要注意迅速将其处死。在解剖动物，分离并摘取所需组织器官，制成标本时，要注意切勿损伤该器官。为了使标本在离体情况下，还能在一定时间内保持正常的生理活动，必须尽可能地使标本所处的环境和机体内环境相似，即利用生理代用液和恒温、通气、恒流等人工的方法模拟机体内环境。生理代用液用于离体器官组织实验，可以较长时间维持标本的正常功能活动，因为其理化特征与体液（细胞外液）相近似，使离体器官组织好像仍在机体内。

生理代用液的基本要求有：①电解质：溶液中含有如 Na^+、Cl^-、K^+、Ca^{2+}、Mg^{2+}、H^+、OH^- 等不同的电解质离子，它们按一定比例配置，是维持组织和器官功能所必需的。动物组织、器官不同，对生理代用液中离子的成分和浓度的要求也不同。②等渗：不同动物对同一物质的等渗浓度要求不相同，如恒温动物应用 0.85% ～ 0.90% 生理盐水溶液，而冷血动物应用则用 0.60% ～ 0.75% 生理盐水溶液。③ pH 值：一般要求 pH 值在 7.0 ～ 7.8 之间，否则会影响组织、器官的功能。如酸性生理溶液可使哺乳动物的冠状动脉扩张，碱性溶液则会使之收缩。所以，为了调节和稳定生理代用液的 pH 值，常在生理代用液中加入缓冲液。常用的缓冲对有 K_2HPO_4/KH_2PO_4、$Na_2CO_3/NaHCO_3$ 等。④能量：离体实验中一般用葡萄糖提供组织活动所需的能量。

（二）急性动物实验常用手术的基本操作

1. 哺乳类动物实验手术的基本操作技术　哺乳动物的急性在体实验手术，首先要将实验动物麻醉，然后固定，保证实验或手术的顺利进行。

（1）动物的备皮

1）剪毛法：用一般弯剪刀贴皮肤依次将手术范围内的被毛剪去。注意不要用手提起毛剪，以免剪破皮肤。

2）拔毛法：适用于大、小白鼠和家兔耳缘静脉，以及后肢皮下静脉的注射、取血等。

（2）切开和止血

1）切开皮肤：先用左手拇指和食指绷紧皮肤，右手持手术刀切开皮肤，切口大小以便于手术操作为宜。

2）止血：止血方法视出血情况而定，若为小血管出血，可用温热生理盐水纱布按压止血；若较大血管出血，可先找到出血点，用止血钳夹住，然后用线结扎。

（3）神经、血管分离方法　分离组织有钝性和锐性分离两种。钝性分离不易损伤神经和血管等，常用于分离肌肉包膜、脏器和深筋膜等；锐性分离要求准确、范围小，避开神经、血管或其他脏器。

1）颈动脉的分离：暴露气管，用止血钳分别侧开分离颈部左右肌肉，可看到胸骨舌骨肌与气管紧紧相贴且与气管走向一致，在气管的一侧将皮肤和肌肉提起外翻，可见与气管平行的颈总动脉，它与迷走神经、交感神经、减压神经伴行于颈动脉鞘内（注意颈动脉有甲状腺动脉分支）。用玻璃分针小心分离颈动脉鞘，并分离出 3～4cm 左右的颈总动脉，在其下面穿两条线，一条线在靠近头部用线结扎，待血管内血液充盈后，在动脉的近心端，用动脉夹暂时夹闭，以阻断动脉血流；另一线在动脉干的近心端打一活结，供固定动脉套管用。

2）颈迷走神经、交感神经、减压神经的分离：按上法找到颈动脉鞘，仔细辨认 3 条神经走行后，用玻璃分针小心分开颈动脉鞘，白色最粗者为迷走神经，灰白色较细的为交感神经，最细的为减压神经，且常与交感神经紧贴在一起（一般先分离减压神经）。每条神经一般分离出 2～3cm，并各穿两根不同颜色的、生理盐水润湿的丝线以便区分。

3）颈外静脉的分离：颈部去毛，沿颈部甲状软骨以下至正中线做 4～6cm 切口，用止血钳夹起一侧切口皮肤，分离结缔组织，向外侧牵拉皮肤，右手指从颈后将向切口顶起，在胸锁乳突肌外缘，即可见颈外静脉。沿血管走向，用玻璃分针分离出 3～5cm，下穿两根线备用。

4）内脏大神经的分离：兔麻醉固定，沿腹部正中线做 6～10cm 切口，并逐层切开腹壁肌肉和腹膜。用温热的生理盐水纱布推腹腔脏器于一侧，暴露肾上腺。沿肾上腺斜外上方可见一根乳白色神经，即副肾神经节，向下方通向肾上腺，并在通向肾上腺前形成两根分支，分支交叉处略膨大。将其分离后，在神经下穿线备用。

5）股动脉、股静脉的分离：固定动物，将股部的被毛剪去，在腹股沟处用手指触摸股动脉的脉搏。沿股腹面正中线从腹股沟下缘沿血管走行方向切一个长约 4～5cm 的切口。切开皮肤，用止血钳钝性分离肌肉和深筋膜，由外向内可见股神经、股动脉和股静脉。分离静脉或动脉，在下方穿线备用。

（4）插管技术

1）气管插管：暴露气管，分离并游离气管，在气管下方穿粗线备用。在甲状软骨下 1cm 处横向切开气管前壁，再向头端作纵向切口，使切口呈倒"T"形。一手提线，另一手插气管套管，并结扎固定。

2）颈总动脉插管：首先用注射器抽取一定量的肝素生理盐水溶液，注入压力换能器和动脉插管中，排尽气泡，检查管道系统有无破裂，动脉套餐尖端是否光滑，口径是否合适，备用。然后尽可能靠头侧结扎颈总动脉，尽量用动脉夹再靠近心脏侧夹闭颈总动脉。轻轻地托起颈总动脉，用眼科剪在靠近结扎处朝心脏方向剪一"V"形切口，注意勿剪断颈总动脉。将以准备好的动脉插管从切口向心脏方向插入颈总动脉，保证套管与动脉平行以防刺破动脉壁。用线将套管与颈总动脉一起扎紧，以防脱落。

3）静脉插管：在已分离好的静脉上，用线结扎远心端，在结扎处的近心侧的静脉上朝心脏方向剪一"V"形切口，将静脉套管（带芯）插入静脉血管内2cm左右，并结扎固定。

4）输尿管插管：自耻骨联合上方沿正中线向上作一长约2～3cm的皮肤切口，剪开腹壁和腹膜，找到膀胱，将膀胱慢慢向下翻转移出体外腹壁上。在膀胱底部找出两侧输尿管，分离一小段输尿管，穿两根线备用。用一根线将输尿管近膀胱端结扎，然后在结扎上方的管壁处斜剪一小切口，将充满生理盐水的输尿管插管向肾脏方向插入输尿管内，并用线结扎、固定好。以同样方法插好另一侧输尿管。两侧的插管可用"Y"形管连接，然后连到记滴器上。手术结束后，将膀胱与脏器送回原处，用温生理盐水纱布覆盖在手术创口上。

5）膀胱插管：同上述输尿管插管法，切开腹壁，轻移膀胱至腹壁上。用线结扎膀胱颈部，以阻断它与尿道的通路，然后再膀胱顶部血管较少处纵向剪一小切口，插入膀胱插管，用线结扎固定。尽量将膀胱插管口正对着输尿管在膀胱的入口处，但不要紧贴膀胱后壁而堵塞输尿管。膀胱插管的另一端连接记滴器。

2. 两栖类动物实验的手术基本操作　破坏脑和脊髓：取蛙或蟾蜍1只，用自来水冲洗干净。左手握住蟾蜍，以食指按压其头部并向前俯，拇指按压背部。右手食指由头部前端沿正中线向尾端触摸，触及一凹陷处即枕骨大孔，用探针自枕骨大孔垂直刺入，然后折向前刺入颅腔并左右搅动，捣毁脑组织。再将探针抽回至进针处，再折向后刺入脊椎管，捣毁脊髓。如果蟾蜍呼吸运动消失，四肢松软，则表明脑和脊髓已完全破坏。否则，须按上法再行捣毁。

实验二　反射弧的分析

【实验目的】

1. 通过实验分析反射弧的组成。
2. 证实反射弧的完整性与反射活动的关系。

【实验原理】

反射是指在中枢神经系统的参与下，机体对刺激产生的规律性反应。反射的结构基础是反射弧，它是由感受器、传入神经、神经中枢、传出神经和效应器五个部分组成。每一个反射的完成都依赖于反射弧结构和功能的完整性，其中任何一部分受到破坏或出现功能障碍，反射活动均不能完成。

【实验对象】

蛙或蟾蜍。

【实验物品】

蛙类手术器械 1 套、铁架台、双凹夹、肌夹、0.5% 硫酸溶液、滤纸片、棉球、纱布、培养皿、烧杯。

【实验步骤】

取蛙（或蟾蜍）1 只，用粗剪刀横向伸入，平两侧口裂处剪去上方头颅，保留下颌部分，用棉球压迫创口止血，然后用肌夹夹住蛙下颌，悬挂在铁架台上，待其四肢松软后，再进行实验。也可用探针由枕骨大孔处刺入颅腔捣毁脑组织。退出探针，用棉球压迫止血。

【观察项目】

1. 用培养皿盛入 0.5% 硫酸溶液，将蛙（或蟾蜍）左侧后肢的脚趾尖浸于硫酸溶液中，观察有无屈腿反射发生。然后用烧杯盛自来水洗去皮肤上残留的硫酸溶液，并用纱布擦干。

2. 围绕左侧后肢在趾关节上方皮肤作一环形切口，将足部皮肤剥离，重复上述步骤 1，观察有无屈腿反射发生。

3. 按步骤 1 的方法用硫酸溶液刺激蛙（或蟾蜍）右侧脚趾，观察右后肢有无屈腿反射发生。然后用烧杯盛自来水洗去皮肤上残留的硫酸溶液，并用纱布擦干。

4. 分离并剪断坐骨神经　在右侧大腿背侧纵行剪开皮肤，用玻璃分针在股二头肌和半膜肌之间找出并分离坐骨神经，并将其剪断。重复步骤 3，观察右侧后肢有无屈腿反射发生。

5. 用浸有 0.5% 硫酸溶液的滤纸片贴至蟾蜍的腹壁皮肤上，观察蛙（或蟾蜍）双上肢有无搔扒反射发生。取下滤纸片，用清水冲洗。

6. 用探针破坏蛙（或蟾蜍）的脊髓，重复步骤 5，观察双上肢有无搔扒反射发生。

【注意事项】

1. 剪颅脑部位应适当，太高则可能保留部分脑组织而出现自主活动；太低则可能伤及高位脊髓使上肢的反射消失。

2. 每次用硫酸溶液刺激后，应迅速用水洗去皮肤上残留的硫酸溶液，并用纱布擦干，以保护皮肤并防止再次刺激时冲淡硫酸溶液。

3. 破坏脊髓时应完全，以见到两下肢伸直，肌肉松软为准。

4. 剥离足趾皮肤要干净，以免影响结果。

【思考题】

1. 在上述实验中，会出现哪些结果？

2. 用硫酸溶液浸趾尖引起反射活动的反射弧包括哪些部分？

实验三　ABO 血型鉴定

【实验目的】

1. 学会用玻片法测定 ABO 血型并说明注意事项。

2. 理解血型分型依据及其在输血中的重要意义。

【实验原理】

血型是根据红细胞膜上特异抗原的类型而定的，ABO 血型系统，是根据红细胞膜上有无 A、B 抗原分为 A、B、AB 和 O 四型。血型鉴定是将受试者红细胞分别加入标准 A 型血清（含足量的抗 B 抗体），与标准 B 型血清（含足量的抗 A 抗体）中，观察有无凝集现象，从而测知受试者红细胞上有无 A 或 / 和 B 抗原。交叉配血是将受试者的红细胞与血清分别同供血者的血清和红细胞混合，观察有无凝集现象。为确保输血的安全，在鉴定血型后必须再进行交叉配血，如无凝集现象，方可进行输血。若稍有差错，就可能危及受血者的生命，千万不能粗心大意。

【实验对象】

人。

【实验用品】

显微镜、离心机、采血针、玻片、滴管、1mL 吸管、小试管、试管架、牙签、消毒注射器及针头、标准 A 和 B 型血清、生理盐水、75% 乙醇、碘酒、棉球和消毒棉签。

【实验步骤】

1. 取干净玻片一块，用玻璃蜡笔在两端分别标明 A、B 字样。

2. 在 A 端、B 端中央滴 A 型和 B 型标准血清各 1 滴，注意不可混淆。

3. 消毒耳垂或指端后，用消毒针刺破皮肤，滴 1～2 滴血于盛有 1mL 生理盐水的小试管中混匀，制成红细胞混悬液。

4. 用两根牙签各取红细胞混悬液一滴，分别加入 A 型和 B 型标准血清中，并用牙签使其充分混匀。

【实验观察】

将玻片放置 10～15 分钟后，用肉眼观察有无凝集现象，然后根据观察结果鉴定受检者的血型。

【实验记录】

受检者姓名＿＿＿＿＿，性别＿＿＿＿，室温＿＿＿＿（℃），A 型标准血清中＿＿＿＿＿，B 型标准血清中＿＿＿＿，血型判定为＿＿＿＿型，原因是＿＿＿＿＿＿＿＿＿＿＿＿＿＿＿＿＿

＿＿＿＿＿＿＿＿＿＿＿＿＿＿＿＿＿＿＿＿＿＿＿＿＿＿＿＿。

【思考题】

讨论为什么输同型血还必须做交叉配血试验。

【结果分析】

实验条件	肉眼观	镜下红细胞形态	结果分析
2% NaCl 混悬液			
0.9% NaCl 混悬液			
0.6% NaCl 混悬液			
0.45% NaCl 混悬液			
0.3% NaCl 混悬液			

实验四　影响血液凝固的因素

【实验目的】

观察血液凝固所需的时间，理解并分析促凝因素、抗凝因素对血液凝固的影响及机制。

【实验原理】

血液凝固需要许多凝血因子参与，并分为内源性凝血和外源性凝血两条途径，由于两者反应步骤的多少不同，故所需时间不等。如果去掉某些凝血因子或降低、消除其活性，可阻止或延缓血液凝固；使某些凝血因子增多或活性增加，则能加速血液凝固。

【实验对象】

人。

【实验用品】

试管架、已标号的中号试管5支、一次性注射器5mL、消毒棉签、碘伏、小滴管、恒温箱、冰箱、木屑、4%枸橼酸钠溶液0.2mL。

【实验步骤】

消毒肘部皮肤，将从肘正中静脉采血5mL，迅速加入到5支已标号的试管中，每支试管各加入血液0.5mL。

【实验观察】

试管编号	加入静脉血	实验条件	凝血时间（秒）
1	0.5mL	将试管置于37℃温水中	
2	0.5mL	将试管置于室温中	
3	0.5mL	将试管置于4℃冰箱中	
4	0.5mL	试管已放入木屑	
5	0.5mL	试管已放入枸橼酸钠	

【结果分析】

凝血时间快慢的分析（注意对比）

1. 血液在37℃温度中比在室温中凝固_____，因为血液凝固属_____反应，故在一定范围内，温度越高，反应越_____。

2. 血液在室温中比在37℃温度中凝固_____，比在冰箱中凝固_____，道理同上。

3. 血液在木屑中比在室温中凝固_____，这是因为木屑提供了_____面，使_____因子容易激活。

4. 血液在枸橼酸钠溶液中_____，因枸橼酸钠与血浆中_____结合，形成了不易离解的络合物，故之。

【思考题】

1. 当血液放入60℃水浴箱时，血液是凝固加快，还是减慢或是不凝？为什么？

2. 若取新鲜兔血10mL，放入小烧杯内，用竹签搅之，然后取出竹签，竹签上有什么？此血能否凝固？为什么？

实验五　心音的听诊

【实验原理】

1. 初步学会心音听诊的方法及听诊器的实用，熟悉心音听诊的部位。

2. 了解正常心音的特点及其产生的原因，为临床心音听诊打下坚实基础。

【实验原理】

在心动周期中，由于心肌的收缩，瓣膜的启闭机血液的流动所产生的振动等因素形成了心音，并可传至胸壁。

【实验对象】

人。

【实验用品】

听诊器。

【实验步骤】

1. 确定听诊部位

（1）受试者解开上衣，面对亮处坐好，检查者坐在对面。

（2）观察或用手触摸心尖搏动的部位和范围。

（3）确定听诊部位。

二尖瓣听诊区：左第五肋间锁骨中线稍内侧（心尖部）。

三尖瓣听诊区：胸骨右缘第四肋间或胸骨剑突下。

主动脉听诊区：胸骨右缘第二肋间为主动脉第一听诊区，胸骨左缘第三肋间为主动脉第二听诊区。

肺动脉瓣听诊区：胸骨左缘第二肋间。

2. 听心音

（1）检查者戴好听诊器，以右手拇指、食指轻持听诊器探头，使其紧贴于受试者胸部皮肤上，按上述听诊部位顺次进行听诊。在心前区胸壁上的任何部位都可以听到两个心音。

（2）边听心音，边用手指触诊心尖搏动或颈动脉脉搏。根据两个心音的性质（音调高低及持续时间长短），间隔时间以及与心尖搏动的关系等，仔细区分第一心音与第二心音。

结合两心音的产生时刻，思考两心音的产生机制。

（3）比较在不同的听诊部位上两心音的声音强弱。

【结果分析】

1. 心音听诊区是否在各瓣膜解剖的相应位置?
2. 怎样区别第一心音和第二心音?

实验六　人体动脉血压的测量

【实验目的】

说明血压计的主要构造；初步学会间接测量人体动脉血压的方法；能准确测量出人体肱动脉的收缩压与舒张压。

【实验原理】

测量人体动脉血压最常用的方法是间接测量上臂肱动脉的血压。即用血压计的袖带在肱动脉外加压，根据血管音的变化来测量血压。通常血液内连续流动时没有声音。当将空气打入缠绕于上臂的袖带内，使其压力超过收缩压时，便可将完全阻断肱动脉内的血流，此时，用听诊器在其远端听不见声音，如缓慢放气以逐渐降低袖带内压力，当外加压力稍低于肱动脉收缩压而高于舒张压时，血液可断续流过被压血管，形成涡流而发出声音，所听见的第一声作为收缩压值。继续放气，当袖带内压力刚好低于舒张压时，血管内的血流由断续变为连续，声音突然由强变弱或消失，此时的外加压力作为舒张压值。

【实验对象】

人。

【实验用品】

听诊器、血压计。

【实验步骤】

1. 熟悉血压计的结构　血压计由检压计、袖带和气球三部分组成。检压计是一根标有刻度的玻璃管，上端与大气相通，下端与小银槽相通。袖带是长方形橡皮袋，外包一布袋，借助两根橡皮管分别与检压计的小银槽及气球相连。气球是一个带有螺丝帽的球状橡皮囊，供充气和放气用。

2. 测量动脉血压的方法

（1）受检者脱去一臂衣袖，静坐 5 分钟。

（2）松开血压计像皮球的螺丝帽，驱净袖带内的气体后再旋紧螺丝帽。

（3）受检者前臂平放在桌上，掌心向上，使其前臂与心处于同一水平。用袖带缠绕上臂，其下缘应在肘关节上 2cm 处为宜。

（4）肘窝内侧摸到肱动脉脉搏后，用左手持听诊器的胸器放置在上面。将检压计与小银槽之间的旋钮旋至开的位置。

【实验观察】

1. 测量收缩压　用打气球将空气打入袖带内，使血压计上的水银柱一般上升到 160mmHg 左右，或使水银柱上升到听诊器听不到血管音后再继续打气，使水银柱再上升 20mmHg 为止。随即松开螺丝帽（不可松过多），徐徐放气，逐渐降低袖带内压力，使水银柱缓慢下降，同时仔细听诊，当听见崩崩样第一声动脉音时，检压计所示水银柱刻度，即为收缩压。

2. 测量舒张压　继续缓慢放气，声音逐渐增强，而后突然变弱，最后消失。声音由强突然变弱这一瞬间，检压计上所示水银柱刻度，代表舒张压。

3. 数值　如果认为所测数值准确，则以一次测量为准；如认为数值不准确，可重测。测量前，水银柱必须放至零刻度。

【实验记录】

将实验结果如下记录：

被测者姓名＿＿＿＿，性别＿＿＿＿，年龄＿＿＿＿岁，动脉血压值＿＿＿＿＿＿＿＿。

【结果分析】

1. 你是如何确定收缩压和舒张压的？

2. 测量血压时应注意哪些事项？

实验七　呼吸运动的调节、胸膜腔负压（示教）

【实验目的】

1. 学会对哺乳动物呼吸运动的记录方法。

2. 观察 P_{O_2}、P_{CO_2} 及 H^+ 浓度的变化对呼吸运动的影响。

3. 学会直接法测量胸内负压，明确负压形成和维持的条件。

4. 认识到气胸的危害性。

【实验对象】

家兔，体重 1.5～2kg/ 只，雌雄均可

【实验用品】

带生理实验分析软件的电脑一台、张力换能器、哺乳动物手术器械、兔手术台、气管插管、玻璃分针、注射器、橡皮管、水检压计、25% 氨基甲酸乙酯溶液、钠石灰、3% 乳酸溶液。

【实验步骤】

1. **麻醉** 用 25% 氨基甲酸乙酯溶液将兔麻醉，用药量为 4mL/kg，将麻醉后的家兔固定在手术台上。

2. **气管插管** 剪去兔颈中部的毛，沿颈部正中线切开皮肤，分离出气管。在气管上剪一倒 "T" 型切口，插入气管插管，并结扎固定。用玻璃分针分离两侧迷走神经，并在神经下方穿线备用。

3. **呼吸运动描记** 用橡皮管将张力换能器与气管插管相连。常用膈肌运动描记呼吸运动。操作如下：切开剑突部位的皮肤，沿腹白线做一长约 4cm 的切口，打开腹腔，剥离剑突表面组织，找到剑突内面附着的两块膈小肌，仔细分离剑突与膈小肌之间的组织，并剪断剑突骨柄，使剑突完全游离，可观察到剑突软骨跟随膈肌收缩而上下移动。用弯针勾住剑突软骨，使膈小肌与换能器相连，这样信号传入电脑，由此来描记呼吸运动。

4. **插胸内套管** 在兔右腋前线第 4、5 肋骨之间，沿肋骨上缘做一长约 2cm 的皮肤切口，用止血钳稍稍分离表层肌肉，将胸内套管的箭头形尖端从肋间插入胸膜腔（此时观察到零位线向下移位并随呼吸运动升高和降低，说明已插入胸膜腔内），旋转胸内套管螺旋，将套管固定于胸壁，并将胸内套管与压力换能器相连。

【观察项目】

1. **观察正常情况下的呼吸运动曲线** 作为对照，分清吸气相与呼气相。

2. **CO_2 对呼吸运动的影响** 将气管插管开口侧插入大玻璃试管中，试管中的 CO_2 浓度随着兔呼出气体增加而逐渐升高，同时兔吸入的 CO_2 也随之增多，观察呼吸有何变化。

3. **低氧对呼吸运动的影响** 将气管插管开口侧通过一钠石灰瓶与盛有一定量空气的气囊相连，使呼出的 CO_2 被钠石灰吸收。随着呼吸进行，气囊内的氧气越来越少，观察呼吸运动有何变化。

4. **增大无效腔对呼吸运动的影响** 将气管插管开口侧连接一长约 50cm 的橡皮管，使无效腔增大，观察呼吸运动有何变化。

5. **血液酸碱度对呼吸运动的影响** 由耳缘静脉注入 3% 乳酸溶液 1～2mL，使血中

H^+ 浓度升高，观察呼吸运动有何变化。

6. **迷走神经在呼吸运动中的作用**　先剪断一侧迷走神经，观察呼吸运动的变化，再剪断另一侧，观察呼吸运动有何变化。

7. **观察平静呼吸时的胸膜腔内压**　记录平静呼吸运动 1～3 分钟，比较吸气和呼气时的胸膜腔内压，读出胸膜腔内压负值。

8. **深呼吸时的胸膜腔内压**　将气管插管的一侧橡皮管夹闭，另一侧橡皮管连接一根长约 50 厘米的橡皮管，以增大无效腔，呼吸运动加深加快，观察胸膜腔内压有何变化。

9. **憋气时的胸膜腔内压**　在吸气末和呼气末，分别夹闭气管插管两侧管，观察胸膜腔内压有何变化，特别是用力呼气时胸膜腔内压是否高于大气压。

10. **气胸时的胸膜腔内压**　沿第 7 肋骨上缘切开皮肤长约 1cm，切断肋间肌和壁层胸膜，使胸膜腔与大气相通，引起气胸，观察胸膜腔内压有何变化。

【注意事项】

1. 每项实验前都要有正常呼吸曲线作为对照。

2. 气管插管时要注意止血，保持呼吸通畅。

3. 插入胸内套管时，切口不可太大，动作要迅速，以免空气漏入胸膜腔内过多。

4. 压力换能器内不可注入生理盐水。

【思考题】

1. 血液中 P_{O_2}、P_{CO_2} 及 H^+ 浓度变化时对呼吸的调节作用及作用途径？

2. 胸膜腔负压的形成机制、生理意义及气胸所引起的后果？

3. 增大无效腔对呼吸运动有何影响？

实验八　消化道运动的观察

【实验目的】

1. 熟练进行家兔耳缘静脉注射麻醉。

2. 观察正常情况下胃肠运动的形式以及神经和某些药物对胃肠运动的影响。

3. 解释并分析痉挛性腹痛产生机制和解痉药物止痛的机制。

【实验对象】

家兔，体重 1.5～2kg/ 只，雌雄均可。

【实验物品】

哺乳动物手术器械、保护电极、25% 氨基甲酸乙酯溶液、阿托品注射液、新斯的明注射液、1∶10000 乙酰胆碱、1∶10000 肾上腺素、生理盐水、滴管、注射器。

【实验步骤】

1. 麻醉　用 25% 氨基甲酸乙酯溶液将兔麻醉，用药量是 4mL/kg，麻醉好后将家兔固定在手术台上。

2. 分离神经　将腹中部的毛剪去，自剑突下沿腹壁正中线切开腹壁，打开腹腔，暴露出胃和肠。在膈下食管的末端及左侧肾上腺上方的腹后壁处，分别找出迷走神经前支和左侧内脏大神经，套以保护电极备用。

【观察项目】

1. 观察正常情况下的胃、肠运动形式，注意胃肠的蠕动和紧张度，以及小肠的蠕动、分节运动等。

2. 用重复电刺激迷走神经，观察胃肠运动的变化。

3. 用重复电刺激左侧内脏大神经，观察胃肠运动的变化。

4. 在一段肠管上滴加 1∶10000 的乙酰胆碱 5～10 滴，观察肠管运动的变化。

5. 在一段肠管上滴加 1∶10000 的肾上腺素 5～10 滴，观察肠管运动的变化。

6. 在一段肠管上滴加新斯的明注射溶液 0.2mg，观察胃肠运动的变化。

7. 在新斯的明作用基础上，在该段肠管上滴加阿托品注射溶液 0.5mg，观察胃肠运动的变化。

【注意事项】

1. 为避免胃肠暴露时间过长，使腹腔内温度下降，影响胃肠活动，以及使表面干燥，应随时用温热生理盐水湿润胃肠。

2. 每更换一次药物前，都必须在肠管上滴加台氏液，以去掉上一种药物的影响。

3. 要注意对家兔的保温（冬季）。

【思考题】

1. 胃的运动形式有哪些？

2. 自主神经对胃肠运动的影响？

实验九　影响尿生成的因素

【实验目的】

1. 熟练进行家兔耳缘静脉注射麻醉。
2. 观察影响肾小球滤过与肾小管重新收的因素对尿量的影响。

【实验对象】

家兔，体重 1.5-2kg/ 只，雌雄均可。

【实验物品】

哺乳动物手术器械、电脑、保护电极、MS 系统、受滴器、铁支架、双凹夹、生理盐水、肝素、20% 葡萄糖液、25% 氨基甲酸乙酯溶液、1：10000 去甲肾上腺素、呋塞米、垂体后叶素。

【实验步骤】

1. 麻醉　用 25% 氨基甲酸乙酯溶液将兔麻醉，用药量是 4mL/kg，麻醉好后将家兔仰卧位固定于手术台上。

2. 气管插管　剪去兔颈中部的毛，沿颈部正中线切开皮肤，分离出气管。在气管上剪一倒 T 型切口，插入气管插管，并结扎固定。分离右迷走神经和左颈总动脉，穿双线备用。

3. 尿液收集

（1）膀胱插管法　在耻骨联合上方，沿正中线做切口，沿腹白线剪开腹腔，将膀胱移出体外。在膀胱颈部做荷包缝合，缝线中心做切口，插入膀胱插管，收紧缝线关闭切口，膀胱插管通过橡皮管与记滴装置连接。

（2）输尿管插管法　在耻骨联合上方，沿正中线做切口，沿腹白线剪开腹腔暴露膀胱，用手轻轻拉出并向下翻转膀胱，在其底部找到双侧输尿管，用线在双侧输尿管近膀胱处分别进行结扎，在结扎部位上方剪一个斜口，将两根充满生理盐水的输尿管插管向肾的方向分别插入输尿管内，然后用线结扎固定。手术完毕，用 38℃盐水纱布覆盖切口，将两根插管并在一起与记滴装置连接。

4. 左颈总动脉插管　压力换能装置接 2 通管输入插座，另一端接动脉插管（内充肝素）。用线结扎左颈总动脉近头端，用动脉夹夹闭近心端，左手牵结扎线，在结扎处下方剪斜口，插入动脉插管，用线结扎固定。放开动脉夹，观察血压和尿量。

5. **股动脉插管** 在腹股沟找到股动脉搏动点，顺血管方向切开皮肤 4 ~ 5cm，分离股动脉，以同样方式插入含抗凝剂的动脉套管，以备放血用。

【实验观察】

1. 记录正常尿量和血压。

2. 静脉注射 37℃生理盐水 20mL，观察并记录尿量和血压变化。

3. 电刺激右迷走神经近心端，使血压维持在 50mmHg 约 30 秒，观察并记录尿量和血压变化。

4. 静脉注射 20% 葡萄糖液 5mL，观察并记录尿量和血压变化。

5. 静脉注射 1∶10000 去甲肾上腺素 0.5mL，观察并记录尿量和血压变化。

6. 静脉注射呋塞米 0.5mL，观察并记录尿量和血压变化。

7. 将输液瓶内液弃去，换垂体后叶素 6mL，缓慢滴注，观察并记录尿量和血压变化。

8. 从股动脉插入的套管放血，当血压下降到 50mmHg 时，观察并记录尿量和血压变化。

9. 迅速补充生理盐水，观察并记录尿量和血压变化。

10. 实验完毕，选定"实验结束"退出实验，将所需的图形结果打印出来。用 F3 测量各项目前后的尿生成量。

【注意事项】

1. 实验前多给家兔喂新鲜蔬菜，保证实验中有足够尿量。

2. 手术操作应轻柔，避免出现损伤性尿闭，避免损伤内脏。

3. 本次实验有多次静脉注射，注意保护耳缘静脉。

4. 每进行一项实验，均应等待血压和尿量基本恢复到对照值后再进行。

5. 注意术中止血，麻醉动物时应注意保温和观察一般情况，防止动物意外死亡。

【思考题】

1. 影响肾小球滤过的因素有哪些？

2. 渗透性利尿和水利尿有什么区别？

实验十　腱反射检查

【实验目的】

1. 熟悉腱反射检查的一般方法。

2.通过腱反射检查了解神经系统的功能状态及病变所在部位。

【实验步骤】

一、膝反射

1.被检查者取坐位或仰卧位，检查者站在右侧。

2.取坐位检查时，被检查者坐在床边，使小腿完全松弛下垂而不着地，膝关节自然屈曲成90°左右，检查者左手置于被检查者腘窝处，轻轻托起被检查者膝关节，右手持叩诊锤，叩击髌骨下缘和胫骨粗隆之间的股四头肌肌腱，被检查者出现小腿伸展。

3.取卧位检查时，检查者左手置于被检查者腘窝处，托起被检查者膝关节，使之屈曲120～130°，右手持叩诊锤，叩击髌骨下缘和胫骨粗隆之间的股四头肌肌腱，被检查者出现小腿伸展。

4.无论哪种体位检查，均需两侧对比检查。

二、跟腱反射

1.被检查者取仰卧位，下肢外展，屈髋，屈膝，检查者在右侧。

2.检查者左手推压被检查者足掌，使其踝关节过伸，右手持叩诊锤叩击跟腱，被检查者出现腓肠肌收缩，足向跖面屈曲。

3.两侧比较检查。

三、肱二头肌反射

1.被检查者坐位，双上肢自然垂悬于躯干两侧，检查者在右侧。

2.检查者左手托起被检查者肘部并使被检查者屈肘，前臂稍悬置于检查者前臂上。检查者左手拇指置于被检查者肘部肱二头肌肌腱上，然后右手持叩诊锤叩击检查者拇指末端指节，检查者出现肱二头肌收缩，引起前臂悬屈动作。

3.两侧对比检查。

【注意事项】

查时注意被检查肢体完全放松。

【思考题】

当反射检查过程中出现异常时，如何判断病变所在部位？

实验十一　肺活量体温的测定

肺活量的测定

【实验目的】

学会人体肺活量的测定方法；了解测定肺活量的意义及肺活量的大小与体育锻炼之间的关系。

【实验物品】

桶式或电子肺活量计、75% 的酒精棉球、消毒液、橡皮吹嘴。

【实验步骤】

1. 桶式肺活量计测量方法

（1）关紧开关，将肺活量计的内、外桶之间装上水，水量至桶内通气管顶端下 3cm，将浮桶内空气排出，肺活量计指针调到零，关闭排气活塞。

（2）受试者用 75% 酒精棉球消毒肺活量计的橡皮吹嘴。

（3）受试者自由站立，一只手握通气管，头略后仰，尽力深吸气，直到不能再吸气后，嘴对准吹嘴缓慢尽力呼气，直到不能呼气为止。浮桶稳定后进行读数。连续测量三次，取最大值。

2. 电子肺活量计测量方法

（1）将肺活量计接上电源，使其进入工作状态。

（2）将塑料吹嘴从消毒液中取出，插入进气软管一端，另一端旋入仪表进气口。

（3）受试者手握吹嘴下端，站立位，首先尽力吸气达最大限度，迅速捏鼻，然后嘴部贴紧吹嘴，缓缓向仪器内呼气，直到不能再呼气为止。此时，显示器上显示的数值即为受试者肺活量。连续测量两次，取最大值。

【注意事项】

1. 使用桶式肺活量计之前，检查其是否漏气、漏水。

2. 肺活量计的吹嘴及时消毒。

3. 教师注意观察，防止学生因呼吸不充分、漏气或再吸气影响测定结果。

【思考题】

1. 肺活量的测定有何意义?
2. 什么是时间肺活量?

体温的测定

【实验目的】

学会体温的测定方法;学会体温计的读数;了解影响体温的因素。

【实验物品】

体温计、75% 乙醇。

【实验步骤】

1. 腋窝测温法

擦干受试者腋窝汗液,使其保持干燥,将体温计的水银端放于腋窝深处,嘱咐受试者用上臂夹紧体温计,不要乱动,10 分钟后读数。

2. 口腔测温法

先用 75% 乙醇进行体温计消毒,斜放于舌下,嘱咐患者紧闭口唇,用鼻呼吸,放置 3 分钟后,取出读数。

【注意事项】

1. 测量之前将体温计水银柱甩至 35℃以下,测量后放于消毒液内备用。
2. 腋窝测温法保证腋窝干燥。
3. 口腔测温法进食后 30 分钟方可进行。

【思考题】

1. 不同部位测定体温的正常值?
2. 影响体温生理变化的因素有哪些?

中英文对照

主要参考书目

［1］钟国隆.生理学［M］.第3版.北京：人民卫生出版社，1993.

［2］唐四元.生理学［M］.第3版.北京：人民卫生出版社，2012.

［3］牛欣，张志雄.生理学［M］.第9版.北京：中国中医药出版社，2012.

［4］朱大年，王庭槐.生理学［M］.第8版.北京：人民卫生出版社，2013.

［5］王红伟.生理学［M］.第8版.西安：第四军医大学出版社，2013.

［6］王红伟.生理学［M］.第8版.西安：第四军医大学出版社，2013.

［7］周溢彪，候勇.生理学［M］.第1版.北京：中国中医药出版社，2014.

［8］朱艳平，卢爱青.生理学基础［M］.第3版.北京：人民卫生出版社，2015.

［9］白波.王福青.生理学［M］.第7版.北京：人民卫生出版社，2015.

［10］张正红，杨汛雯.生理学基础［M］.第3版.北京：人民卫生出版社，2015.

［11］刘筠.生理学［M］.北京：教育科学出版社，2015.

［12］王庭槐.生理学［M］.第3版.北京：人民卫生出版出版社，2015.

［13］廖海清，贾银花.生理学基础［M］.第1版.北京：中国中医药出版社，2015.

［14］朱大年.生理学［M］.北京：人民卫生出版社，2016.